国家卫生健康委员会“十四五”规划教材
全国高等学校教材
供本科助产学专业用

助产学导论

主　编　姜　梅　陈海英

副主编　魏碧蓉　李　蕊　周　静

编　者　（以姓氏笔画为序）

丁艳萍（中国医科大学护理学院）
王国玉（四川大学华西第二医院）
李　蕊（北京协和医院）
吴　斌（湖南医药学院）
宋丽莉（首都医科大学附属北京妇产医院）
陈海英（河北医科大学护理学院）
周　静（遵义医科大学护理学院）
周利华（安徽医科大学护理学院）
姜　梅（首都医科大学附属北京妇产医院）
戴小红（桂林医学院护理学院）
魏碧蓉（莆田学院护理学院）

人民卫生出版社
·北　京·

图书在版编目（CIP）数据

助产学导论 / 姜梅，陈海英主编 . —北京：人民卫生出版社，2022.9（2025.4 重印）
ISBN 978-7-117-33458-7

Ⅰ. ①助… Ⅱ. ①姜… ②陈… Ⅲ. ①助产学－教材 Ⅳ. ①R717

中国版本图书馆 CIP 数据核字（2022）第 151000 号

人卫智网	www.ipmph.com	医学教育、学术、考试、健康，购书智慧智能综合服务平台
人卫官网	www.pmph.com	人卫官方资讯发布平台

助产学导论
Zhuchanxue Daolun

主　　编：姜　梅　陈海英
出版发行：人民卫生出版社（中继线 010-59780011）
地　　址：北京市朝阳区潘家园南里 19 号
邮　　编：100021
E - mail：pmph @ pmph.com
购书热线：010-59787592　010-59787584　010-65264830
印　　刷：北京汇林印务有限公司
经　　销：新华书店
开　　本：850 × 1168　1/16　　印张：11.5
字　　数：340 千字
版　　次：2022 年 9 月第 1 版
印　　次：2025 年 4 月第 4 次印刷
标准书号：ISBN 978-7-117-33458-7
定　　价：62.00 元

第七轮修订说明

2020年9月国务院办公厅印发《关于加快医学教育创新发展的指导意见》(国办发〔2020〕34号),提出以新理念谋划医学发展、以新定位推进医学教育发展、以新内涵强化医学生培养、以新医科统领医学教育创新,并明确提出“加强护理专业人才培养,构建理论、实践教学与临床护理实际有效衔接的课程体系,加快建设高水平‘双师型’护理教师队伍,提升学生的评判性思维和临床实践能力。”为更好地适应新时期医学教育改革发展要求,培养能够满足人民健康需求的高素质护理人才,在“十四五”期间做好护理学类专业教材的顶层设计和规划出版工作,人民卫生出版社成立了第五届全国高等学校护理学类专业教材评审委员会。人民卫生出版社在国家卫生健康委员会、教育部等的领导下,在教育部高等学校护理学类专业教学指导委员会的指导和参与下,在第六轮规划教材建设的基础上,经过深入调研和充分论证,全面启动第七轮规划教材的修订工作,并明确了在对原有教材品种优化的基础上,新增《护理临床综合思维训练》《护理信息学》《护理学专业创新创业与就业指导》等教材,在新医科背景下,更好地服务于护理教育事业和护理专业人才培养。

根据教育部《关于加快建设高水平本科教育 全面提高人才培养能力的意见》等文件要求以及人民卫生出版社对本轮教材的规划,第五届全国高等学校护理学类专业教材评审委员会确定本轮教材修订的指导思想为:立足立德树人,渗透课程思政理念;紧扣培养目标,建设护理“干细胞”教材;突出新时代护理教育理念,服务护理人才培养;深化融合理念,打造新时代融合教材。

本轮教材的编写原则如下:

1. 坚持“三基五性” 教材编写坚持“三基五性”的原则。“三基”:基本知识、基本理论、基本技能;“五性”:思想性、科学性、先进性、启发性、适用性。

2. 体现专业特色 护理学类专业特色体现在专业思想、专业知识、专业工作方法和技能上。教材编写体现对“人”的整体护理观,体现“以病人为中心”的优质护理指导思想,并在教材中加强对学生人文素质的培养,引领学生将预防疾病、解除病痛和维护群众健康作为自己的职业责任。

3. 把握传承与创新 修订教材在对原有教材的体系、编写体裁及优点进行继承的同时,结合上一轮教材调研的反馈意见,进一步修订和完善,并紧随学科发展,及时更新已有定论的新知识及实践发展成果,使教材更加贴近实际教学需求。同时,对于新增教材,能体现教育教学改革的先进理念,满足新时代护理人才培养在知识结构更新和综合能力提升等方面的需求。

4. 强调整体优化 教材的编写在保证单本教材的系统和全面的同时,更强调全套教材的体系性和整体性。各教材之间有序衔接、有机联系,注重多学科内容的融合,避免遗漏和不必要的重复。

5. 结合理论与实践 针对护理学科实践性强的特点，教材在强调理论知识的同时注重对实践应用的思考，通过引入案例与问题的编写形式，强化理论知识与护理实践的联系，利于培养学生应用知识、分析问题、解决问题的综合能力。

6. 推进融合创新 全套教材均为融合教材，通过扫描二维码形式，获取丰富的数字内容，增强教材的纸数融合性，增强线上与线下学习的联动性，增强教材育人育才的效果，打造具有新时代特色的本科护理学类专业融合教材。

全套教材共 59 种，均为国家卫生健康委员会“十四五”规划教材。

主编简介

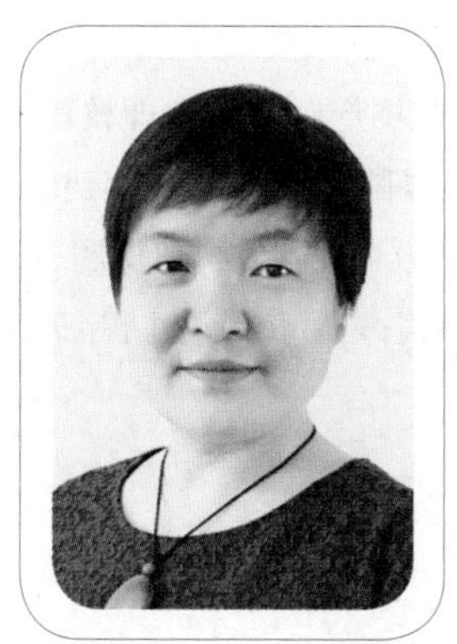

姜梅，主任护师，首都医科大学附属北京妇产医院护理部主任。兼任中华护理学会产科护理专业委员会主任委员；中华医学会围产医学分会第七届、第八届委员会新生儿复苏学组委员；北京预防医学会妇幼保健专业委员会委员；妇幼健康研究会助产专业委员会常务委员。

从事妇产科临床护理38年，研究方向为妇产科护理管理、助产管理、爱婴医院管理等。主编、参编教材和专著20余部；主持课题3项，在各类核心期刊发表论文20余篇。

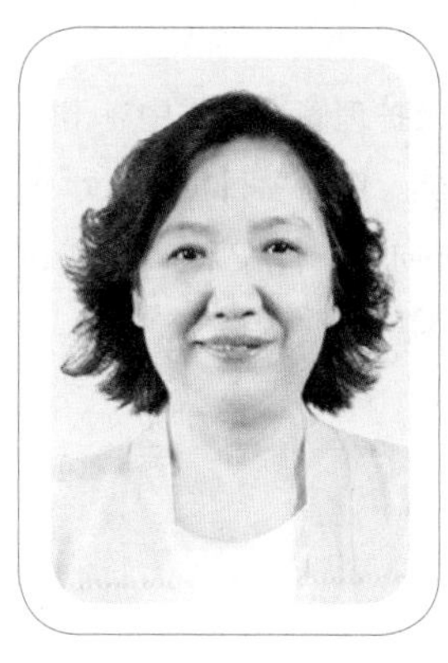

陈海英，教授，主任护师，硕士研究生导师，河北医科大学护理学院院长、党委副书记。河北省中医药教学名师，兼任教育部高等学校护理学类专业教学指导委员会委员、特聘专家，教育部护理学专业认证工作委员会委员，全国高等学校护理学类专业教材评审委员会委员；中华护理学会护理教育专业委员会委员；中华医学会护理伦理委员会委员，河北省护理学会常务理事；河北省护理学会护理教育委员会副主任委员；河北省护理协会副会长兼秘书长；《中华护理教育》《护理研究》等多部杂志审稿专家。

从事护理教学及研究工作38年，主持省级以上课题10余项，以第一作者和通讯作者发表核心论文80余篇，主编、参编教材和著作20余部。

副主编简介

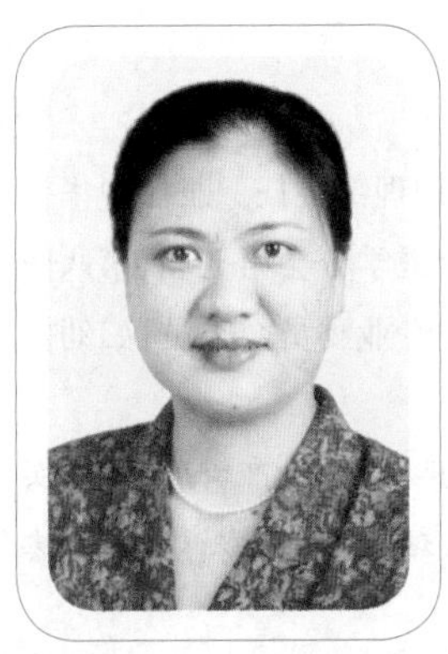

魏碧蓉，教授，硕士研究生导师，莆田学院护理学院院长。兼任中国妇幼保健协会助产士分会常务委员；助产专业学组副主任委员；福建省优生优育与妇幼保健协会助产专业常务委员；福建省高校高级职称评委专家库成员。

从事助产教学与研究工作36年。主要研究方向是围产医学及护理教育。主编《助产学》等助产专业教材10余部；福建省级一流本科专业负责人、福建省高校特色专业（助产）建设项目负责人；主持完成省市级教育教学及科研课题10余项；以第一作者/通讯作者发表教学及科研论文70余篇；先后获得福建省高校教学成果奖一等奖、二等奖，福建省高校教学名师。

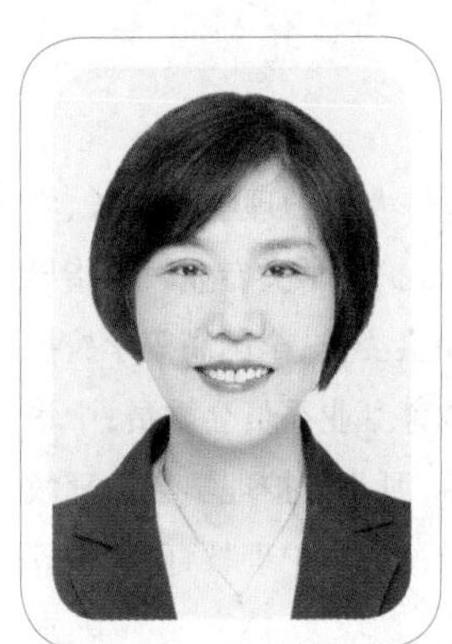

李蕊，副主任护师，北京协和医院产科护士长，兼任北京护理学会妇产科护理专业委员会秘书；中华护理学会产科护理专业委员会专家库成员；中国妇幼保健协会护理分会委员。

从事妇产科临床工作29年，在产科母婴临床护理及护理管理工作中有丰富的实践经验。获得北京协和医院年度护理成果奖三等奖。作为项目负责人承担医院内科研课题3项。获得实用新型专利8项。研究方向为产科临床护理，在各类护理核心期刊发表论文20余篇，参与编写护理专业书籍8部。

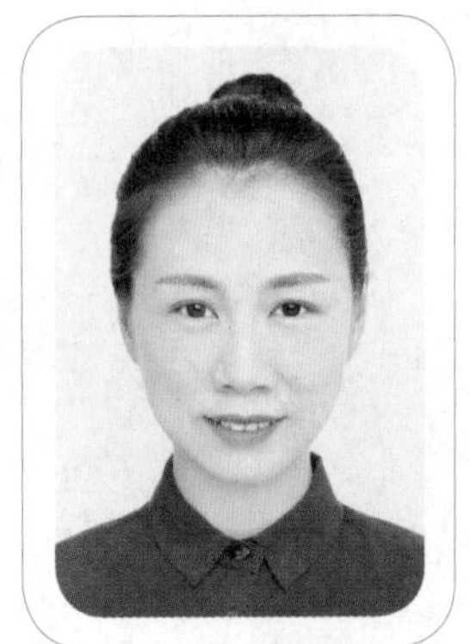

周静，副主任护师，硕士研究生导师，现任遵义医科大学护理学院副院长/第二附属医院护理部主任。兼任中国老年医学会医疗照护分会委员；贵州省护理学会常务理事；贵州省抗癌协会理事会理事等职。

从事临床护理、护理管理及科研教学工作19年。主要研究方向为护理管理及护理教育。近年来主持及参与各级各类科研、教改课题10余项。主持及参与各级各类科研课题10余项；发表学术论文30余篇。获贵州省科技进步奖三等奖；贵州医学科技奖二等奖、三等奖；贵州省护理学会科技奖一等奖。

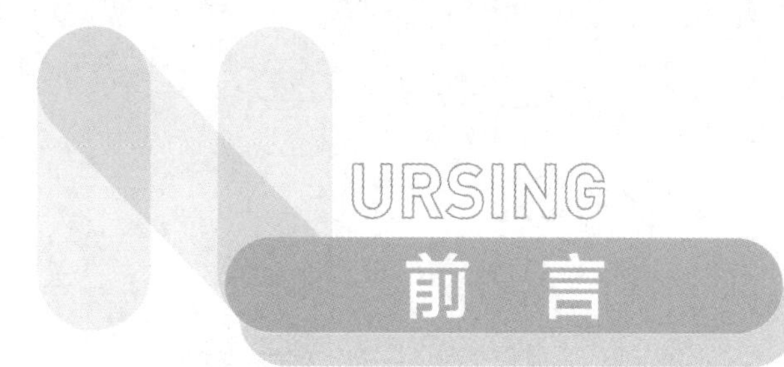

前言

助产学导论是引导学生了解助产学的基本知识、基础理论、基本技能及学科发展的一门重要专业基础课。课程设置在助产学专业学习的入门阶段，其目的是使学生建立助产职业思维，培养学生助产职业核心能力，为独立解决专业问题及创新性思维能力奠定良好的基础。

教材主要内容围绕助产士核心能力，详细阐述了助产学的发展史及相关理论，助产士能力要求，助产士角色，护患关系与人际沟通，助产质量管理与职业防护等 11 章内容。在编写内容上力求从临床实际出发，内容通俗易懂，文字简明扼要、详略得当，重点突出。

本教材编写团队由临床实践经验丰富的助产学专家和护理学专家组成，编写过程中参阅了大量国内外专著，并且广泛听取临床专家意见，使内容更接近临床。首先在每章章首列出学习目标，重点章节加入导入情境与思考，其次以知识拓展的形式加入 Box，目的是拓展学生的知识面。每章章首还设置了二维码，通过扫描二维码获取数字内容，以增强教材的生动性和多样性，便于学生进一步学习和掌握助产学导论的知识和技能。

教材编写过程中，得到了各位编者鼎力相助、真诚合作，在此表示衷心的感谢！同时也感谢各位专家、编审的指导和斧正。

由于编者水平有限，难免会有疏漏之处，敬请本教材的读者不吝指正，使本教材能够日臻完善。

姜 梅 陈海英

2022 年 6 月

URSING

目录

URSING

第一章

绪 论

01章 数字内容

学习目标

- **知识目标：**
  1. 掌握以助产士为主导的助产服务模式。
  2. 熟悉助产士在妇女生育中的作用。
  3. 了解助产学的发展史及发展趋势。
- **能力目标：**
  运用新的助产理念为孕产妇服务。
- **素质目标：**
  培养具有现代助产能力和职业素质的助产士。

妇女儿童健康水平是衡量一个国家综合实力和社会发展水平的主要指标，助产士在保障母婴健康、降低母婴死亡率、提高自然分娩率等工作中发挥着重要作用；安全、高效、高质量的助产服务是全球助产专业共同努力的目标。

助产学（midwifery）是一门研究助产理论知识、发展规律及其相关技能的学科，是经过妇产科学的发展，结合护理学相关知识而逐渐形成的一门交叉学科。

助产是为使胎儿顺利娩出母体产道，于产前和产时采取的一系列措施。主要包括照顾产妇、认真观察产程，指导产妇正确配合产程进展及接产。助产士（midwife）是指通过接受正规助产学教育，成为具备从业资格的专业人员。其职责是为孕妇提供产前咨询，参与低风险孕产妇妊娠、分娩、健康管理，为产妇提供产后康复护理，为新生儿实施专门护理的全过程服务。本章主要介绍国内外助产学发展史。

第一节 助产学的形成与发展

自从有了人类，社会就有了助产这一古老的职业，人类的繁衍需要依靠女性生育后代来完成。分娩是一个生理过程，为保证母婴平安就离不开可靠的助产技术，就需要有专人参与照顾妇女生育过程，这就产生了早期助产护理的雏形，助产人员也就自然衍生出来。

一、西方助产学的形成与发展

中世纪，欧洲大部分妇女都是在助产士帮助下分娩的，她们比医生更了解女性，为妇女接产时比医生使用的办法更多，她们虽然有接产的经验，但缺少理论知识。

16 世纪创立于巴黎的"迪奥旅馆"是最早一批助产士学校之一。到 17 世纪中期，它已闻名于全欧洲，由于丰富的教学经验和注重训练，使这些助产士获得了远高于同行的技能。

17 世纪出现了妇科医院，但医院病房的卫生条件差，细菌传染和蔓延还没有被认识，不知道接产时要消毒，导致妇女分娩后感染发生产褥热，造成产妇死亡。此时妇产科的权威著作也开始大量涌现，并逐渐成为一门学科。大多数关于怀孕和分娩的历史资料都是由那些富有或者有影响力的人记录下来，记录者的身份或是父亲、丈夫、医生或是牧师。

18 世纪，西方出现了以新的产科知识与助产术为标志的"产科革命"。产科领域不仅获得了独立地位，而且由于其与人口问题紧密关联，从而成为公共卫生的重要组成部分。当时的助产士虽然缺乏正规训练，但仍有很多方法用来缩短分娩所用时间，她们会用暖和的衣服盖在产妇的身上，这样一方面能够减轻疼痛，另一方面也能为出生的婴儿擦干身体。助产士采用了很多措施，虽然不一定对分娩本身起作用，但她们对产妇所起到的慰藉作用是不可低估的。随着医学和解剖知识的不断增长，社会越来越多地关注健康问题，人们在历史上第一次开始关注产妇的健康问题。

18 世纪中叶以后，产钳得到普遍应用，使得产科从妇科中独立出来。助产士也不再是女性统领的领域，产科执业资格的要求更加严格，一些没有医学背景的助产士逐渐被淘汰，而接受过系统医学教育的男医生更快参与到产科领域，促进了产科的发展。19 世纪，医学终于可以为那些需要护理的人们提供实质性的帮助，其中包括对孕妇和产妇的健康关照。

20 世纪早期，产科学在西方取得了重大成果，如对分娩生理及分娩机制的认识逐渐深入，一些产科医生认识到产褥热的感染特性，倡导产科消毒法，迅速降低了分娩死亡率。

二、中世纪西欧的女性医学

Note:

中世纪初期，民间医学兴盛，此时，以占星、巫术和民间医生对各种植物、草药的实验为主。11 世纪至 13 世纪，欧洲建立起一批拥有医学专业的大学，最为著名的医科学校是意大利的萨莱诺大学。萨莱诺医科学校的发展与繁荣为世俗的女性医学出现提供了一个重要基地，为助产专业理论奠定了基础，也对助产士行业的发展起到了推动作用。

中世纪中期，社会普遍认为"女人的健康是女人的事"，尤其是对于分娩，因此，助产士成为了分娩妇女求助的首要对象。中世纪早期及盛期的大部分时间里，女性行医者与男医生一样为病人进行常规的医疗诊治和健康护理。这一时期除了少数有历史记载的女性在大学中受到正规医学教育并在医学实践中获得比助产士更高的地位之外，大多数女性行医者也仅仅局限于助产士的行业。助产士技术的获得最初是通过母亲言传身教传给女儿，她们为自己家庭或邻里的妇女接生。1381 年，纽伦堡出现了第一份有关助产士规章的市政条例。中世纪法国部分城市中，一些经过宣誓的助产士被记录在案。随着政府对助产士的关注以及建立规章制度，助产士有了自己的学徒，学徒期一般为 4 年。学徒制度的出现，弥补了代代相传模式的不足，让助产医学的传承更加正规化。

中世纪末期，虽然医学男性化的趋势加强，但助产医学在民间仍然起到重要作用，其专业性和特殊技能也被社会所认可。1452 年，德国雷根斯堡出台了第一份市政助产术法令，其法令中包括了助产士必须进行宣誓的要求。15 世纪，瑞士巴塞尔的法令对助产士的接生进行了具体规定。纽伦堡率先出现了妇女管理会，其成员都是有知识和技能的妇女。她们检验助产士的接生工作、颁布许可证、向议会提交年度报告、记录助产士在接生中存在的问题等，以此达到监督和规范的目的。这些规章法令的制定，并没有对助产士的医学实践与技能给予具体的指导，而是对助产士的素养、技能训练以及管理提出了建议及要求。直到中世纪后期，助产医学趋于规范与专业化。

三、助产士与助产医学

17 世纪中期，博西瓦尔，威洛比开始在英格兰从事助产士工作，他是第一个男性助产士，在他编著的《助产学观察》一书中，这样描写他的女性同行，"我遇到一些女性同行不会阅读，不会写字，更多女性同行对业务了解很少"，这反映出当时女性接受医学教育的人甚少，很多助产士都是文盲，男医生虽然参与助产，也只是参与一些手术要求较高的分娩过程，这一世纪初查伯伦家族发明了产钳，意味着男性在生产过程中开始处于主导地位，女性由于没有医学知识和没有受过正规培训只能起着辅助作用。

1742 年菲尔丁沃尔德先生出版了他的论著《论助产士》，其中包括详细而精确的产科研究。他第一个提倡在难产时实行外阴切开术，同时也第一个介绍了难产时减除痛苦的方法。随着启蒙运动的开始，科学逐渐取代了迷信，医疗护理开始加快发展。

18 世纪苏格兰人，威廉姆斯迈利，一名男性助产士(后来被人们普遍认为是英国助产学的权威)。他是第一个意识到婴儿头部转动在分娩中具有重要性的人，也是第一个用产钳帮助分娩的人，更是第一个救活已经窒息的婴儿，他当时使用的方法是通过银制导管向婴儿肺内充气；他的伟大成就之一是完善了助产器具。

随着医疗的正式化，为了进一步改善妇女的医疗状况，人们开设了更多的妇产医院。不幸的是，那里却是最容易感染疾病的地方，孕妇所忍受的痛苦是惊人的。

1772 年，助产士查尔斯怀特，出版《妇女产后护理》一书。他认为，解决感染问题最好的方法就是生产后对产妇和器具彻底清洁和消毒，当时人们认为他的思想太超前了，还不能完全接受，不过人们开始关注妇女分娩后的护理，以减少产后感染和死亡。

Note:

第二节 我国助产学的发展概况

我国助产学发展随着政治、文化、经济改变而变化，经历了不同阶段的发展历程，成为中国助产发展史中最重要的组成部分。

一、从夏商周到明清时期的妇产科

古代医学不发达，医疗设施简陋，产妇都是在自己家里分娩；由其长辈或其他有生育经验的女性守护在身旁，协助胎儿娩出和帮助料理家务。

夏商周时就有了一些关于难产、种子和胎教理论的记载。战国时期随着社会的发展，医学的进步，出现了历史上著名的医家和医学名著，《黄帝内经》是第一部医学经典巨著，其中记载了妇女解剖、月经生理、妊娠诊断的基本理论，论述了一些妇科疾病病理等，奠定了妇科学理论基础。

秦汉时期已有产科病案的记载，医事制度上设有“女医”。汉朝的《胎产书》是现存最早的妇产科专著；张仲景著的《金匮要略》对妇科、产科疾病进行了论述；杰出的外科医学家华佗发明的“麻沸散”成功地运用于开腹手术和死胎不下处理时的止痛。

魏晋南北朝及隋朝，主要成就是脉学和病源证候学。记载与妇女疾病相关的医书有《脉经》《逐月养胎法》《诸病源候论》，这些书中对男女发育、适合结婚年龄、妊娠、分娩等阶段的疾病及处理都有记载。

唐朝，国家设立了“太医署”，是唐朝最高的医疗机构和医学教育机构。著名的《千金要方》为孙思邈所著，将妇女病著于卷首，可见对妇产科的重视，同时强调妇女病应独立设科的必要性。该书还对以往的胎养、胎教理论进行了补充；对疾病机制有了新的认识，如对不孕，阐明不孕不育与男女双方均有关系。

宋元时期妇产科已发展为独立专科。太医局设置的九科之中就有产科，这是世界医学制度上妇产科最早的独立分科。

金元时期是百家争鸣的时期，医学流派开始兴起，从不同的角度丰富了妇产科学的内容。

明清时期的医学，进入不断深化和发展的阶段。明清时期中药学巨著《本草纲目》问世和“辨证论治”术语出现，中医妇产科理论更为系统化、条理化。

明末清初时，西医产科学知识随着人体解剖学一起传入中国，注译产科学书籍，开办产科医疗机构，推广产科教育，这些构成了产科学传播体系的要素。

二、近代助产医学

从鸦片战争到中华人民共和国成立这一时期，西医妇产医院从无到有，传统的接产逐渐被西医方法所替代。1851 年，马伯英、高稀、洪中立翻译的《妇婴新说》一书被视为中国近代第一部西医妇产科中文书籍。该书包含妊娠、分娩生理等知识，论述了临产症状、接产方法、难产胎位及处置方式、产后照顾及产后并发症等。

1905 年，李平书与张竹君在上海创设女子中西医学堂，并设妇女医院，可视为中国人用西医方法接产的第一所医院。1908 年，留美医生金雅梅创办了北洋女医学堂，设立的助产班标志着中国现代助产行业的开始。同年英国医生 Mcpoulter 在福州开办产科训练班。英籍医生雷腾，1912 年在他创办的莆田圣路加医院里附设圣路加高级助产特科学校。据史料记载，这是英国教会在我国最早开设的助产培训学校之一。20 世纪初，英国医生 Mabel C. Poutler 来到福建福清县(现为福清市)开展产科工作。1911 年开始正式建立了有 40 张病床的产科病房，这被认为是中国有记载的最早的产科病房。他还开办训练班培训护士，教授分娩机制等产科基本知识。

Note:

对于助产士的管理，1912—1949 年间，当时的政府部门自上而下参与对助产事务进行管理，助产士通过审核获得政府颁发的职业证书，从而确立了她们接生服务的合法地位，同时，这种证书制度也形成了政府对专业管理和约束的一种手段。1928 年，出台了第一部助产法规《助产士条例》，标志着中国助产史上助产士与传统接生婆分离的里程碑，从此，国家开始设立独立于医院和护理的助产教育体系、实践管理体系和实践管理系统。

1929 年 11 月，当时的卫生部和教育部正式批准杨崇瑞主持筹建了具有生物医学模式的北京国立第一助产学校和附属产院并亲自担任院长。开启了我国规范的助产专业教育。学校的校训为"牺牲精神，造福人群"。国立第一助产学校的建立，开启了中国现代助产教育的先河，在助产教育发展史上具有里程碑意义。

三、现代助产医学

（一）助产教育的变迁

我国助产教育始于 20 世纪初，助产教育和护士教育的发展一样，起源于在华传教士，随着教会医院的发展而发展。

中华人民共和国成立初期的助产教育课程继承和进一步发展了之前的助产课程。课程科目突出了助产学知识的综合性和特色化，促进了助产向专业化方向发展。

1. 助产人力扩充　中华人民共和国成立初期的助产教育为了扩充卫生服务人员队伍，整顿卫生教育体系，1951 年卫生部和教育部颁布了《全国护士、助产教育学制及课程计划草案》，该计划草案指出应以城市为中心开展护士、助产士教育，以培养服务乡村的助产士、护士为主，助产教育注重妇幼卫生教育，当时的政策为缓解国家基层卫生组织中急需用人的压力，改善旧法接生造成的高分娩死亡率和产妇感染率起到了很大作用。

2. 推行新法接生，改造接生婆　中华人民共和国成立后，中国特色社会主义制度初步建立，1949—1966 年是社会主义道路的探索阶段。在此阶段妇幼卫生方面主要的突出问题是新生儿破伤风和产妇产褥热等，患病率及病死率极高。为了扭转这个局面，1950 年起，国家卫生部门开始实施接生婆改造计划，推行新法接生。接生婆改造的培训内容重点放在产前检查、消毒法、接生法三个方面。接生婆改造结业后改称为接生员。培训班加强了接生人员在接生过程中的消毒观念、强调了产妇平卧床上分娩的理念，从而实现了传统接生向西式接生技术的转变，然而在这个过程中，接生员也抛弃了传统接生技巧中一些合理的做法。

3. 助产教育的变化　1950 年 8 月召开的中华人民共和国卫生部第一届全国卫生会议上，将护理和助产专业教育定位于中级卫生教育，保留了中专助产教育层次和部分独立的助产学校。1952 年，助产专科院校全部关闭，独立的助产学校纳入中等卫生学校中。

1966—1976 年，助产教育和其他高等教育全部停办。短期培训的医生和护士承担了助产接生工作，助产专业教育经历了十年停滞期后严重衰退。

改革开放促进助产教育发展，20 世纪 80 年代，助产专业教育逐渐恢复。1980 年卫生部提出在省市县中级卫生学校增加助产士培养，并规定了中专助产专业设置标准。20 世纪 90 年代后期，部分护理高等职业学校逐渐又开设了助产专业教育。后来，受高等医学护理学教育发展的带动，以及中等卫生学校升格为高职高专院校等变化的影响，助产专业教育也逐渐由中专层次上升到高职高专层次。

进入 21 世纪，社会经济快速发展，人口素质不断提高，社会对助产人员也提出了更高要求，助产教育的重要性逐步凸显出来，高等助产教育快速发展，开设本科助产教育的学校如雨后春笋，蓬勃发展。

（二）助产士的工作职责和工作内容的变化

中华人民共和国成立初期，助产士的工作内容主要有产前检查、产程观察和接生，当时医院助产士将接生过程看成一套固定的工作流程，接生过程中缺乏人性化的交流和情感支持，助产服务逐渐失

Note:

去了人性化服务的内容。随着改革开放的到来,国家实施医药卫生现代化的决策,使医疗技术、设备及技术人才建设成为国家卫生工作的重点。

1982 年,卫生部出台《全国医院工作条例、医院工作制度与医院工作人员职责》,其中规定助产士的职责范围如下:

1. 在护士长领导和医师指导下进行工作;
2. 负责正常产妇接产工作;
3. 协助医师进行难产的接产工作,做好接产准备,注意产程进展和变化,产妇发生并发症或婴儿窒息时,应立即采取紧急措施并报告医师;
4. 经常了解分娩前后情况,严格执行技术操作常规,注意保护会阴及母婴安全接产,防止差错事故发生;
5. 经常保持产房的整洁,定期进行消毒;
6. 做好计划生育围产期保健和妇幼卫生的宣传教育工作并进行技术指导。

以上助产士的工作职责使助产士失去了行使产科医生的一些工作特权,正式界定了护士长、医生和助产士的上下级关系。1985 年,在医疗卫生单位向事业单位改革的进程中,助产士职责则更多地被归入了护士职责,享受护士工资待遇。

1986 年国家规定了助产士职责为:

1. 在护士长领导和医师指导下做好产妇情志护理及观察分娩前后情况,出现异常报告医师;
2. 协助处理难产,负责正常产及管理产房和婴儿室;
3. 指导进修、实习人员;
4. 做好计划生育、围产期保健、妇婴卫生教育;
5. 负责孕期检查、外出接产和产后随访。

这些表明,此时期的助产士失去了专业自主权,助产实践的理念也被医学和护理的专业理论所影响。助产士没有独立的专业职务和晋升系统,工作中有职责范围却失去自主权,没有清晰阐明和区分助产士和护士角色,不能有效促进产科医生、护士和助产士的分工合作,容易导致助产士角色冲突和晋升困难,导致助产士大量流失。

第三节 助产专业教育与工作模式

国际助产理念崇尚自然分娩、重视人文关怀、倡导助产士主导的助产模式,强调助产士是孕产妇主要照顾者,能减少分娩时的药物镇痛概率;有效提高自然分娩率;增加产妇分娩满意度等。

一、国外助产专业教育与工作模式

(一) 国外助产专业教育

目前国际助产专业已经发展为独立的高等教育体系,国际助产联盟(ICM)最新颁布助产士教育标准为:①入门学生必须完成中等教育;②直接进入助产教育计划培训时间最短 3 年;③护理课程学习后提供助产培训时间最短 1 年半;④助产课程应包括理论和实践,理论课程不少于 40%,实践课程不少于 50%。在一些发达国家,助产士必须完成本科以上专业教育方能从业。如英国、法国、澳大利亚等国要求助产士至少本科学历,美国则要求必须达到硕士及硕士以上学历。

(二) 国外助产工作模式

大多数国家采用助产士为主导的工作模式。遵循“以孕产妇为中心”的理念,医生在分娩异常时提供帮助和支持。以助产士为主导的模式,能够通过对孕产妇提供连续性照顾,减少对正常孕产妇不必要的医疗干预,从而提高自然分娩率、减少硬膜外麻醉的使用、降低会阴切开及阴道助产的概率。

Note:

瑞典助产士主要职能是围产期护理、实施计划生育、提供妇科保健、青少年性健康教育等。美国监管标准规定，注册助产士可以在美国全境执业，可以独立提供在家庭或生育中心对孕妇分娩、新生儿和产妇产后照护，但没有处方权。

英国的助产服务模式分两种，一种是以孕产妇为中心的服务模式。孕产妇可以选择产前检查和分娩地点，产前检查可选择在医院、社区诊所或自己家中进行。分娩地点可选择家中分娩，由助产士在家中协助完成，低危孕产妇也可以选择在由助产士主导的分娩中心进行。高危孕产妇在医院产房分娩，由医生和助产士团队共同负责管理。第二种是以助产小组制为主导的连续性助产服务模式。每组助产士 4~5 名，为一定区域内孕产妇提供服务，社区助产士小组为孕产妇提供全程连续性或部分连续性服务。

二、国内助产专业教育与工作模式

(一) 国内助产专业教育

我国助产专业教育发展较迟缓，基础专业教育相对不足，不同程度制约了助产专业人才的培养。

我国助产教育经历了中等卫生教育、高职高专教育、助产高等教育等阶段。20 世纪 90 年代开始出现大专层次助产教育。2015 年全国有 8 所试点高等院校开设助产方向护理本科教育，学制四年，隶属于护理学专业；从业岗位需求必须先取得护士资格证书，所以课程安排在完成护理学专业必修课程基础上开设助产专业核心课程，从而限制了助产专业教育的规范化，助产专业知识、技能、教学时间和内容都远不能满足培养需要。2016 年教育部在专业目录外设置助产学专业，全国各大院校相继开设助产学专业，从招生计划、学生培养、课程设置均趋于规范化和标准化。

助产继续教育进一步完善，为了满足临床工作需要，毕业后的继续教育显得尤为重要。近年来，部分医院在助产士继续教育方面进行了一定的探索，对助产士进行专业技能、专业知识及助产新理念、新方法的培训促进了助产专业的发展。

(二) 国内助产工作模式

我国助产士主要在产房与医生一起完成产妇的监护与管理工作。1999 年我国颁布了《中华人民共和国执业医师法》，法律中要求助产士的一些工作需在医生指导下进行，助产士独立工作的范围和权限逐渐缩小，这种产科医生主导的助产工作模式，使助产士独立工作的决策能力下降。随着医学模式的改变，特别是改革开放以来，我国健康领域改革发展取得显著成就，医疗卫生服务体系日益健全，人民健康水平和身体素质持续提高；全生命周期健康管理需求增加，助产士工作范围和服务对象从单一的接产，发展到对育龄妇女开展围孕期、孕产期保健服务，对助产士的核心能力和专业水平提出了更高的要求。

第四节 我国助产行业发展面临的机遇与挑战

一、生育政策对助产服务提出挑战

2015 年 10 月 29 日党的十八届五中全会公报提出，为全面促进人口均衡发展，优化人口结构，减缓人口老龄化发展，促进经济持续健康发展，全面实施一对夫妇可生育两个孩子政策。2021 年 6 月 26 日国家发布《关于优化生育政策促进人口长期均衡发展的决定》，实施一对夫妻可以生育三个子女政策，并取消社会抚养费等制约措施。新的生育政策的实施，使我国的生育人群结构发生巨大改变，特别是高龄和剖宫产后的二胎、三胎生育人群数量增加，高龄、高危产妇增加，导致妊娠并发症和合并症增加，从而增加了孕产妇健康风险，为保证母婴安全，对助产士综合能力要求进一步提高。新形势下的母婴保健任务对助产士的能力，尤其是识别高危因素，配合医生救治危重症的能力提出挑战。另外，护理门诊的开设，如助产士（咨询）门诊、母乳喂养门诊等，也让助产士的工作范围更广，同时能否

Note:

满足孕产妇及家属健康知识的需要，也是对助产士的能力考验。

二、妇幼卫生工作发展亟须加强助产队伍建设

目前，我国妇幼卫生工作面临严峻挑战，重要策略之一就是加强妇幼卫生服务人员的能力建设和队伍建设。联合国人口基金会也指出，为孕产妇提供专业助产服务是降低孕产妇与新生儿死亡率最有效的干预措施，同时也是提高自然分娩率的重要途径。

1. 助产专业面临的问题 助产专业教育与临床医学、护理学相比较存在教育层次低、教育体系不够规范，与毕业后教育衔接不够紧密等，职业发展路径需要规范，职称晋升体系不完善；缺乏相对独立的职业教育、发展体系。

2. 加强助产队伍建设和能力建设

(1) 促进我国助产专业教育发展：不断突出助产专业特色建设，完善助产士执业注册、职称晋升等管理制度，全面提升助产教育层次，形成完善的本科、研究生的助产教育体系，促进我国助产事业发展，以满足全民健康需求。

(2) 增加助产士数量：国家生育政策实施后，分娩人数增加并且高龄产妇增加，使得助产士人力不足问题更加凸显，人们对助产士的服务内容、服务项目、服务水平和质量日益增加，同时也是助产专业发展的必要保障条件。

(3) 提高助产士的专业能力：助产人员的教育水平和专业能力是衡量助产服务质量的重要指标。助产士应具备基础护理能力、助产操作能力。总结全球在降低孕产妇和新生儿患病率和病死率方面的经验，为每一名产妇和新生儿提供由具备足够胜任力的助产士所提供的专业助产服务是最有效的干预措施。与国际助产联盟提出的助产士核心胜任力相比，目前我国助产士所具备的核心胜任力还很局限，还应该不断地扩展和完善。助产士胜任力，强调知识技能和态度的综合能力，而构成助产士胜任力的要素主要包括提供安全助产服务所需要的专业知识和技能，同时要具备良好的职业道德和以孕产妇家庭为中心的服务理念，以及促进个人和职业发展的意识等。对助产士通过开展入职培训、规范化培训、继续教育等不断更新助产服务理念、助产新知识和技能，使助产士能力不断提升，具备与助产士不同级别相适应的核心胜任力。不断提高助产士的核心胜任力，真正做到在产前、产时、产后给予全方位的连续的母婴照护。

(4) 拓宽助产士工作范围：在《"健康中国 2030"规划纲要》中提出实施母婴安全计划，倡导优生优育，提高妇幼保健水平。到 2030 年孕产妇死亡率下降到 12.0/10 万；婴儿死亡率下降到婴儿死亡率 5.0‰。目前我国助产士的主要工作场所还是医院产房，完成分娩阶段的助产工作，应逐步拓宽助产士工作范围，逐步实现对母婴整个围产期的管理，在妊娠期做好分娩相关知识的普及和健康教育，医护共同配合做好孕期风险筛查和管理，在产后阶段普及避孕节育和生殖健康知识，不断提升核心胜任力满足孕产妇及家属的需求。

三、我国助产事业发展的机遇与趋势

助产专业的发展需要法律法规、助产教育、行业协会三大支柱。国家新生育政策的出台，给助产专业带来挑战的同时也带来了发展机遇。助产专业的发展越来越受到重视，国家先后出台政策促进助产教育的发展，支持和扶植行业协会发展，促进相关法律法规出台。目前我国有越来越多的院校开展助产本科教育，为临床输入大量高级助产人员，以解决助产人力匮乏和能力不足的问题。支持相关协会研究助产专业中的问题，提出解决建议并进行探索性工作。通过多种途径帮助临床助产士提高能力，以学术交流、专项培训等提升助产士的新理念、新知识、新技能等，更好地保障母婴健康。推动助产士立法，对助产士的执业准入、职称晋升等制定相应的法律法规，使助产士依法执业，畅通助产士晋升渠道。完善助产士的培养制度，提升助产士教育水平，根据助

Note:

产专业特点设置课程体系，规范毕业后教育和职业培训，提升助产士知识和能力水平。成立助产行业协会，制定行业规章制度和标准、保护助产士的权益、开展助产研究等，以全面促进助产专业发展。

我国助产专业发展将根据国家全面“实施健康中国战略”的服务理念，推崇自然分娩、人文关怀，倡导助产士主导的服务模式，以保障母婴安全，促进人类健康发展。

知识拓展

助产士核心胜任力

国际助产士联合会（ICM）于2019年发布了最新版助产士核心胜任力标准，内容主要由四个相互关联的框架组成：适用于助产士实践的所有方面的一般能力、怀孕前和产前护理、分娩时和出生时的护理、对产妇和新生儿的延续性护理。这四个助产士核心胜任力框架下又列出了详细的描述。

一般能力包括：①作为一个自主的实践者，承担自己的决定和行动的责任；②作为助产士承担自我照顾和自我发展的责任；③适当地委托照顾和提供监督；④能够应用研究来指导实践；⑤在提供助产护理时维护个人的基本人权；⑥遵守法律、法规和助产行为准则；⑦鼓励妇女在护理方面做出个人选择；⑧与妇女和家庭、医疗团队和社区团体进行有效的沟通；⑨促进医疗机构和社区环境，包括妇女在家的正常生育过程；⑩评估健康状况，筛查健康风险，促进妇女和婴儿的健康；⑪预防和治疗与生殖和早期生活有关的常见健康问题；⑫识别异常和并发症并进行适当的治疗和转诊；⑬照顾遭受身体和性暴力与虐待的妇女。

怀孕前和产前护理包括：①提供孕前护理；②确定妇女的健康状况；③评估胎儿的健康状况；④监测妊娠进展情况；⑤促进和支持改善健康行为；⑥提供与怀孕、分娩、母乳喂养、父母身份和家庭变化有关的预期指导；⑦发现、管理和转诊高危妊娠的孕妇；⑧协助妇女及其家属选择适当的分娩场所；⑨为意外怀孕或怀孕时机不当的妇女提供护理。

分娩时和出生时的护理包括：①促进自然分娩；②管理一个安全的自然阴道分娩，预防和及时发现并发症；③在新生儿出生后立即提供护理。

对产妇和新生儿的延续性护理包括：①为健康女性提供产后护理；②为健康新生儿提供护理；③促进和支持母乳喂养；④发现和处理产后并发症，必要时转诊；⑤发现和管理新生儿健康问题，必要时转诊；⑥提供计划生育服务。

知识拓展

助产士主导模式

助产士主导模式是指助产士作为主体，为低危孕产妇及其家庭在整个怀孕分娩过程中制订分娩计划，提供个性化教育、咨询及产前保健，提供产前、产时及产后的连续性照护，减少不必要的医疗干预，对需要产科医生或其他专科医生照护的孕产妇能够识别并转诊，其工作范围应覆盖医院和社区。该模式包括两种形式：团队模式和责任制模式。

（姜 梅）

Note:

思考题

1. 为什么中华人民共和国成立后要实施新法接生?
2. 以助产士为主导的助产服务模式对自然分娩有什么益处?
3. 降低孕产妇死亡率最有效的干预措施是什么?

Note:

URSING

第二章

助产中的文化与护理

02章　数字内容

学习目标

知识目标：

1. 掌握文化的基本概念、特征及功能。
2. 掌握文化休克的过程及每期的特点。
3. 熟悉跨文化护理理论的主要概念，了解文化护理的原则。

能力目标：

1. 能运用引起文化休克的原因制订预防文化休克的措施。
2. 能将文化护理理论的内容应用到护理程序中。

素质目标：

依据所学知识，正确评估患者的文化背景，分析有关文化的护理诊断、护理措施及护理评价。

导入情境与思考

患者，女，36岁，已婚，某外籍驻我国公司职员，大学文化，平素喜欢甜食，因妊娠呕吐伴血糖升高而住院。住院后拒绝医院提供的糖尿病饮食，认为床单位颜色单一，不允许护士帮助其整理床单位，不喜欢护士戴口罩与其交流，希望得到适宜自己的护理关怀。

请思考：

1. 这位患者出现了何种情况？
2. 文化差异对于人体健康与疾病康复有什么影响？
3. 作为护理人员在临床工作中面临此类现象应如何做？

随着时代的进步、医学的发展以及医学模式的转变，护理已由单纯个体疾病护理，转换到个体与社会、心理、生物、文化等方面相互关联、相互影响的整体化护理。因此，掌握文化与健康的关系，理解患者不同时期的文化需要，正确评估病人的不适行为，促使护理工作者根据不同文化背景患者的要求，因人而异，实施不同的护理措施，满足患者的个性化需求，促进人类健康发展。

第一节 文化的基本概念

一、文化概述

（一）文化的概念

文化（culture）是指在某一特定群体或社会生活中形成的，并为其成员所共有的生存方式的总和。包括价值观、语言、知识、信仰、艺术、法律、风尚、生活态度及行为准则，以及相应的物质表现形式。

国际上使用的“文化”一词，来源于拉丁文cultura——耕作、培养、教育、发展、尊重等，它最初是指土地的开垦及植物栽培，以后指对人的身体、精神发育的培养，后来就进一步指人类社会在征服自然和自我发展中所创造的物质精神财富，描述人的能力的发展。中国古代，文化是指封建王朝所实施的文治和教化的总称。从哲学的角度解释，文化是指人们按照一定尺度去改变环境、发展自己的活动及其成果。最先给“文化”下定义的是英国人类学家爱德华·泰勒，他在1871年出版的《原始文化》一书中说：“文化或文明，就其广泛的意义来讲，是包括全部的知识、信仰、艺术、道德、法律、风俗以及作为社会成员而获得的能力和习惯在内的复合整体”。

（二）文化模式

文化模式（culture pattern）是指一个社会中所有文化内容（包括文化特质和文化丛）组合在一起的特殊形式和结构。文化模式包括以下9个方面：

1. 物质特质 构成文化的基础，是人类创造的物质生产活动及其产品，反映了社会生产力的水平。如服饰、饮食等。

2. 符号 符号的产生和运用使得文化产生和存在，是人类行为的起源和基础，包括语言、色彩和文字等。

3. 战争 战争文化研究与历史研究提供了一个新的研究视角。

4. 政府 如政体、司法体系等。

5. 方式 如财产占有与交易方式等。

6. 家庭制度 是人类在社会基础实践中建立的各种社会规范的构成，如政治制度、法律制度、婚姻制度等。

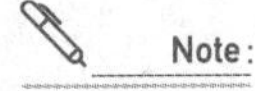
Note:

7. 习俗 也称为习惯、风俗，是指个人或集体的传统、传承的风尚、礼节、习性。

8. 科学 主要包括自然科学和社会科学。

9. 艺术 是用形象反映现实但比现实有典型性的社会意识形态，例如绘画、著作和音乐。

文化模式既存在变异性，又存在稳定性。变异性是绝对的，稳定性是相对的。但稳定时间过长则会导致古旧文化沉淀过多，阻止外来文化，进而阻碍新文化模式的产生和发展，所以文化模式的变异是文化演进的重要条件。

（三）文化的特性

1. 群体性与习得性 文化不仅仅是个体特征，而是为某一特定群体所共有的，并为这个群体所共享。作为一种群体活动，这种文化具备群体的特点。一个人的存在不能形成一种文化，他身上所具备的文化特色也是在一定的社会群体中日益形成的。另外，文化是个体在与他人相互作用的过程中习得的，文化传统是通过代代相传的社会化学习过程而得到传播的，如中医文化（整体观念、辨证论治、因时因地制宜）等；因而文化具有习得性。文化的习得性还表现在当一名患者来到医院陌生环境后，尽管其自身已具有一定的文化背景，他仍需要学习和接纳医院这一新的文化，如需要遵守医院的各种规章制度，接受医护人员对疾病和健康的一些建议等，这些通过在医院环境中的学习和医护人员的耐心告知是可以获取并在短时间内接纳和适应的。

2. 变迁性与稳定性 静止是相对的，运动是绝对的，每一种文化都处在发展变动之中。例如，有时候我们可能会经常变换服装风格、头饰等，但在内心深处我们仍旧崇尚含蓄、内敛。再如，医院的建筑、外部环境、就医流程等可能每个时期都会有变动，但其全心全意为患者服务的理念却是亘古不变的。

3. 包容性与约束性 文化的多元性其实是文化包容性的体现，就是允许世界上各民族都能展现其文化特色，其本质在于承认、尊重和欣赏文化的多元性。例如，作为医院文化，就需要尊重和接纳具有不同文化背景的患者。然而文化虽然具有包容性，但也不是无限制地接纳和包容，要想进步，只有吸收优秀的、先进的文化，否则不利于个体乃至社会的发展。文化的约束力是指在特定的情景中，文化可以直接影响并决定人的行为。如医院文化中的规章制度对医护人员和患者的约束力等。

4. 共同性与差异性 文化的个性即文化的相对性，文化的群体性决定了文化只适用于一定范围的群体，各个群体、各具特色的文化，组成了丰富多彩的社会大文化环境。然而，尽管各种文化都具有个性，但其也有共性。医院各科室的文化尽管各具特色，但其核心文化与医院整体的“患者至上”的文化相一致。

（四）文化的功能

文化在社会功能中发挥主要作用，具体表现在以下几个方面：

1. 文化是区分社会、民族的标志 文化是社会物质文明与精神文明的总和，文化的精髓是一个民族的精神信仰、道德取向、价值观念、思维方式等深层次的因素，是影响一个民族社会发展的内在动力。疆界、地域、规模只能划出国家、民族、群体形式上的区别，文化却能表现出内在的本质区别，即称为文化的认同功能。

2. 文化促使社会的系统性和行为规范 人们的行为不可能是绝对自由的，有了文化，人们便有了行为标准，即文化的规范功能。各民族文化在长期发展过程中，都形成了本民族不同的价值观念和是非标准，如社会风俗、道德、法律、价值观念等。

3. 文化是社会团结的重要基础 文化的整合功能意味着文化是社会形成的一个整体，社会各种文化机构都从不同侧面维持着社会的团结安定。例如教育机构培养着社会成员，政治机构实现着社会规范，军事机构保障着社会安全等。

4. 文化塑造人的社会性 个体通过学习和接受文化掌握生活技能，培养完善的自我观念和社会角色，并传递社会文化，即文化的涵化功能。人类历史的全部文化并不完全被当时的社会形态所表现，

Note:

也不可能完全由图书、博物馆、历史遗迹所保存，它们以文化的方式被个体保存和传承，个体则从整个人类历史和文化中汲取营养，塑造社会的人。人的社会性正是由于这种种文化因素交织的背景而呈现无限的本源生命力。

二、文化休克

(一) 文化休克的概念

文化休克（cultural shock）又称为文化震荡症，1958 年由世界著名人类学家卡尔维罗·奥博格（Kalvero Oberg，1901—1973 年）首先提出，特指个体从熟悉而固定的文化环境到另一个陌生的文化环境时，由于态度、信仰的差异所产生的思想混乱和心理上的精神迷失、疑惑、排斥甚至恐惧等紧张综合征。

(二) 文化休克的原因

引起文化休克的主要原因是生活在某一种文化环境中的人初次进入另一种不熟悉的文化环境，因失去自己熟悉的社会交流符号和交流手段所产生的不适。如初入院时，所处的环境发生了巨大变化，尤其是从正常人转变为需要照顾的患者，且面临疾病威胁，极易出现一些焦虑、恐惧等负性情绪，医务人员要重视引起患者产生休克的具体原因，尽量提供与患者文化背景相一致的关怀和照顾，减少文化休克的发生。

1. 沟通交流障碍 不同的文化背景下，同样的内容会有不同的含义，脱离了文化背景来理解沟通的内容往往会产生误解。

(1) 语言沟通：文化背景、文化观念的差异，如应用专业名词或方言土语等均可导致语言不通。例如医务人员与患者交流中，经常出现一些生疏的医学术语，如备皮、灌肠、清宫、妊娠等往往会引起患者迷茫和疑惑。

(2) 非语言性沟通：非语言沟通指的是使用除语言符号以外的各种符号系统，包括形体语言、副语言、空间利用以及沟通环境等进行沟通。形式有身体语言、空间效应、反应时间、类语言、环境等因素。不同文化背景下的非语言沟通模式不完全相同，所代表的信息含义也不同，因此，如果没有掌握非语言沟通的方式及含义，可能会发生沟通障碍。

2. 日常生活活动差异 每一个人都有自己规律的日常生活和活动习惯。当文化环境改变时，个体往往需要改变自身的生活习惯，如医院内对医务人员的称谓、作息时间、饮食结构、诊疗过程等需要一定时间的适应，这时患者往往会产生受挫感，引起不适或不满甚至是纠纷。

3. 孤独 在医院环境中，患者丧失了自己在本文化环境中原有的社会角色，同时对新环境感到生疏，又因探视等限制与亲人或知心朋友分离或沟通障碍，孤独感便会油然而生，造成情绪不稳定，产生焦虑、恐惧、无助等情绪，出现文化休克。

4. 风俗习惯 不同文化背景的人具有自己的风俗习惯和风土人情，进入新的文化环境则必须了解新环境的风俗习惯，接受并适应与自己不同的风俗习惯。如不同地域婚丧、嫁娶、育儿等风俗存在很大差异。

5. 态度和信仰 态度是个体对特定对象（人、观念、情感或者事件等）所持有的稳定的心理倾向。这种心理倾向蕴含着个体的主观评价以及由此产生的行为倾向性；信仰指对某种思想及某人某物的信奉敬仰。受不同文化模式的影响，不同文化群体之间的态度、信仰、人生价值和行为均不同。当一个人的文化环境突然改变，其长时期形成的母文化价值观与异域文化中的一些价值观产生冲突，使人感觉迷茫、困惑、无所适从。

以上是造成文化休克的主要五大原因，如多种原因同时出现则文化休克的反应会越强烈。

(三) 文化休克的过程

文化休克一般会经历四个阶段：蜜月阶段、沮丧或敌意阶段、恢复调整阶段和适应阶段。文化休克的变化过程一般呈“U”形曲线（图 2-1）。

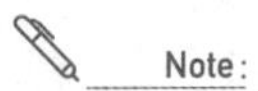

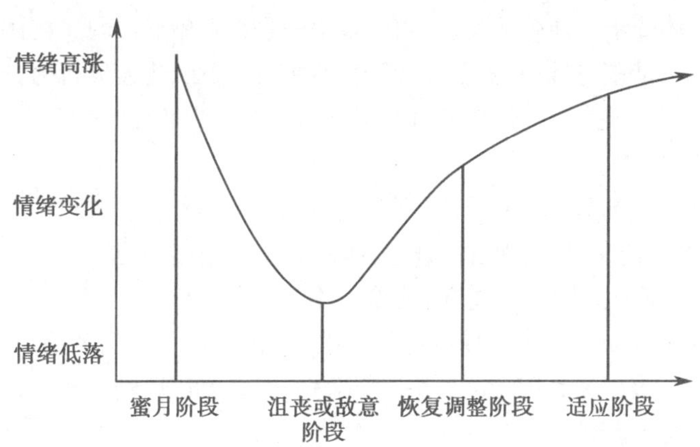

图 2-1　文化休克的变化过程

1. 蜜月阶段　一个人到达新环境时，会被新环境中的人文景观、文化环境所吸引，对一切事物会感到新奇，此时往往渴望了解新环境中的风俗习惯、语言行为等，并希望能够顺利融入新环境。此时主要表现为兴奋或憧憬。例如，旅游者到一个陌生的地方或国家时往往此种表现十分明显，久病难愈四处求医的患者遇到德高望重的老专家往往会有种美好希望的寄托。

2. 沮丧或敌意阶段　随着个人的好奇、兴奋感消失，开始意识到自己作为"外乡人"要在新的环境中做长时间的停留，必须改变自己以往的生活习惯、思维模式去适应新环境中的生活方式及风俗习惯。如个体原有的文化价值观念与其所处新环境的文化价值观念标准产生冲突，个人的信仰、角色、行为、自我形象和自我概念等则会受到挫伤；尤其当原定计划无法正常实施、遭遇挫折时，个体会感到孤独，思念熟悉环境中的亲人、朋友，感觉新环境中的一切都不如自己熟悉的旧环境，会有退缩、发怒和沮丧等表现。此阶段是文化休克综合征中最严重、最难度过的一期。如人们在新环境中逗留时间较短则不会有此阶段的表现。

3. 恢复调整阶段　在经历了一段时间的沮丧和迷惑之后，开始适应新环境中的文化模式，寻找应对新文化环境的方法，重塑自我，逐渐适应异域文化，即进入恢复调整阶段。在此阶段，个体通过与本环境人的频繁接触，了解其日常活动、熟悉其文化，并与部分人建立友谊，心理上的混乱、沮丧、孤独、失落感逐渐减少。

4. 适应阶段　随着文化冲突问题的解决，适应了新的文化环境，沮丧、烦恼、焦虑情绪消失。此阶段，个体接受了新环境中的文化模式，建立起符合新文化环境要求的价值观念、审美意识等评判标准，认为新环境和以往的旧环境一样令人舒适和满意，在新环境中有安全感，一旦需要再次离开新环境回到旧环境中，又会重新经历一次新的文化休克。例如许多学子多年在外地学习、工作，如再重返故里，反而产生文化休克。

（四）文化休克的表现

个体经历文化休克时可沉默，可回避，也可焦虑不安甚至有激越行为，主要取决于其所处的文化休克的阶段，通常有以下几种表现：

1. 焦虑　是指个体处于一种模糊不适感中，是自主神经系统对非特异性的、未知威胁的一种反应。

(1) 生理表现：坐立不安、失眠、疲乏、声音发颤、手颤抖、出汗、面部紧张、眼神接触差，可有心率增快、呼吸加快、血压升高甚至恶心、呕吐、尿频等症状。

(2) 情感表现：自诉不安、缺乏自信、警惕性增强、忧虑、持续增加的无助感、悔恨、过度兴奋、容易激动、爱发脾气、哭泣、自责、谴责他人，常注意过去而不关心现在和未来，害怕出现意料不到的后果。

(3) 认知表现：心神不定，注意力不能集中，对周围环境缺乏注意，健忘或思维中断。

Note:

2. 恐惧 是指个体处于一种被证实、有明确来源的恐怖感中。出现文化休克时,恐惧主要表现为躲避、注意力和控制力缺陷,自诉心神不安、恐慌,有哭泣、警惕、逃避等行为,冲动型行为和提问次数增加,疲倦、失眠、出汗、晕厥、夜间做噩梦,尿频、尿急、腹泻、口腔和咽喉部干燥,面部发红或苍白,呼吸短促,血压升高等。

3. 沮丧 由于对陌生环境不适应而产生的失望、悲伤等情感。

(1) 生理表现:胃肠功能衰退,出现食欲减退、体重下降、便秘等问题。

(2) 情感表现:忧愁、懊丧、哭泣、退缩、偏见或敌对。

4. 绝望 指个体主观认为没有选择或选择有限,万念俱灰,以致不能发挥自身的主观能动性。文化休克时,绝望的主要表现为生理功能低下,言语减少,情绪低落,情感淡漠,被动参加或拒绝参与活动,对以往的价值观失去评判能力。

(五) 文化休克的预防

1. 预先了解新环境的基本情况 通过各种途径,充分了解、熟悉新环境中的各种文化模式,如所在地的风俗习惯、地理环境、人文知识等,以预防文化冲突时产生文化休克。

2. 针对新文化环境进行模拟训练 进入新环境之前,有的放矢地进行生活方式以及生存技能模拟训练。

3. 主动接触新环境中的文化模式 进入新环境之后,理解新文化模式。在两种不同文化发生冲突时,如果人们理解新环境中文化现象的主体,就会较快接受这一文化模式,打开社交圈子,踊跃参加一些有益的社会活动,以开阔视野,融入新群体。

4. 寻找有力的支持系统 发生文化冲突时,个体应积极寻求可靠、有力的支持系统。如政府组织或社团、亲属、朋友等。

文化休克并不是一种疾病,而是一个学习过程,一种复杂的个人体验。在此期间个体可能会产生不舒服甚至痛苦感觉,并通过不同方式影响个体。对某一特定个体而言,即使所处环境相同,如果时期不同,也可造成不同的影响。因此,对于那些将要或已经处在异域文化中的人来说,社会环境是个体无法改变的,但文化调适却是自己可以做到的。这首先需要个体认识到任何一次重大的文化转换都可能产生巨大的压力与焦虑,但这种压力与焦虑却是一种正常的社会适应结果。当一个人面临文化休克时,既需要有个人的自尊、真诚与信心,还需要保持健康的自我概念和重塑个人文化需求的良好愿望。从某种意义上说,文化休克是一种新的文化体验,也是个体成长中必须经历的过程。

第二节 跨文化护理理论

一、理论学家及其研究背景

玛德莱娜·莱宁格(Madeleine Leininger,1925—2012 年)是美国著名的跨文化护理理论学家,于 20 世纪 50 年代中期开始开展跨文化护理研究。当时她在"儿童指导之家"工作,在与儿童及其双亲的接触过程中,观察了解到儿童反复出现的行为差异是由不同的文化背景造成。此经历及其后的系统性研究,使她成为获得人类学博士学位的第一位专业护士,于 1985 年首次提出了"跨文化护理理论"(transcultural nursing theory),并分别于 1988 年、1991 年对该理论进行了详细阐述。经过莱宁格的努力,美国人类学学会于 1968 年批准成立了护理人类学分会;1974 年美国成立了国家跨文化护理协会。上述贡献使莱宁格得到了国际护理学界及相关领域同行的高度认可。

二、跨文化护理理论的主要概念和内容

(一) 跨文化护理理论的主要概念

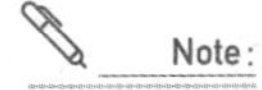
Note:

莱宁格认为跨文化护理是护理学的一个学术分支,它是对与护理和健康 - 疾病照顾有关的习惯、

信念和价值的文化所进行的比较研究和分析，其目的是根据人们的文化价值和对健康的认识，为其提供有意义和有效的护理保健服务。护理的本质是文化关怀，关怀是护理活动的原动力，是护士为患者提供合乎其文化背景的护理基础。护理关怀是以患者健康为目的，从整体观念出发，为患者提供符合个体独特需要的关怀。

1. 关怀(caring)　是指为丧失某种能力或有某种需求的人提供支持性、有效性、及时性的帮助，从而改善机体状况或生活方式，更好地面对伤残或平静地面对死亡的一种行为相关现象。莱宁格认为，关怀在护理学中占主导地位，是护理的中心思想。关怀分为一般关怀和专业关怀。①一般关怀：是指在文化中通过模仿、学习并传播传统的、民间的及固有的文化关怀知识与技能。②专业关怀：是通过教育机构或医疗卫生机构传授的、经过规范学习获得的专业关怀知识和技能，即护理。

2. 文化关怀(culture caring)　是指为了维持或促进个体与群体现有的或潜在的完好健康，应对伤残、死亡或其他状况的需要，通过一些符合文化的、能被接受和认可的价值观、信念和定势的表达方式，为个体或群体提供与文化相适应的综合性帮助和支持的行为。

文化关怀具有多样性和统一性的特点：①文化关怀的多样性：是指同一文化内部或不同文化之间、同一群体内部或不同群体之间以及个体之间在关怀的信念、定义、模式、价值观、特征表现和生活方式等方面的差异性，从而衍生出不同的有关关怀的意义、价值、形态和标志，使关怀与文化相适应，表现为多样性。②文化关怀的统一性：作为一个整体来看，人类在关怀的意义、定势、价值、标志及关怀方式等方面具有相似性或共性，这种相似性或共性是从人们对待健康、处境和生活方式或面对死亡的文化中衍生而来的，是人类共有的自然属性的反映。

文化关怀的分类：分为普通关怀和专业关怀。普通关怀是人类一种天性的具体表现，它存在于普通的日常生活中。而专业关怀是一种有目的、有意义的专业活动，是一种工作而不是一种属性。专业关怀是那些帮助性的、支持性的、关心性的专业行为，以满足服务对象的需要，从而改善人类的生存条件或生活条件，以利于人类社会的生存及发展。

3. 跨文化护理(transcultural caring)　莱宁格认为跨文化护理通过文化环境和文化来影响服务对象的心理，使其能处于一种良好的心理状态，以利于疾病康复。在跨文化护理实施过程中，可采取以下几种方法：①文化关怀保持：是指通过帮助性、支持性和促进性的专业文化行为或决策，帮助特定文化中的群体或个体维持其有利于健康促进、疾病康复及应对伤残或死亡的价值观、信仰和生活方式；②文化关怀调适：是指通过帮助性、支持性和促进性的专业文化行为或决策，帮助特定文化中的群体或个体适应其他文化，或者在不同文化环境里与他人协作，从而对其健康产生有利的、有效的和积极的影响；③文化关怀重建：是指通过帮助性、支持性和促进性的专业文化行为和双方的共同决策，帮助服务对象改变其价值观与生活方式，或塑造一个全新的但有利于健康的生活行为。

4. 与文化相适应的关怀(culturally congruent care)　是指以文化和健康知识为基础，通过灵敏的、有创造性的、有目的的和有意义的方式，提供适应某个体或群体的价值观、信仰与生活方式的护理关怀，帮助其获得健康，更好地面对疾病、伤残或死亡。护士通过文化关怀保持、文化关怀调适与文化关怀重建三种护理关怀决策与行为方式，为服务对象提供与其文化相适应的护理关怀服务。

（二）跨文化护理理论的内容

在跨文化护理理论模式框架中，形象地把该理论描述为“日出模式(sunrise model)”(图 2-2)。在此模式中，详细描述了该理论以及各概念之间的联系，其目的是帮助研究和理解该理论的组成部分，以及不同文化对个体、家庭、群体健康状况的影响和运用跨文化理论开展护理关怀的关系。

Note:

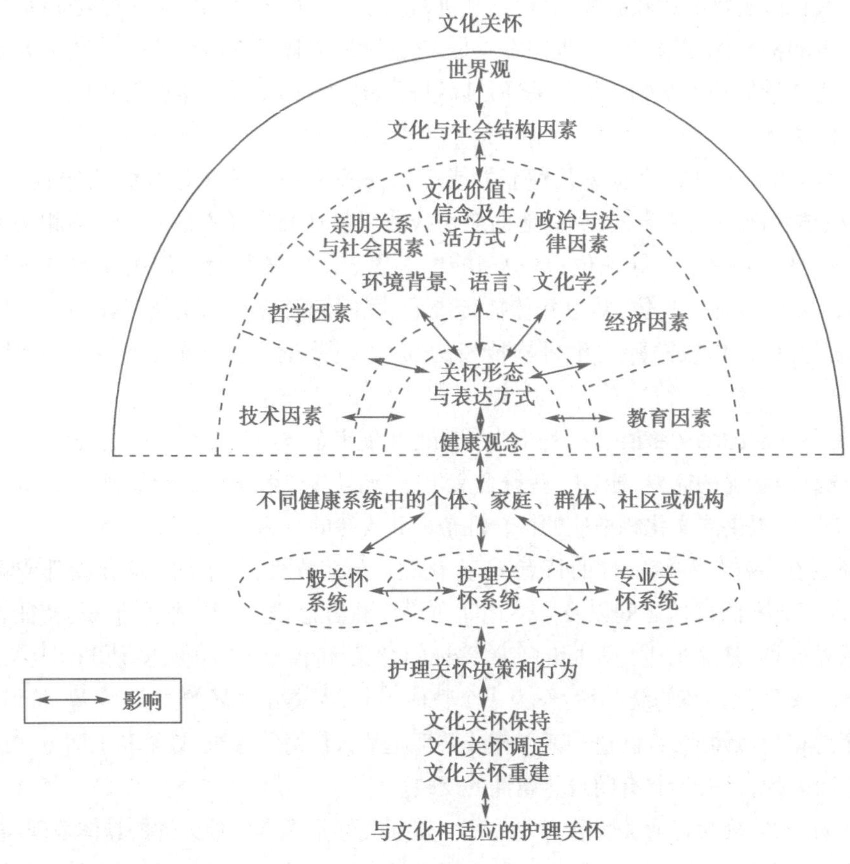

图 2-2 **日出模式**

从日出模式可以看出，“日出模式”犹如太阳升起。环形图上半部分，描述了文化关怀、文化社会结构与世界观的构成，这些构成因素影响着人们的关怀与健康。环形图下半部分，是对个体、家庭、群体和机构的健康产生影响的一般关怀系统和专业关怀系统，两者相互关联、相互影响，并可能相互转化。通过这两个系统的组成因素，可以了解服务对象的文化背景和健康状况从而做出护理关怀决策和行为。根据服务对象上述因素的不同，进行文化关怀保持、文化关怀调适或文化关怀重建，达到为服务对象提供与其文化一致的护理关怀的目的。按照莱宁格的设计，护理关怀作为亚层次，文化关怀保持、文化关怀调适以及文化关怀重建三种关怀行为，是一般关怀和专业关怀间连接的桥梁。两个半圆构成了一个完整的太阳形状，反映了构成跨文化护理理论的必要因素，囊括了护士尊重人的健康和实施关怀所必须考虑的全部要素。

莱宁格的“日出模式”包含以下 4 级(即 4 个层次)：

Ⅰ级(最外一层)：世界观和文化社会结构层；该层描述了文化关怀、世界观与文化社会结构及其组成因素。文化关怀和世界观是文化社会结构的基础，并与文化社会结构相互关联、相互影响、相互制约。其中，亲朋关系与社会因素，文化价值与生活方式，政治与法律因素是不同文化环境背景、语言与文化所产生的主要因素，与技术因素、哲学因素、经济因素、教育因素等组成文化社会结构的不同方面，并与文化社会结构相互影响。第一层文化社会结构的各个组成因素影响和制约人们的关怀形态及其表达方式，进而决定了不同文化的健康观念。

Ⅱ级(第二层)：文化关怀与健康层；该层显示了不同文化背景和环境下的文化关怀形态以及文化关怀表达方式，解释个人、家庭、群体、社区或机构的健康、疾病及死亡的文化社会结构。提示人们只有提供与文化相适应的护理关怀，建立、促进或维持与文化相适应的健康才是真正意义上的完整健康。

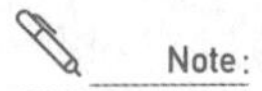
Note:

Ⅲ级(第三层):健康系统层;该层包括一般关怀系统、专业关怀系统和护理关怀系统三个健康系统,阐述了每个健康系统的特征、关怀特色及其相互影响。一般关怀是传承于文化内部,可以由非专业人员操作,并通过传承和传播等方式获得。而专业关怀则源于特定文化之外的专业人员或机构,由专业人员操作,通过正规培养和训练获得。护理是一门研究关怀现象与活动的专业,它除了来源于相关科学知识和研究外,其理论与实践大多数来源于专业关怀系统,少部分来源于一般关怀系统。三个关怀系统相互关联、相互影响、相互制约。一般关怀系统与专业关怀系统在理念与实践方面的差异影响着个体的健康状况,并可能导致严重的护患冲突、潜在的疾病发生甚至是死亡。对一般关怀和专业关怀系统地了解,有利于护士鉴别两者的异同点,促进文化关怀的实施。

Ⅳ级(第四层):护理关怀决策和行为层;通过维持文化护理关怀、调适文化护理关怀和重建文化护理关怀三种护理关怀决策和行为,提供与文化相适应的护理关怀,最大限度地满足服务对象的需要,促进服务对象恢复健康、积极面对疾病或死亡。对于与现有健康不相冲突、有利于健康的文化,实施维持文化护理关怀;对于与现有健康部分不协调的文化,取其有利方面而改变不利成分,进行调适文化护理关怀;对于与现有健康相冲突的文化,改变既往文化成分,建立新的、有利于健康的文化生活方式,即实施重建文化护理关怀。

"人类无法与其所处的文化背景和社会结构相分离"是莱宁格跨文化理论的核心思想。该理论由多层次的研究复合而成,综合应用了三种方法来探讨和研究关怀的本质、意义及属性。这三种方法分别为:①微观法:侧重于研究某种文化内特定个体;②亚宏观法:介于微观和宏观之间的一种研究方法,侧重于研究某特定文化中的价值观和社会结构等;③宏观法:宏观研究各种文化间的跨文化关怀现象。

"让阳光升起并普照大地"是莱宁格对"日出模式"的描绘和诠释,意味着护士和护理科研人员要广开思路,综合考虑服务对象文化的各个层面,分析其文化观念和行为对健康的影响,站在服务对象的角度、进入他们的文化世界,通过与服务对象协作、共同决策,为其提供全面有效的文化关怀。这就要求护士在实际工作中不仅要有扎实的专业知识和精湛的护理技术,更要多层次地评估服务对象的文化背景、社会结构和世界观等。

"日出模式"可以帮助护士评估不同文化中外显的、内隐的和意想不到的因素,指导护士通过图表形象地描绘出各因素间的相互作用,深刻理解影响文化关怀的含义、类型、象征和模式,认真分析健康、疾病、伤残或死亡在文化层次上的影响因素,是护理实践和护理研究的理论指南。

三、跨文化护理理论与护理程序

在跨文化护理实践中,可根据莱宁格"日出模式"的相关联系和护理程序实施文化护理关怀。从护理评估开始,收集与文化有关的资料,从而得出有关文化的差异或共性,并据此选择性地进行文化关怀,在执行过程中不断进行文化保持、文化调适和文化重建,从而为服务对象提供有效和促进性的文化护理关怀。

(一) 护理评估

相当于"日出模式"Ⅰ、Ⅱ级。护理实践中,护士接触一个陌生的护理对象或者进入一个新场所,特别是一个新的文化环境中,可能会对新文化不知所措或者将自己的文化价值、信念和行为不自觉地强加给服务对象。所以,护理人员只有掌握了跨文化护理相关知识,利用"日出模式"在护理服务对象前了解其各种文化相关因素,才能更好地承担文化护理关怀者的角色。评估分以下两部分:

1. 评估"日出模式"的最外层　评估服务对象所处的文化氛围、文化社会结构和世界观方面的知识和信息,收集与服务对象相关的环境背景、社会关系、亲朋关系、政治法律制度、经济、教育、科技、文化价值观、哲学、历史和语言等因素。

2. 评估"日出模式"的第二层　评估服务对象的具体情境,以及服务对象对一般关怀、专业关怀的期望和采取的行为。通过评估,获得客观的、符合具体服务对象的资料,从而为提供与服务对象

Note:

文化背景相适应的护理关怀模式，建立良好的、协作的、有利于服务对象健康的护患关系打下良好基础。

评估虽在内容上获取的是服务对象文化相关信息，但方法上仍然运用护理程序中收集资料的方法，通过语言与非语言沟通技巧，如采用移情、倾听、证实、自我暴露等，判断患者的健康状况、心理感受以及对护理关怀的需要。

（二）护理诊断

相当于“日出模式”的Ⅲ级。通过鉴别和明确跨文化护理中的共性及差异性，作出护理诊断。有些诊断在病理特征上虽然具有同一性，但是由于民族传统、社会地位、从事职业和受教育程度等社会环境不同，对疾病表现出的心理反应、症状陈述、疾病的认识等不同，需要动态地了解患者的健康问题，且注意患者对健康的表达和陈述方式的不同之处。

（三）护理计划和实施

相当于“日出模式”的Ⅳ级。进行护理诊断后，在护理关怀决策和行为层进行计划和实施，除对共性问题进行护理关怀外，应考虑服务对象独特的文化背景，采取文化关怀保持、文化关怀调适及文化关怀重建的护理措施，提供与文化相匹配的护理关怀。

（四）护理评价

在“日出模式”中，没有提到明确的护理关怀评价，但却提出了护理关怀方式要对患者有利的原则，要求对护理关怀进行系统性研究，以明确何种关怀行为符合患者的生活方式和文化习俗，提供有利于患者疾病恢复和心理健康的行为模式。

第三节 护理在满足服务对象文化需求中的作用

护理专业是一个跨文化或是涉及多元文化的专业。护士需要为各种不同文化的人或人群提供健康照顾；了解文化对护理的影响以及相关的护理理论，可以帮助护士全面评估服务对象的健康观念、生活习惯等文化背景，提供既适合共性又能满足个体需要的与文化相一致的护理服务，以最大限度地满足服务对象的健康需求。

一、文化背景对护理的影响

1. 文化背景影响疾病的发生 文化中的价值观念、态度或生活方式，可以直接或间接地影响某些疾病的发生、发展及转归。我国是一个幅员辽阔的统一的多民族国家，由于社会、历史、交通、自然条件等因素的影响，不同地区经济、科技、医药等发展水平不同，疾病的发生原因也不尽相同。

2. 文化背景影响疾病的临床表现 服务对象的文化背景不同，其对疾病的临床表现方式亦可不同。

3. 文化背景影响服务对象对疾病的反应 不同文化背景的服务对象对同一种疾病、病程发展的不同阶段反应不同。性别、受教育程度、家庭支持等文化背景都会影响服务对象对疾病的反应。

4. 文化背景影响就医方式 个体遭遇生理、心理或精神上的问题时，选择如何就医，以何种方式诉说困难和问题，如何依靠家人或获取他人的支持与帮助等就医行为，常常受社会和文化的影响。

二、文化护理的原则

护士在实施文化护理中，应注意遵循以下原则：

1. 综合原则 在对住院患者的护理过程中可以采取多方面的护理措施如饮食护理、心理护理等综合方法，使患者尽快适应医院文化环境。

2. 教育原则 患者在住院期间往往有获得相关疾病信息知识的需求，护士应根据患者的文化背景（如接受能力、知识水平），有目的、有计划、有步骤的对患者进行健康教育。可以采用个别或集体指

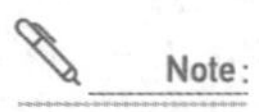

导方法，通过讲解、板书、多媒体、宣传册等形式，进行疾病的预防、治疗、护理和康复知识宣教，使患者正确认识疾病，积极参与疾病的治疗和护理过程。

3. 调动原则　文化护理的目的之一就是调动患者的主观能动性和潜在能力，配合患者的文化需求，调动患者的参与意识，使患者积极配合疾病治疗、护理，做一些力所能及的自护，对疾病预后充满信心。

4. 疏导原则　在文化护理过程中，当患者出现文化冲突时，应对其进行指导与疏导，使其领悟、接受新文化护理。

5. 整体原则　实施护理时，不仅要考虑到患者本人的因素，还应评估其家庭、社会因素，争取得到各方面的合作、支持和帮助，帮助患者适应医院的文化环境。

三、跨文化护理的评估与诊断

（一）正确评估患者的文化背景

在护理服务中，为了维护社会与患者利益不受伤害及患者个人文化行为的充分自由，提供适合个体文化需要的服务，护士应正确评估患者的文化背景，了解与其健康有关的文化信息，包括对疾病的解释、对治疗及预防的认知。下面列举几个问题有助于护士正确评估患者的文化背景。

1. 患者的健康问题是否为某特定区域人们的典型问题？
2. 患者使用哪一种语言？
3. 患者的信仰是什么？
4. 患者拥有哪种文化特质？
5. 患者对有关健康与疾病的解释是什么？
6. 患者对医疗服务持何种态度？
7. 患者的社会支持系统有哪些？
8. 患者在家庭中的角色及作用是什么？
9. 患者获取营养的方式及饮食习惯是什么？
10. 患者的日常活动方式是什么？

（二）常见的护理问题

1. 社交障碍　与社交环境改变有关。

2. 焦虑、恐惧　与环境改变及知识缺乏有关。

3. 迁居应激综合征　与医院文化环境和个体背景文化存在差异有关。

四、满足服务对象文化需求的策略

在健康服务系统里，护士既是帮助服务对象减轻、解除文化休克的重要成员，也是帮助服务对象尽快适应医院文化环境的专业人员。我国是多民族国家，由于人们所处的社会环境和文化背景不同，生活方式、信仰、价值观和价值取向也不同。因此，护士应充分尊重不同文化背景下服务对象的文化需求、健康观念、信仰和行为方式，为其提供多层次、多体系、全方位、高水平、有意义、有效的护理，以满足服务对象的文化需求，预防或减轻服务对象在院期间的文化休克。

（一）帮助服务对象适应医院的文化环境

服务对象因疾病住进医院，离开了原来熟悉的生活及工作环境，对医院这个新环境充满陌生、恐惧；护士应帮助服务对象尽快适应医院的文化环境，有助于缓解其可能出现的文化休克。

1. 正确评估服务对象的文化背景　护士要全面、系统地收集服务对象的文化相关资料，正确评估其文化背景及与健康有关的文化信息，包括对疾病的解释、对治疗及预防的认知等。

2. 帮助服务对象尽快熟悉医院环境　通过入院介绍使服务对象尽快熟悉和了解医院、病区、病室的环境、设备、工作人员及医院的规章制度等医院文化环境。

Note:

3. 尽量少用医学术语 医学术语如医学诊断名称、检查化验报告、治疗和护理过程的简称等，可以造成服务对象与医护人员之间沟通交流的障碍。如备皮、灌肠、导尿、引流、房间隔缺损、室间隔缺损等医学名词常使服务对象对自己的疾病诊断及检查结果迷惑不解，感到恐慌，甚至产生误解，加重了服务对象的文化休克。因此，护士应尽量少用医学术语，要将与疾病相关的健康知识转变成服务对象容易接受的通俗语言进行讲述和表达。

（二）建立适合文化现象的护患关系

护士与服务对象之间的关系既是符合治疗性的护患关系，又是适合文化现象的人际关系。护士应了解沟通交流中的文化差异，结合服务对象的文化背景，采用符合其文化需求的语言和非语言沟通交流技巧，建立良好的护患关系。护士需考虑以下两点：

1. 理解服务对象对待护士的态度 不少服务对象受文化观念的影响，对护士持双重态度，即想依赖和不愿依赖的复杂心理。服务对象一方面对护士的权威性如经验要求过高，依赖性强，期望护士替自己解除困难；另一方面却不一定听从护士的建议和安排，同一个问题会同时求医师或其他医务人员解决。护士应理解服务对象对待护士的态度和行为，满足服务对象的文化需求。

2. 重视患者的心理体验和感受 不同文化背景的人对同一个问题有不同的解释模式，不能因为使用了与护士不同的文化模式来解释事情的发生及健康问题，就认为患者荒唐、可笑而取笑患者，甚至认为患者不可理喻而不理睬；护士要根据患者的年龄、知识结构等文化背景与患者沟通，了解患者的心理与行为。

3. 掌握文化护理技巧 在人际关系中，服务对象把接触的人分成"自己人"和"外人"，并区别对待。对"自己人"较信任，畅谈心事，期待关心；对"外人"则保持距离，不够信赖。护士在与服务对象交流时，除使用礼貌的语言、适宜的称呼外，还应考虑服务对象不同的文化背景，采用恰当的沟通技巧，与服务对象建立起治疗性的护患关系，尽早成为服务对象的"自己人"，取得服务对象的信赖和合作。

（三）提供适合服务对象文化环境的护理

服务对象所处的文化环境不同，其健康观念、生活方式、风俗习惯、信仰及价值观念等均不同。护士面对不同民族与国度、不同语言与风格以及不同信仰的服务对象，既要为其提供适合他们健康相关需要的共性护理服务，又要保证适应个体文化背景需要的特殊性护理服务；既要提供与其文化相适应的关怀，又要提供有利于健康水平提高的有效关怀。

1. 明确服务对象对疾病的反应 护士在护理过程中，应动态性地评估服务对象的健康问题，以及服务对象对健康问题的表达和陈述。东方文化强调人与人、人与自然之间的和谐。当人们的心理挫折无法表露时，往往把其压抑下来，以"否认""合理化""外射"等防卫机制来应对，或以身体的不适如头痛、肠胃不好、胸闷等作为求医的原因。但如果护士进一步询问，大多数服务对象会描述自己的内心困扰、人际关系和文化冲突。此时护士不宜直接指出服务对象存在的是心理问题而非生理问题，以免引发服务对象对心理疾病的否认。护士应进一步明确服务对象的社会心理问题，制订相应的护理措施，与服务对象及其家属共同完成护理活动。

2. 尊重服务对象的风俗习惯 首先在饮食方面充分尊重服务对象的风俗习惯；其次，护士应注意不要触犯服务对象的特殊忌讳和民族习俗。此外，在病情观察、疼痛护理、临终护理、尸体料理和悲伤表达等方面要尊重服务对象的文化模式。

3. 寻找支持系统 家庭是服务对象一个重要的支持系统，护士应了解服务对象的家庭结构、家庭功能、亲子关系、教育方式等情况，利用家庭支持系统预防文化休克。例如在住院儿童的护理中，可充分利用父母的爱心和责任心，帮助住院患儿克服孤独感，应对及解决问题。

4. 注意价值观念的差异 护士应注意不同文化背景下服务对象价值观念的差异。例如中国人主张"孝道"，对住院老人往往照顾得无微不至。为了尽孝，包揽了所有生活护理，却使得老年人丧失了自我、自立。护士应尊重老年患者及其家属的价值观念，满足其自尊心和尽孝道的愿望。

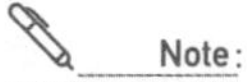

文化是一定历史、地域、经济、社会和政治的综合反映。不同民族、不同文化背景产生不同的行为规范，形成不同的社会形态。护理工作的对象是具有不同文化背景的人，其目标是满足服务对象的需要、促进服务对象的健康。因此，当人出现生理、心理或精神问题寻求帮助时，护士要理解服务对象独特的风俗习惯、生活方式、文化信仰、价值观念等因素，以及这些因素对健康、疾病的应对方式等的影响，只有结合服务对象的文化背景做出全面的护理评估，才能从差异化多元文化的角度提供与之文化相适应的个性化护理服务。

（陈海英）

思考题

1. 文化在社会功能中发挥了重要的作用，具体表现为哪几方面？
2. 文化休克的原因有哪些？
3. 文化休克分为哪几个过程？每个过程常见特点是什么？
4. 请根据跨文化理论莱宁格“日出模式”对“导入情境与思考”中的案例分别进行护理评估、诊断、计划并实施。
5. 护士在实施文化护理中，应注意遵循哪些原则？

Note:

URSING

第三章

助产学相关理论

03章 数字内容

学习目标

● 知识目标：

1. 掌握助产学理论概念，马斯洛的人类基本需要层次论，需要理论对助产实践的意义与作用，压力与压力源的概念等。
2. 熟悉助产学理论的起源与发展，助产学理论与助产实践、科研、管理、教育的关系；理解影响孕产妇满足需要的因素；说明压力与健康、疾病的关系，提出孕产妇所面临的主要压力和减轻助产士工作压力的方法等。
3. 了解有关压力的学说和心理学经典理论。

● 能力目标：

1. 应用助产学理论阐述与助产实践、科研、管理、教育的关系。
2. 正确识别常见的压力反应、孕产妇的不同需要，应用需要理论满足基本需要。
3. 分析孕产妇的压力源并提出预防及应对压力的策略。

● 素质目标：

具有热爱生命、珍惜生命的人生观、价值观及专业信念，坚持以关爱母婴、重视个体需要、了解孕产妇心理变化和需求的人文素养为基础，能积极应对压力，教会孕产妇识别环境中的应激并适应和应对，从而履行守护母婴健康的职责。

健康孕育和分娩新生命，是保障人类繁衍、社会发展的基础，也是每一个家庭的希望和期盼。守护母婴健康安全，是社会赋予医务人员的神圣职责。2016 年 10 月，中共中央国务院印发《"健康中国 2030" 规划纲要》明确提出"实施母婴安全计划，倡导优生优育"。助产士在长期的助产实践中，不断总结工作中的现象和本质规律，描述、解释并预测可能出现的助产现象；不断丰富助产学理论，并指导助产实践和管理，使得助产学逐渐发展成为一门独立的学科。随着国家计划生育政策的变化和自然分娩理念的广泛推广，培养适应国家需求、人民满意的高质量、高水平的助产人才成为医学教育重要组成部分。

第一节 助产学理论概述

一、助产学理论起源与发展

助产理论（midwifery theory）是指对助产现象及其本质的规律性、系统性认识，用于描述、解释、预测和管理助产现象。其意义在于为助产实践、科研、管理及教学等方面提供科学依据，促进助产专业发展。

（一）中国助产理论的历程

从战国时期的《黄帝内经》到唐朝的《经效产宝》和《千金要方：妇人方》再至清朝亟斋居士撰的产科名著《达生篇》，可以看到我国自古以来的医家对助产理论和实践的不懈探索和追求。20 世纪 50 年代，助产学理论在助产实践过程中逐渐萌芽，20 世纪 60 年代初，随着助产专业教育的不断完善及助产专业化进程的加速，助产研究者对助产实践中出现的现象及本质规律进行了不断探索，20 世纪 90 年代，助产学理论初具雏形，21 世纪初，助产学理论得到了进一步完善和发展。

（二）国外助产理论的发展

美国助产理论家威登贝克（Ernestian. Wiedenbach）被认为是最早在助产领域提出的理论学者。20 世纪 60 年代末，她提出的母性角色获得理论（attainment of the maternal role）中提出助产的目标是满足人（照顾对象）对帮助的需求。1964 年，她在对助产理论实践归纳、观察研究的基础上，形成了助产理论实践与过程理论，即"帮助的需求（need-for-help）"。威登贝克把"帮助的需求"定义为："个体对能够恢复或提高自身能力的方法或活动的需求，以达到使用自身能力来应对其所处环境中内在需求的目的"。该理论模型与助产理论实践的关系在于：当帮助的需求存在时，这种需求可通过孕产妇身体或情绪呈现。助产士应对此感知并识别其需求，依此制订帮助计划协调相关资源，采取措施予以帮助，并在帮助过程中对服务效果予以验证和调整，这就是助产理论的雏形。威登贝克的理论模型代表着国外助产专业理论的起源。在此基础上，助产理论在实践中得到了进一步深化和发展。主要代表理论有：

1. 英国助产理论家 Rosamund Bryar 在 20 世纪 70 年代末和 80 年代初提出了组织管理以及助产实践行为研究理论。

2. 美国产科护理理论家 Ramona T. Mercer 在 20 世纪 80 年代末提出产前压力理论（theory of antepartum stress）和母性角色获得理论。

3. 英国理论家 Jean Ball 在 20 世纪 80 年代末提出母亲情绪健康躺椅理论（the deckchair theory of maternal emotional wellbeing）。

（三）当代助产理论

当代的助产学的理论研究从 20 世纪 60 年代萌芽，在 20 世纪 90 年代得到深化发展。至 21 世纪初，助产学作为产科学、护理学、儿科学等多学科的交叉和融合点，其范畴日趋扩大，内涵不断深入，在实践过程中如何落实多学科之间的高效合作也极具挑战性。进入 21 世纪后，国内外的助产学者们为降低生育过程中不必要的医疗干预，促进正常分娩，不断尝试和探索指导助产新方法。

Note:

1. 复杂性理论(complexity theory) 是一种新型的跨学科方法论。该理论认为系统是动态的,能够自我组织和自我适应。因此系统常处于一种不稳定的变化状态,难以用固定工具或者规则进行衡量。本部分应用复杂理论中的非线性动力学理论与分形理论对生育系统的复杂性进行阐述。

2. 非线性动力学理论(non-linear dynamics theory) 该理论认为现实中大多数对象在本质上都属于非线性动力学。而现有实证主义的方法论是一种基于人群的简单线性思维方法,难以为个性水平的复杂问题提供有效的解决方案。在生育系统中,妊娠与分娩的母体处于一种社会 - 心理 - 神经 - 激素的动态活动中。

(1) 动态地适应多种不同激素的生理信号输入,这些是生化信号、细胞信号、(产时)肌肉信号以及信号应答间存在着相互连通的反馈回路。

(2) 处于一种神经系统的复杂状态。

(3) 受社会和心理因素的影响。鉴于生育系统的复杂动态关系,助产士要认识到生育系统是一个复杂状态关系,以做出正确的评估和决策,减少对孕产妇不必要的医疗干预。

3. 分形理论(fractal theory) 指出复杂系统具有一种自相似(self-similarity),即在系统的各个层面都可观察到相似的现象,用于揭示无规则现象内部所隐藏的规律性、层次性和确定性。对生育系统而言,这种自相似性提示,分娩的最佳环境是可以通过分形创建的,其主要自相似特征包括平静、自信的孕产妇,助产士与孕产妇间的信任,助产士的专业知识,以及一种关爱母婴、家属、工作人员和管理者的健康与幸福的氛围。相反,不良的分娩环境也会反映出相应的自相似特征,与恐惧感及工作人员、管理者和孕妇间的不信任或疏离等有关。将不良环境转变为最佳环境,需要找到一种能够重视个人和环境中有益和积极因素的方法,健康生存论为此提供了理论基础。

4. 健康生存论(healthy survival theory) 由美国华裔以色列心理学家 Aaron Antonovsky 在1979 年提出,Antonovsky 认为健康是在完全不健康和完全健康这条轴线上移动的一种连续的变量。与传统的注重风险与疾病相比,应该更注重人们获得健康的资源与能力,通过利用潜在和现存的资源,维持和促进个体向着轴线上健康一端不断前进。因此,健康生存论从健康促进的角度,探索人如何能从有益于自身身心健康发展出发,来利用潜在或现存的资源。这些资源被称为普遍性防御资源(generalized resistance resources),包括生理、心理、社会和物质因素等。

健康生存论一经出现,便在母婴保健领域引起了强烈反响。它让人们从一个新视角去看待原本视为病理产科的症状(如产痛、过期妊娠、产程进展缓慢等)。Downe 和 Mc Court 建议可采纳健康生存论中所有健康幸福的概念来重构生育妇女的健康照顾和研究。1994 年,Downe 及其同事结合以上理论,对正常分娩进行了概念分析。自此,在对正常分娩的认识上,人们开始从"过度风险评估"转向对"转化""快乐""高兴""成为母亲"和"幸福"等积极概念的探讨。

英国助产学家 Soo Downe 及其带领的团队(research in childbirth and health)对基于复杂性理论和健康生成论,从新的视角对生育、分娩进行了一系列研究,认为生育过程会受到诸多因素的交互影响,并不是一个简单的、线性的过程,具有复杂的动态变化特征。这些研究对生育和产科服务的本质和结果进行了全新的解释,对助产的核心概念进行了重新定义,开启了助产学理论的新时代。

美国助产士 Ela-Joy Lehrman 又通过助产实践,归纳总结出了 6 个概念:连续性照护、灵活的照护、以家庭为中心的照护、参与照护、将教育和辅导作为照护的部分照护者权益、非干涉性照护时间。

尽管以上理论有待更深一步探究,但现有证据提示,母亲与胎儿的身体 - 精神 - 社会的初始状态,分娩环境,服务提供者的态度、行为、技能和知识、妇女及其家庭的价值与信念间存在互联性。因此,当代助产理念建议,助产人员需要转变专业视角,从复杂性理念和健康生存论出发,将妊娠与分娩视为个体独一无二的、复杂的、动态的自适应系统(而非简单的、可预测的线性过程),以此来指导助产

Note:

实践。

进入21世纪以来,随着医疗技术的飞速发展,如何有效促进正常分娩、减少生育过程中不必要的医疗干预、改善分娩结局、保障母婴安全与健康,越来越受到全球有关专业领域学者的关注。指导助产学科发展的新理论也成为助产学家在实践中的研究重点之一。

二、助产学理论的分类

(一) 助产理论信息来源

对现有知识的演绎推理或检验,应用于助产实践;同时对实证经验或实践中所收集的证据进行归纳,再者将演绎与归纳两者整合;即将其他学科理论相关内容的应用与源于助产实践的实证相结合。如社会学;或基于助产理论;或源于助产学本身等。

(二) 生育模式与助产理论

助产学以生育妇女的照护研究为中心。在社会发展过程中,不同的生育模式对助产理论的形成产生了重要影响。Robbie Davis-Floyd 所总结的,对助产理论发展具有重要影响的三种生育模式:技术性生育模式、人性化生育模式和整体化生育模式。

1. 技术性生育模式(technocratic paradigm of childbirth)　该模式基于传统生物医学模式。将母体看作可被分割的机器部件;强调对生育过程的控制;视生育过程为独立于社会行为的实体。

2. 人性化生育模式(humanistic paradigm of childbirth)　该模式基于“以人为本”的人文关怀理念。将母体看作是有机生物体,是有思想、有情感且生活在特定环境中的完整的社会人;更重视生育过程的社会性;强调以孕产妇为中心,尊重其文化背景、生命价值及个体需求。

3. 整体化生育模式(holistic paradigm of childbirth)　基于复杂性科学理论和方法,将传统医学的整体观念和现代科学的实证方法有机结合,与中医理念一脉相承。把母体看作持续与外界交换的能量场;强调生育过程的整体性,既重视孕产妇自身的整体性,也关注孕产妇与自然的整体性。

以上三种生育模式的本质区别在于母体、孕产妇身心关系以及产妇服务重点的界定。然而,在助产实践中,这三种模式所包含的内容并非绝对相互排斥,而是在助产士自我认知的引导下进行整合,以适应不同的工作情境。同样,助产理论的形成和建立也受这三种模式的综合影响。

三、助产学理念及其核心概念

助产专业具有悠久的历史,世界各国尤其是发达国家和欠发达的国家或地区之间的生育文化观念和助产专业实践特征迥异,历经多重变迁。

(一) 助产学理念

1. 理念(philosophy)　是人的价值观和信念的组合,理念以原则的形式左右着和指引着个人的思维方式及其行为举止,协助判断是非,决定事物的价值。

2. 助产理念(philosophy of midwifery)　是引导助产士认识和判断助产专业及其相关方面的价值观和信念。助产学的核心理念是以“孕产妇为中心”强调妇女的妊娠和分娩是一个正常的生理过程,是自然的生理现象。

2005年国际助产士联盟(International Confederation of Midwives,ICM)对助产学理念的内涵进行了如下界定:

(1) 妊娠与分娩是正常的生理过程。

(2) 妊娠与分娩对孕产妇及其家庭是一段不平凡的经历,对其所处的社区也具有重要的意义。

(3) 助产士是生育女性最适合的照护者。

(4) 助产服务要促进、保护和支持妇女的人权以及性生殖健康权利,尊重种族和文化差异。助产

Note:

服务要遵循公平和维护人类尊严的伦理原则。

(5) 助产服务是整体的、连续的，是以对妇女的精神、心理、情绪、社会、文化和生理状况的了解为基础的。

(6) 助产服务保护和提高妇女的健康状态和社会地位，帮助其应对分娩过程树立自信心。

(7) 助产服务是以与妇女建立伙伴关系的方式进行的，尊重妇女自我决策，是一种个性化、连续性、非主观式的服务。

(8) 通过正规、持续的助产教育、科学研究以及实践应用，来指导助产服务，保证助产服务的伦理性。

3. 助产学理念的形成与发展 助产学的发展历史悠久，随着医学科学的进步，助产理念、助产内容、工作范畴及助产模式也都发生了变化，未来助产将开展以循证护理和价值医学为指导、"以人文助产为引领、以母婴健康为核心"、全生命周期的整体护理，更加关注母婴安全。为了适应新的形势和科技发展，把新的理念和思想贯穿到临床实践中，强化将证据到临床的实践转化。以正常妊娠及分娩管理为核心，提倡自然分娩，强化对高危孕产妇及危急重症情况的识别和处理，同时注重培养学生的团队协作和综合临床能力。近年来，又开展了助产咨询门诊、营养咨询门诊、伤口处理专科、心理咨询和干预专科等，把助产工作从正常妊娠、分娩过程拓展到全孕期的保健、临床和预防并重、医疗和管理结合的全新的助产学体系。

（二）助产学核心概念

在助产学中，助产学理念的内涵包含助产学的核心概念："人、环境、健康、助产以及自我认知。"

1. 人（person） 作为一个开放系统，与周围环境持续不断地发生互动，交换物质、能量与信息。每个人都是一个独特的个体，具有思考、判断、选择及适应的能力。作为助产的服务对象，人是助产专业最为关注的因素。助产核心概念中的人主要是指孕产妇、胎儿和婴儿，也可延伸至其家属和社区。

2. 环境（environment） 主要包括自然环境和个人、家庭及社区共同组成的社会支持系统。人在与环境互动的过程中确立自我角色与行为方式，并与他人及环境保持协调一致。人与环境维持着动态的平衡状态，两者相互作用、相互依存。因此，助产士需要关注环境对于孕产妇、胎儿和婴儿及其家庭的影响作用，为孕产妇提供有助于生育的有利环境。

3. 健康（health） WHO提出："健康不仅指没有疾病或虚弱，而且包括个体在身体、精神和社会适应等方面都处于良好的状态。"健康是一个动态持续的过程，而非静止不变。助产士要考虑如何为个体维持健康提供支持，同时也要认识到，个体具有维持自己生命、健康及幸福的能力。生育是正常的生理过程，助产服务的核心就是促进服务对象的健康和幸福。

4. 助产 是健康科学中的一门独立学科，在促进孕产妇及其家庭、健康提供预防措施和协助他们自我角色转变中起到重要作用，是促进正常分娩、母婴安康的重要保障。其核心理念是以"母婴为中心"，视妊娠分娩为正常的生理过程，相信妇女具有正常分娩的能力，尊重妇女的尊严和自主权，在生育过程中为妇女提供连续性的、整体的、个性化的支持、照护和咨询。助产士通过专业教育、科学研究、实证支持等，来保障高质量的助产服务，适应和满足不断发展的社会需求。

5. 自我认知（self-cognition） 是指助产士所具有的个人信念和立场、专业知识、自身经验以及源于生活的价值观和态度的整合。自我认知和以上四个核心概念相互影响、互为支撑，对助产士在助产实践中的态度和行为起着重要的影响作用。

由于不同学者在其研究中有不同的研究重点，因此他们通过研究所形成的理论中对以上五个核心概念有着各自的侧重点，而这种侧重点的变化也在一定程度上反映了生育模式和助产实践中的

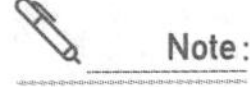

变化。

透过健康中国建设的现实背景，20世纪末，我国开始创建爱婴医院，提倡母婴同室、温馨待产、助产士主导的服务模式，发展产科高端服务体系（助产咨询门诊、孕妇学校、助产技术与管理、导乐、水中分娩和温柔分娩、分娩镇痛、产后恢复、母乳喂养、婴儿抚触）等，助产专业的特色得到较大的发展和凸显。其理论体系及研究领域更致力于保护、促进自然分娩和母乳喂养工作，保障母婴安全。

第二节　人类基本需要的相关理论

19世纪50年代以来，心理学家、哲学家和助产理论学家等从不同角度对人的基本需要进行了研究，形成了不同的理论。比较有代表性的有马斯洛的人类基本需要层次论、卡利什的人类基本需要理论和韩德森的患者需要模式等理论。

其中马斯洛的人类基本需要层次论最为有影响力，在许多领域得到广泛应用。

一、马斯洛的人类基本需要层次论

（一）马斯洛的人类需要层次论的基本要素

马斯洛（Abraham H. Maslow，1908—1970年）是美国人本主义心理学家。他认为人的基本需要由低到高分为五个层次（图3-1）。

1. 生理需要（physiological needs）　是层次结构的基础。这些需求是人类生存的生物学成分。它属于最低层次，包括氧气、食物、水、体温维持、排泄、休息与睡眠、活动、性爱、活动与休息等的需要。生理需要是驱使人们进行各种行为的强大动力，是其他需要产生的基础。只有当人们的生理需要得到满足以后，更高层次的需要才能产生。

2. 安全需要（safety needs）　包括生理安全和心理安全。安全需要指希望受到保护与免遭威胁，从而获得安全感的需要，涉及生理和心理两个方面。如行动不便者以拐杖助行，瘫痪者要加床挡等。生理安全和人们更喜欢在熟悉的环境下生活等都是为了更好地满足心理上安全感的需要。

3. 爱与归属需要（love and belonging needs）　又称社交需要。爱与归属的需要包括给予和得到两个方面，即个体需要去爱和接纳别人，同时也需要被别人爱，被集体接纳，希望归属于某个群体，希望在群体中占有一定的位置，并与他人建立良好的人际关系，以避免孤独感、自卑感和挫折感。如渴望父母、朋友、同事、上级等对其的爱护与关怀、温暖、信任、友谊以及爱情等。

4. 尊重的需要（esteem needs）　每个人都有自尊以及受他人尊重的需要。自尊是指个体渴求能力、自信等；自尊是指个体希望受到别人的尊重，得到认可、重视和赞赏。尊重需要的满足会使人产生自信、有价值和有能力的感受，从而产生更大的动力，追求更高层次的需要；反之，则会使人失去自信，怀疑自己的能力和价值，出现自卑、软弱、无能等感受。

5. 自我实现的需要（self-actualization needs）　是最高层次的基本需要，即实现自我

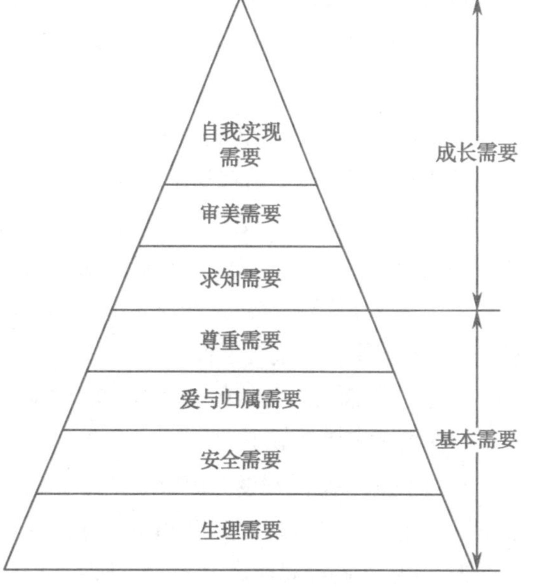

图3-1　马斯洛的人类基本需要层次论示意图

Note:

价值和发挥自我潜在能力的需要，在这种需要的驱使下，人们会尽最大的力量发挥自我潜能，实现自我目标和价值。主要有以下特征：①能不断学习，追求知识，并接受新思想。②敏锐的感知力，较强的推理能力和决策能力。③具有完整的人格特征，自信和自尊，正确地评价任何事物，致力于自己的事业。④积极面对生活中各种问题，有效解决问题。⑤有高度的自主性、创造性、灵活性和探险性精神。自我实现的需要不仅仅局限于科学家、伟人等，应包括所有希望实现自我价值而不懈努力工作的人。

在人类需要层次理论中，除了上述五种需要外，马斯洛还提到了另外两种需要：认知需要和审美需要。认知需要是指个体寻求知识，认识和理解未知事物的需要。审美需要是指个体对美的物质、现象的追求，对行为完美的需要。

知识拓展

马斯洛的“超自我实现”理论

超自我实现(over actualization)是马斯洛在晚期时所提出的一个理论。这是当一个人的心理状态充分地满足了自我实现的需求时，所出现短暂的“高峰体验”，通常是在执行一件事情时，或是完成一件事情时，才能深刻体验到的一种感觉，通常出现在音乐家或是艺术家身上。例如一位音乐家，在演奏音乐时，所感受到的一种“忘我”的体验。一位艺术家在绘画时，感受不到时间的消逝，他在绘画的每一分钟，对他来说和一秒一样快，但每一秒却过得比一个星期还充实。

(二) 各基本需要层次之间的关系

马斯洛认为人的基本需要虽然有层次高低之分，但各层次需要之间彼此关联，可概括为以下几点：

1. 人的需要从低到高有一定层次性，但不是绝对固定的。

2. 各种需要得到满足的时间不同　维持生存所必需的需要必须立即并持续满足，如氧气的需要；有些需要可暂时延缓或长久地被延后，如休息、性、尊重等的需要，但这些需要始终存在，不可忽视。人的行为是由优势需要决定的。同一时期内，个体可存在多种需要，但只有一种占支配地位，优势需要是不断变化的。

3. 不同层次需要的发展与个体年龄增长相适应，也与社会的经济水平及文化教育程度有关。

4. 需要可以分为两级，通过外部条件就可以满足的生理需要、安全需要和爱与归属的需要都属于低层次的需要；而尊重的需要和自我实现的需要是高层次需要，通过内部因素才能满足，而且一个人对尊重和自我实现的需要是无止境的。

5. 需要的满足过程是逐级上升的。当较低层次需要满足后，就向高层次发展。这些层次的需要不可能完全满足，层次越高，越难满足，满足的百分比越少。

6. 高层次需要的满足比低层次需要满足的愿望更强烈，同时，高层次需要的满足比低层次需要的满足要求有更多的前提条件。

7. 各层次需要互相依赖，彼此重叠。当较高层次需要发展后，较低层次的需要依然存在，只是对行为影响的程度大大减小。

8. 人的需要满足程度与健康成正比。在其他因素不变的情况下，任何需要的满足都有助于健康发展。马斯洛认为，需要的产生由低层次向高层次的发展呈波浪式地推进，在低层次需要没有被完全满足时，高层次的需要就产生了，而当低层次的需要高峰过去了但需要未完全消失时，高层次的需要就逐步增强，直到占绝对优势(图 3-2)。

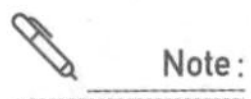
Note:

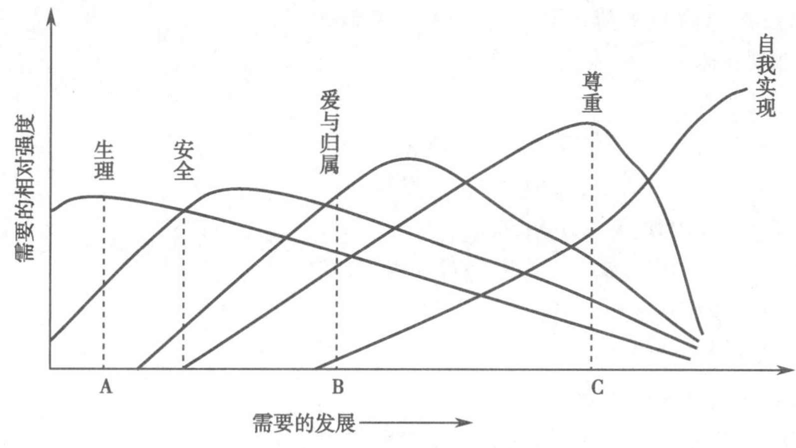

图 3-2　需要层次发展示意图

二、卡利什的人类基本需要层次论

美国助产理论学家卡利什(Richard Kalish)在马斯洛提出人类基本需要层次论若干年后,将该理论加以修改和补充,又增加了一个层次,即刺激的需要(needs of stimuli),列在生理需要和安全需要之间,包括性、活动、探索、好奇和操纵(图 3-3)。卡利什认为知识的获取是人类好奇心和探索所致。性和活动的需求虽然也属于生理的需要,但卡利什认为,这些需要必须在氧气、水分、食物、排泄、温度、休息、免于疼痛等生理需要得到满足之后,才会寻求此需要。因此将其列在生理需要之后。此外,人们为了满足好奇心,常在探索或操纵各项事物时忽略了自身的安全性。因此,好奇、探索和操纵等需要的满足应优先于安全的需要(图 3-3)。

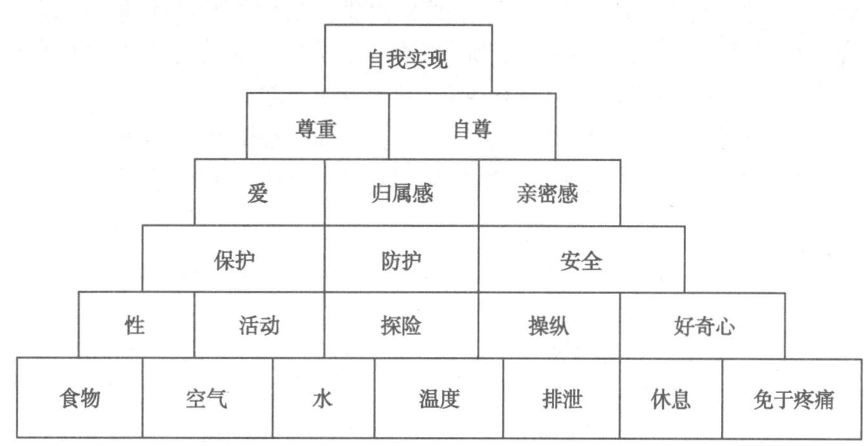

图 3-3　卡利什人类基本需要层次理论示意图

三、韩德森的孕产妇需要模式

美国护理学家韩德森(Virginia Henderson)提出了病人需要模式,该理论认为护理的独特功能是"协助个体从事有益于健康及促进康复或安详的死亡等活动,并帮助其尽可能地获得独立",并提出了14 项满足人类基本需要的日常生活活动。

1. 正常地呼吸。
2. 适当地摄入食物、水。
3. 通过各种途径排出代谢废物。

Note:

4. 移动并维持所期望的姿势,如走路、坐、卧和改变姿势等。
5. 充足的睡眠和休息。
6. 选择恰当的穿着。
7. 通过调整穿着或环境,使体温维持在正常范围。
8. 保持身体清洁和良好修饰,保护皮肤的完整性。
9. 避开环境中危险因素,并避免伤害他人。
10. 通过表达自己的情绪、需要、观点,与他人进行沟通。
11. 遵照自己的信仰从事相关活动。
12. 从事可带来成就感的工作。
13. 参与不同形式的娱乐活动。
14. 学习、发现、满足各种促进正常发展的健康好奇心。

第三节 压力与适应理论

压力是每个人在一生中都会经历的事件。随着现代社会生活节奏的加快,人们对生活中的压力感受已越来越明显。正确认识压力,并采取有效措施应对压力是现代社会中人们生存与生活的必备能力。学习压力理论知识可以帮助医护人员明确服务对象的压力源及压力反应,采取相应的护理措施,帮助其减轻压力,提高其身心适应能力,以维护其身心健康。

一、相关概念

(一) 压力

压力(stress)又称紧张或应激,来源于拉丁文"stringere",其含义为紧紧捆扎或用力提取的意思。压力的概念最早应用于物理学,意为"张力",后在医学及社会心理学中被广泛使用。

1. 压力是机体对环境中的各种不同刺激所产生的一种非特异性反应。这是被称为"压力之父"的汉斯·塞里(SelyeH)的观点。他将压力与某些疾病联系在了一起。

2. 压力是人与环境相互作用出现的一种结果。这是压力学理论家拉扎勒斯的观点。他认为,压力是来自内部或外部环境的压力源的需求超过个人、社会等的适应资源时所产生的结果。

(二) 压力源

压力源(pressure source)又称紧张源或应激源。凡能使个体产生压力反应、干扰其内稳态的内外环境中的刺激都是压力源。生活中常见的压力源有如下几类:

1. 躯体性压力源 指直接对个体产生刺激作用的各种刺激物,包括各种理化因素、生物因素及生理病理因素。物理性因素如过度的冷热刺激、过强或过暗的光线、噪声、放射线等;化学性因素如药物、水质污染、空气污染等;生物性因素如细菌、病毒等各种微生物的侵袭;生理性因素如月经期、妊娠期、更年期的改变,或基本生理需要如饮食、睡眠、活动、性等没有得到满足;病理性因素如各种病变(缺氧、脱水、电解质紊乱等)、外伤和手术等。以上各种刺激物不仅可以引起生理上的压力反应,也可以间接引起心理上的压力反应。

2. 心理性压力源 各种原因引起的焦虑、恐惧、抑郁、挫折感等。

3. 社会性压力源 因各种社会现象及人际关系而产生的刺激。如战争、水灾、火灾、地震、工厂倒闭、下岗、失恋以及其他的人际关系纠葛等。

4. 躯体性压力源 如噪声、光线不适当、放射线、温度和湿度不当、空气和水的污染、药物的不良反应等。

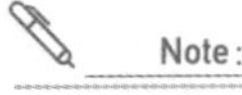
Note:

5. 文化性压力源 因文化环境的改变而产生的刺激。如人从一个熟悉的文化环境到另一个陌生的文化环境,由于语言、风俗习惯、信仰、价值观等方面的差异而引起的文化休克。

（三）压力与健康、疾病的关系

压力对健康的影响是双向性的，它既可以有损健康，又可以有利健康。其关键在于压力源的种类、性质、强度、频率、影响范围、持续的时间、可预测性等因素，个体的先天素质、经历、知识、能力及社会环境，个体本身的感受、当时所处的情景以及所采用的应对方式等。

1. 压力与健康是一切生命生存和发展所必需的。适度的压力对人具有不可忽视的积极意义：

(1) 适度压力是维持个体正常活动的必要条件：生命活动的维持需要一定水平的外界压力的刺激。人生的每个阶段都需要应对压力，没有压力就没有成长。例如，如果没有与“渴”有关的压力反应，个体将会因脱水而死亡。

(2) 适度压力可提高个体的适应能力：个体如果处于正常的压力环境并能应付内外环境中的刺激，则会正常成长；反之，如果经常处于压力较小的环境，则其适应能力会逐渐降低，易受各种刺激的伤害。例如娇生惯养的儿童易出现社会适应障碍。

(3) 适度压力可维持机体应对压力的警觉状态：适度的压力可提高机体的警觉水平，促使人们以更高的热情和积极的态度努力完善自我，做好准备以应对各种环境和生活事件的挑战。

2. 过度的压力会导致疾病的产生。现代压力学的研究证明，高强度的压力是疾病的诱因或原因之一。

(1) 持久而慢性的压力导致躯体疾病：持久而慢性的压力使人长期处于紧张状态，身心耗竭，免疫力降低，导致身心疾病。研究指出，高度工业化的社会中，50%~80% 的疾病与压力有关。典型的心身疾病有原发性高血压、冠心病、胃及十二指肠溃疡、支气管哮喘及糖尿病等。

(2) 突然而强烈的压力易导致心理障碍：突然而强烈的压力会造成个体的唤醒不足，使身心功能突然发生障碍或身心崩溃。例如，突发的交通意外或自然灾害以及亲人的离世会使个体产生抑郁、绝望、愤怒等消极情绪，产生各种心理障碍和躯体症状。

(3) 压力过大影响个体的社会功能：机体无法应对强烈的刺激时，会产生一过性的心理障碍或心理紊乱；机体经受持久而慢性的压力时，则易出现慢性疲劳、适应力减弱，学习、工作效率下降。过度的压力会改变一个人正常的社会文化角色、个体期望水平及社会功能，甚至可以改变个体对社会或人类的看法，成为一个与现实社会格格不入的人，甚至是引发药物依赖、自杀等现象的主要原因之一。

二、压力相关学说

从 19 世纪中期开始，出现了许多与压力有关的生理学及社会心理学的理论学说。这些学说用来解释压力发生和作用的理论体系，能帮助我们深入理解压力的内涵、个体对压力源的反应以及个体如何与压力源相互作用，从而更有效地处理压力，对指导助产实践具有重要的指导意义。

（一）席尔的压力与适应学说

席尔（Hans Selye，1907—1982 年）是加拿大著名的生理心理学家。他于 1950 年出版了专著《压力》，其压力理论对压力研究产生了重要影响，被称为“压力理论之父”。席尔从基本的生理观点阐述压力，因此压力与适应学说又称为压力的生理理论。此理论对压力源和压力反应的阐述如下：

1. 压力源（pressure source）　是指引起全身系统反应的各种刺激。对压力源不同的认知评价可以引起不同的压力反应。个体对压力源的认知评价分为积极压力和消极压力两种。

2. 压力反应（pressure response）　是指机体在受到各种内外环境因素刺激时所出现的紧张性、非特异性反应。这种反应包括全身适应综合征和局部适应综合征（图 3-4）。

(1) 全身适应综合征（general adaptation syndrome，GAS）：是个体对压力源的全身性、紧张性、非特异性反应。席尔认为，分为以下三个阶段：

Note:

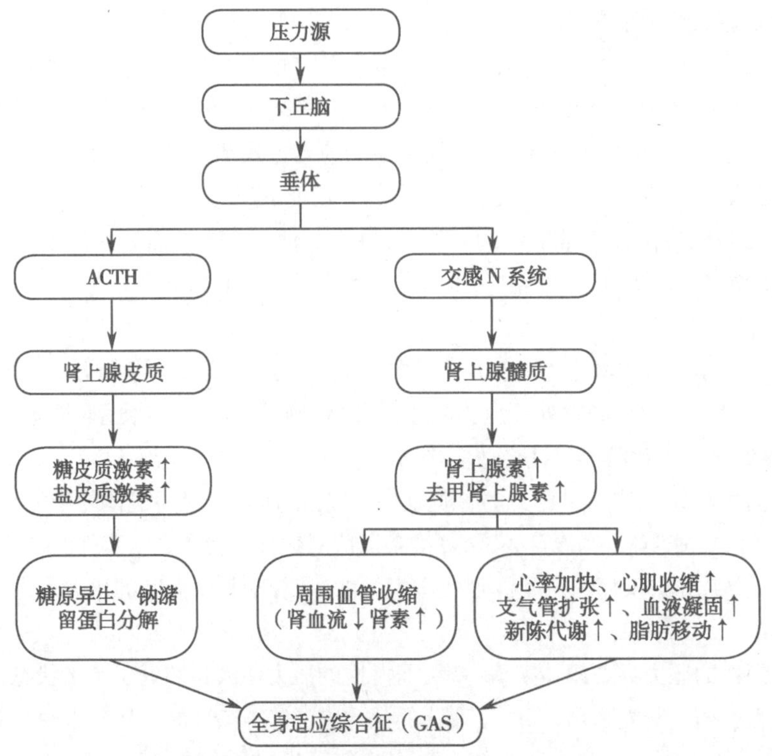

图 3-4 压力反应的神经内分泌途径示意图

第一阶段：警觉期。当个体感知到压力源的威胁，交感神经系统被激活，使机体产生搏斗或逃跑等防御、警觉反应，此期称为警觉期。表现为肾上腺皮质增大、激素分泌增加、心率加快、血压上升、血糖升高、肌肉紧张度增加等。警觉期一般较短暂，可从数分钟到数小时。机体会产生一系列自我保护性的调节反应，目的是唤起体内的防御能力以维持内稳态。如果该阶段防御有效，机体恢复正常。如果个体持续暴露于消极压力刺激下，在产生警觉反应后，就会转入第二阶段。

第二阶段：抵抗期。此期以副交感神经兴奋及机体适应压力源为特征。在此期，机体的抵抗力处于与压力源抗衡、高于正常水平的阶段。若机体适应有效，警觉期所产生的各种反应，如加快的心率、升高的血压等在此期均趋于正常，内环境重建稳定。反之，机体出现持续性的损害，继而进入第三阶段。

第三阶段：衰竭期。压力源过强或持续存在时，机体的所有适应性资源已被耗尽，抵抗力下降，已无法抵御压力源的损害，表现为体重减轻、肾上腺受损、淋巴系统功能紊乱、激素分泌先增加后耗竭，淋巴系统功能紊乱，最后全身衰竭而危及生命（图 3-5）。

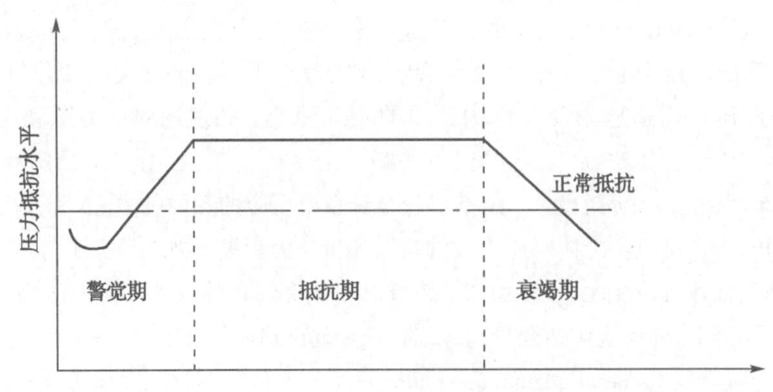

图 3-5 全身适应综合征的三个阶段

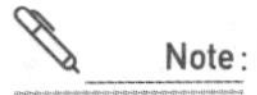
Note:

(2) 局部适应综合征(local adaptation syndrome,LAS):是机体在出现全身反应的同时所出现的某一区域内或器官的反应,如局部炎症。

（二）拉扎勒斯的压力与应对模式

拉扎勒斯是美国著名心理学家,他从20世纪60年代开始对压力进行心理认知方面的研究,提出了压力与应对模式。

拉扎勒斯认为,压力是人与环境相互作用的产物。当人对内外环境刺激做出判断,认为它超过自身的应对能力和应对资源时,就会产生压力。因此压力是内外需求与机体应对资源间失衡而产生的。在此过程中,人体的认知评价和应对起了重要作用。

1. 需求(needs) 需求是产生压力的根源。拉扎勒斯认为,需求主要包括机体内部需求和所处环境的外部需求。内部需求包括机体的生理病理变化,如青春期、更年期及疾病与外伤等。外部需求,如环境温度、湿度等。

2. 认知评价(cognitive appraisal) 是指个体分析刺激物是否对自身造成影响的认知判断过程,它包括压力源的感知和自身应对能力的评价。主要的心理活动包括感知、思考、推理及决策等。

3. 应对(coping) 是指个体为处理机体的内外部需求以及需求之间的冲突,应用认知和行为的方法所做的持续性的努力。应对方式包括采取积极行动、逃避、顺其自然、寻求帮助、应用心理防卫机制等。应对的功能有两种:解决问题或缓解情绪(图3-6)。

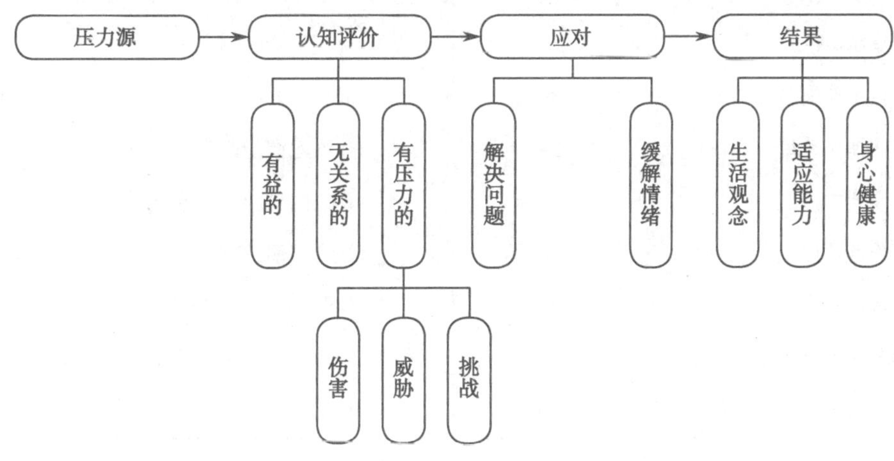

图3-6 **拉扎勒斯的压力与应对模式**

（三）霍姆斯和拉赫的生活事件与疾病关系学说

美国精神病学家霍姆斯(Thomas Holmes)和拉赫(Richard Rahe)20世纪60年代在研究生活变化与疾病的关系中发现,个体的生活变化是一种压力,适应生活变化需要消耗能量,个体在短时间内将受较多剧烈变化可能会因能量消耗过度而生病。他们通过对5 000多人的调查,总结出了一套社会再适应评分表(social readjustment rating scale,SRRS)(表3-1)。

SRRS于1976年发表,主要用于收集个体近一年内经历的主要生活事件,用量化方式评估其生活变化的程度,以推断个体患病的概率。霍姆斯和拉赫通过研究发现,个体的生活变化单位(LCU)与疾病发生密切相关,若一年内个体的生活变化单位(LCU)累计超过300分,次年患病可能性为70%;若LCU总和为150~300分,次年患病的可能性为50%;一年内LCU不足150分者,提示次年基本健康。霍姆斯认为评定的重点在于生活事件本身对当事人情绪变化的影响,所以不管期望或不期望的事件都与疾病的发生有关。霍姆斯和拉赫忽视了个体差异对疾病的影响。因为生活事件只是疾病的诱发因素,是否真正出现心理问题还取决于个体不同的认知评价。

Note:

表3-1 社会再适应评分表

生活事件	生活变化单位	生活事件	生活变化单位
丧偶	100	职业变动	29
离婚	73	子女离家	29
分居	65	姻亲间的不愉快	29
入狱	63	个人的突出成就	28
家庭成员死亡	63	配偶开始上班或失业	26
外伤或患病	53	开始上学或终止学业	26
结婚	50	生活条件的变好	25
被解雇	47	个人习惯的改变	24
复婚	45	与上司发生矛盾	23
退休	45	工作事件及条件的改变	20
家庭成员患病	44	搬家	20
怀孕	40	转学	20
性生活问题	39	娱乐方式的改变	19
家庭添员	39	社交活动的改变	18
调换工作岗位	39	借贷1万元以下	17
经济情况改变	39	睡眠习惯的改变	16
好友死亡	37	家人团聚次数的改变	15
工作性质改变	36	饮食习惯的改变	15
夫妻争吵次数改变	36	休假	13
借贷1万元以上	31	轻度违法事件	11
丧失抵押品的赎取权	30		

三、个体对压力的反应、适应及应对

个体在压力下会出现一定的身心反应，为了维持机体内稳态，个体必须使用一定的技巧来应对压力以适应环境。助产人员学习压力与适应可以帮助孕产妇及自身提高自身适应能力，维护身心健康。

(一) 压力的反应

个体对压力源所产生的一系列生理、心理、行为等反应称为压力反应。压力反应有不同的分类方法，一般分为生理反应和心理反应两大类，两者经常同时出现。

1. 生理反应 压力的生理反应是客观的，且常可以观察或测量到。大量实验证实，机体处于压力作用下，可出现神经系统、神经内分泌系统、中枢神经介质系统及免疫系统等各个系统的变化，影响机体内稳态，出现器官功能障碍。常见的生理反应有：心率加快、血压升高、呼吸加快、掌心出汗、手足发凉、紧张性头痛、恶心、呕吐、腹泻、排尿频次改变、括约肌失去控制、体重改变、睡眠障碍、免疫力降低等。

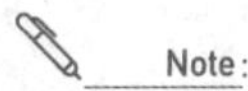
Note:

2. 心理反应 压力的心理反应包括情绪反应、认知反应和行为反应三种。从心理反应的性质来看，可分为积极和消极两种。积极的心理反应有助于个体应对内外环境的各种刺激，而消极的心理反应会干扰个体有效应对压力源，不利于身心健康。其中消极的心理反应包括不良情绪反应、认知能力下降、行为自控能力降低。

（二）压力的适应

1. 适应（adaptation）　意为使配合或适合，指个体为了维持恒定的状态所使用的一切技巧。道兰医学辞典对适应的解释为“生物体以各种方式调整自己以适应环境的一种生存能力及过程”。适应是一个动态的过程，是个体应对压力源以维持内稳态，达到健康生存的基础。适应是应对的最终目的。

2. 适应的内容　人类对压力的适应过程比其他生物更加复杂，所涉及的范围更广，包括生理适应、心理适应、社会文化适应及技术性适应四个层面。

(1) 生理适应（physiological adaptation）：指个体通过代偿性的生理变化来适应外界环境的变化。如一个平时很少锻炼的人去参加长跑训练，初期会感到肌肉酸痛、筋疲力尽等不适，但坚持一段时间，这些感觉会逐渐消失。这是由于体内器官的功能逐渐增强，适应了长跑对身体的供氧增加的需求。有时机体也可以通过减弱感觉功能来达到适应，如“如入芝兰之室，久而不闻其香；如入鲍鱼之肆，久而不闻其臭”则是因为机体降低了对某种气味刺激的敏感性，适应了这种气味。

(2) 心理适应（psychological adaptation）：是指个体在经受心理压力时，通过调整自己的态度、认识与情绪来缓解压力。通常可采取一些心理防御机制来应对压力源，采取自我保护的心理策略以缓解焦虑、紧张和痛苦感。常见的心理防御机制有：否认、歪曲、转移、抑制、幽默、转移、投射（projection）、反向形成（reaction formation）、合理化、退化情感、幻想、代偿、升华等。

(3) 社会文化适应（social and cultural adaptation）：包括社会适应和文化适应。社会适应是调整自己的行为以适应各种不同的群体，如与家庭、专业集体、社会集体等的信念、习俗及规范相协调。例如，在医院工作的助产人员，需要掌握有关专业知识和技能，还必须熟悉并适应医院的各项规章制度，才能应对自如，做好本职工作。文化适应是调整自己的行为，使之符合某一特殊文化环境的要求。如“入乡随俗”就是一种社会文化层次的适应。

(4) 技术性适应（technologic adaptation）：是指人们在继承文化遗产的基础上，创造新的科学工艺和技术，以改善生存环境、控制自然环境中的压力源。但是，伴随着现代技术的发展，人类在改造自然的活动中又制造了新的压力源，如水、空气和噪声污染等，这是人类面临的新课题。

（三）压力的应对

1. 应对的概念　应对（coping）是指个体面对压力时所采用的认知或行为方式，是压力过程中的另一中介变量，影响着个体的身心健康。应对的分类有很多，从对活动的态度看，分为积极应对和消极应对。从应对的主体角度看，分为行为应对（如回避、放松）和心理应对。其中心理应对是指个体面对压力源时，采取有意识的、主动的自我保护措施的应对策略，即个体通过积极调整自身价值体系，改变自己对压力的认识，来减少烦恼、焦虑等情绪反应，以保持身心健康。压力应对的重点在于预防压力的产生及减轻压力对健康的影响。

2. 压力应对的原则　根据压力过程的特点，参考国内外学者提出的不同压力应对方法，结合我国社会文化传统及社会现实，归纳出应对压力的五大原则：

(1) 减少压力的刺激：正确处理好学习、工作、生活中的各种事宜，可以减少甚至避免压力的产生或压力的刺激。包括培养良好的人际关系；通过有效管理时间，减少由于时间紧张而产生的压力；利用将大目标分成小目标、逐步完成的方式将压力化整为零；将生活中可以授权的事情找适当的人来承担，不但可以减轻压力，而且依靠团队的力量也许可以获得更大的成功。

(2) 正确评价压力：拉扎勒斯提出：“有效化解压力的关键在于对压力的积极评价。”认知评价是压力形成过程的重要中介变量。因此个体可采用正确评价压力的方式来减轻压力。采取积极的认知方式，首先认识到压力的必然性及必要性，其次正确评价自己，正确认识和对待周围事

Note:

物。拥有一颗平常心，培养积极的学习、工作和生活态度，笑看得失，有效提高对压力的心理应对能力。

(3) 采用积极应对方式：应对方式可以影响压力的应对效果，进而影响身心健康。心理学家研究表明，积极应对比回避应对更能减少压力所造成的不良影响，问题定向应对比情绪定向应对更有益于身心健康。同时必要时个体应寻求适当的发泄方式来宣泄情感，缓解压力。

(4) 减轻压力反应：大多数压力无可避免。只有找到压力的根源，提高身心的压力承受能力，才能减轻压力反应。常用的方法有：提高自己的能力，有效调节心理平衡，进行有规律的运动，注意饮食营养和适当的休息，应用各种放松技巧等。

(5) 寻求专业帮助：当压力的强度过大，个体通过以上方式均不能缓解压力的影响时，容易出现身心疾病。此时，必须及时寻求心理医生、专业咨询师或其他助产人员的帮助。

(四) 压力与适应理论在助产实践中的应用

压力是每一个个体在生命活动中都不可避免的经历。一名健康状况良好的人如果在面临压力的时候不能进行有效的调适，就会出现一系列的压力反应而引起疾病的发生；而一名孕产妇就更有可能因面临更多的压力源难以适应，以致出现意外。所以，助产人员应了解孕产妇有可能面临的压力源，帮助孕产妇减轻压力反应，提高孕产妇的应对能力，维持其心身平衡。

1. 医院中常见的压力源

(1) 环境陌生：孕产妇对就医环境和对医院助产人员的人际环境感到陌生；对饮食不习惯，对住院的作息制度不适应等。

(2) 疾病威胁：孕产妇感受到严重疾病造成的威胁，担心可能罹患了难治或不治之症，或即将进行手术，有可能致残等。

(3) 缺少信息：如对疾病的诊断、治疗和助产措施不了解等，对医生、助产人员所说的医学术语不能理解，不能得到医生和助产人员耐心的解答等。

(4) 丧失自尊：如孕产妇因疾病的原因生活不能自理而依赖他人的照顾，不能独立完成进食、如厕、沐浴、穿衣，由于疾病的原因需卧床休息，不能按自己的意志行事等。

(5) 与外界隔离：孕产妇与所熟悉的家庭环境、工作环境等隔离，不能与家人、朋友谈心，与病友之间缺乏沟通，感觉不被医护人员重视等。

2. 与助产工作有关的压力源 助产人员为孕产妇提供的专业服务是为了满足其身心的需要，有利于孕产妇的康复，但是，如果处理不当，助产工作也可能成为孕产妇的压力源而给孕产妇带来负面影响。因此，在助产工作中必须注重助产质量，避免助产工作成为孕产妇的压力源。

常见的与助产士工作有关的压力源：

(1) 助产人员不了解或忽略了孕产妇的需要，包括生理的、心理的和社会的需要。

(2) 助产人员业务技术不熟练，对病情的变化未能及时发现和及时处理。

(3) 助产工作中忽略了相互信任的医患关系的建立。

(4) 助产工作中忽略了与孕产妇家属的合作。

3. 助产人员如何帮助孕产妇适应压力 孕产妇面临压力时，助产人员是其社会支持网络中的重要成员，因此，助产人员应重视减轻孕产妇压力的工作，帮助孕产妇有效调适，以利于其康复。

(1) 创造适宜的住院环境：使病室环境舒适安全、生活方便，减少不良环境因素对孕产妇的影响，让孕产妇尽快适应住院生活。

(2) 评估分析压力源：评估孕产妇所承受压力的程度、持续时间、过去所承受压力的经验以及可以得到的社会支持。与孕产妇一起分析其具体情况，协助孕产妇找出压力源。

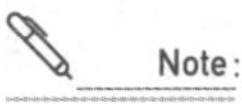

(3) 根据实际情况解决问题：根据压力源，有针对性地为孕产妇解决问题。及时提供相关信息，如有关诊断、检查、治疗、护理等相关信息，以消除孕产妇不必要的担心与恐惧，增加安全感。

(4) 指导孕产妇运用恰当应对方法：鼓励孕产妇表达自己内心的真实想法、感受，允许和理解其情感宣泄。心理疏导和自我心理保健训练，适时指导运用放松技巧缓解心理压力，如指导孕产妇运用适当的心理防卫机制或松弛术消除对疼痛的恐惧、对预后的焦虑等。

(5) 调动孕产妇的社会支持系统：协助孕产妇建立良好的人际关系，与家属取得有效合作，减轻孕产妇的孤独与被隔离感，鼓励家属参与并配合治疗等来减轻孕产妇的压力。助产人员应注重自身的素质修养，积极钻研业务，不断提高观察能力和助产理论技能，做到及时发现问题和准确解决问题。同时，作为一名专业人员，助产人员本身就是一个角色模型，起到示范作用。助产人员应保持乐观开朗的情绪，工作中充满饱满的热情，仪表端庄，举止得体，给孕产妇以安全可信的感觉，这样才能取得孕产妇的信任，更好地发挥助产人员在减轻孕产妇压力方面的作用。

4. 助产士的职业压力　近几年来，助产人员的压力状况研究也越来越受到关注。助产职业压力过大不仅导致助产人员生理、心理恒定状态的破坏，影响身体健康、家庭及生活质量，也导致了助产质量低下、助产工作满意度下降、人力流失等现象的发生。因此，专家们呼吁应建立专业的机构对助产士的压力状况给予有效的管理，助产人员自身也应利用压力理论的原理和方法对自身所面临的压力进行有效的调节，以达到适应的目的，促进身心的健康和工作效能的提高。

(1) 助产士工作中所承受的压力

1) 工作性质紧张忙碌和责任重大：因为助产是直接关系母婴的生命与健康的工作，常常面临着急症抢救与重症监护的状况，因此，决定了助产士的工作性质是紧张忙碌和责任重大。

2) 超负荷的工作量：随着人们健康意识和保健需求的日益增长，以及助产队伍人力资源缺乏，助产士个体所承担的任务繁重，造成工作量普遍超负荷。

3) 工作时间不定性：因为孕产妇分娩时间的不定性和病情不断变化需要助产工作的连续性，要求助产士工作三班倒，昼夜变更频繁，扰乱助产士正常的生理节律，增加了机体的调适难度。

4) 人际关系的复杂性：进行助产工作要面临着：医患关系、医护关系、助产护理关系，助产士与后勤、行政人员关系，助产士与孕产妇家属关系等诸多复杂的人际关系。这无疑增加了助产护理人员的压力。

5) 助产工作的高风险性：随着人们法律意识、维权意识的增强，我国实施医疗行为举证责任政策，助产士面临着更高的职业风险，以及所带来的更大的心理压力。

6) 不良的工作环境：医院是患者集中的地方，是治病救人的场所，助产士可能随时受到细菌、病毒等致病因子的侵害；有时还要应对生离死别的现象，如果这些压力没有得到有效的调节和疏导，就会导致助产士身心疲惫、职业倦怠、工作质量下降等负面影响。因此，助产人员应该正确认识和分析自身存在的压力，调节和适应助产工作。

(2) 助产士工作压力的应对策略：助产士工作压力的应对策略应从组织部门的支持和个体应对策略双方面考虑，只有这样才能更好地减轻助产士的工作压力，缓解助产士的工作疲惫感。

1) 组织部门：卫生组织部门应充分意识到助产士的工作压力对助产工作产生的不利影响，可采取一些措施减轻助产士工作压力，如鼓励助产士参与制定与助产有关的政策和目标；改善助产士的工资及福利待遇；改善助产工作的仪器设备；提供更多深造的机会；加大对助产科研的投入力度；合理配置助产士人力资源，在现有的人力资源条件下合理分配助产士、合理排班以提高工作效率；开展助产士减压训练等为助产士营造良好的人际氛围及轻松的工作环境。还应通过各种形式的社会舆论对做出突出贡献的助产士实施奖励，推动全社会形成尊重助产士的良好风尚，提高助产士的社会地位。

2) 助产士自身：助产士可掌握应对压力的基本原则，选取针对性的措施预防和应对压力。如树立客观的职业观，挖掘助产工作的积极面，体验助产工作的社会价值及意义，变压力为动力；正确认识压力并创造一种平衡；定期进行自我压力评估；妥善处理人际关系；提高自身业务素质，定

Note:

期参加继续教育，充实专业知识和技能以提高自己的竞争力，提前做好缓解压力的计划；进行反思学习，调动社会支持系统，采用适宜的自我调节方法及寻求支持系统等不断提高自身的应对能力。

综上所述，在助产工作中，助产士应灵活运用压力理论相关知识，在做好孕产妇压力管理的同时，也要做好自身的压力管理，以缓解或消除孕产妇的压力及自己的工作压力，避免发生工作疲惫感，以不断提高助产服务质量。

第四节 心理学经典理论

自古以来，人类在探索自然界奥秘的同时，也在不断地探索人类自身的奥秘，特别是心灵的奥秘。采用科学的方法对这些问题进行研究，形成了一门独立的学科——心理学，这是探索心灵奥秘的一门学科。一方面，心理学的研究目标和手段都和自然科学一样，具有自然科学的性质；另一方面，心理现象是社会生活的产物，因而研究心理现象的心理学也具有社会科学的性质；要成为一名心理学家需要具备自然科学和社会科学两个方面的知识和科学素养。

冯特（Wilhelm Wundt）是实验心理学的创始人，同时又是一位著名的民族心理学家，这并不是偶然的。西蒙（R. Simon）是现代认知心理学的创始人之一，在用计算机模拟人的复杂行为特别是问题解决方面，做出了开创性的工作，他又因管理学方面的杰出成就获得了诺贝尔奖。学科间的交叉和融合，是当代科学发展的重要特点，这一特点在心理学中表现得尤其明显。心理学比较经典的理论主要有行为主义理论和人本主义理论。

一、行为主义理论

行为主义理论又称“刺激 - 反应”理论，是 20 世纪 20 年代由美国心理学家华生创立的。行为主义认为，人的正常和病态行为，包括外显行为及其伴随的身心反应形式，这些都可通过行为学习各环节的干预，可以矫正问题行为，进而治疗和预防疾病。

（一）经典条件反射理论

经典条件反射是指某一中性环境刺激（铃声、气味、语言等）通过反复与无条件刺激相结合的强化过程，最终成为条件反射，从而引起原本只有无条件刺激才能引起的行为反应。

（二）操作条件反射理论

操作条件反射理论是斯金纳（Skinner BF）和桑代克（Thorndike EL）等行为心理学家通过实验建立起来的。

1. 定义 也称为工具条件反射，是一种通过强化和惩罚进行的学习方法。通过操作性条件反射，在行为和该行为的后果之间建立了关联。

2. 操作条件反射的类型 根据操作条件反射中个体行为之后的刺激性质以及行为变化规律的不同，将操作条件反射分为以下几种情况：

（1）正强化（positive reinforcement）：指个体行为的结果导致了积极刺激增加，从而使该行为增强。如用食物奖励，老鼠按压杠杆的行为增加。

（2）负强化（negative reinforcement）：指个体行为的结果导致了消极刺激减少，从而使该行为增强。如若将食物换成电击，老鼠避开按压杠杆的行为增加。

（3）消退（extinction）：指行为的结果导致了积极刺激减少，从而使行为反应减弱。例如，孕产妇自觉地遵守医嘱，受到了助产士的表扬和其他孕产妇的关注（积极刺激），会使这种行为得到加强，但如果大家熟视无睹，就可能会使积极刺激水平下降，导致这种行为逐渐减少。

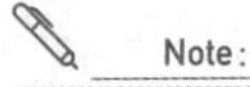

（4）惩罚（punishment）：指行为的结果导致了消极刺激增加，从而使行为反应减弱。例如饮酒，患者出现酗酒行为时，立即给予电击等痛苦的刺激，可使酗酒等不良行为逐渐减少。

二、人本主义理论

人本主义理论和其他学派最大的不同是特别强调人的正面本质和价值，而并非集中研究人的问题行为，并强调人的成长和发展，称为自我实现。它把人的本性自我实现归结为潜能的发挥，而潜能是一种类似本能的性质。人本主义最大的贡献是看到了人的心理与人的本质的一致性，主张心理学必须从人的本性出发研究人的心理。

人本主义理论主要包括马斯洛自我实现理论和罗杰斯自我心理学理论。其中马斯洛需要层次理论由低到高依次为生理需要、安全需要、社交需要、尊重需要和自我实现的需要(图 3-7)。罗杰斯自我心理学理论提出个人中心治疗和同理心等治疗理论，在人本主义的治疗中特别重视治疗师必须要有三个成分：真诚一致、无条件正向关怀与同理心。

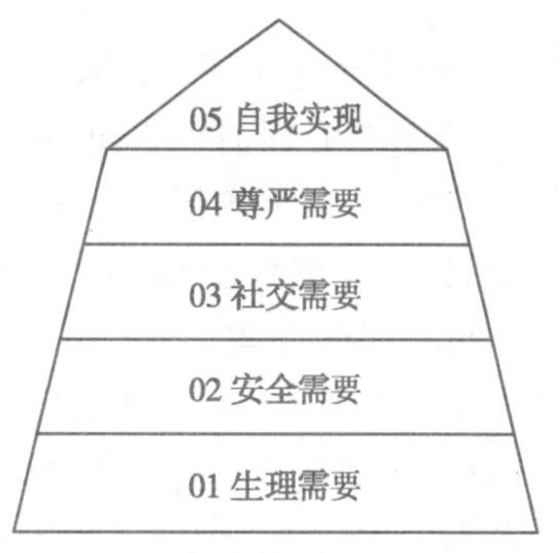

图 3-7　**人本主义需要层次理论图**

三、心理学基础知识

(一) 心理学的研究对象和方法

1. 心理学的研究对象　是研究心理现象的科学，它以自己特有的研究对象与其他学科区别开来。心理学是研究动物和人的心理，而以人的心理现象为主要的研究对象。它主要研究人的认知、动机和情绪、能力和人格，也研究动物的心理现象；既研究意识，也研究无意识；既研究个体心理，也研究社会心理；心理不同于行为，又和行为有密切的关系。心理支配行为又通过行为表现出来，因此心理学有时又被认为是研究行为和心理过程的科学。

2. 心理学的任务　探索和揭示心理现象发生、发展和变化的规律是心理学的基本任务。这个任务是通过心理过程、心理结构、心理的脑机制、心理现象的发生与发展、心理与环境的关系等几个方面的研究来实现的。

3. 心理学的研究领域　现代化生产、商业、交通、企事业管理工作中，心理因素的重要作用越来越为人们所重视；智力开发、人才培养引起了社会各界的普遍关注；由心理异常带来的个人健康问题和社会问题，也要求人们采取对策，这一切都推动了心理学的研究。由于邻近学科(如生物学、生理学、逻辑学、社会学、教育学和技术科学等)的发展及其与心理学的相互影响，在心理学与这些学科的交界处形成了许多新兴的分支学科。因此，由于社会需求和学科自身的发展，心理学形成了许多重要的研究领域。

(1) 普通心理学(general psychology)：在心理学中，普通心理学处于基础学科的地位。它研究心理现象发生和发展的最一般的规律，如感知觉、记忆、思维的一般规律，人的需要、动机及各种心理特性最一般的规律等；研究心理学最一般的理论问题，还研究心理现象的最一般的方法等。概括了各分支学科的研究成果，同时成为各分支学科提供理论基础。

(2) 生理心理学和心理生理学：生理心理学(physiological psychology)和心理生理学(psychophysiology)研究心理现象的生理机制，主要指各种感官的机制、神经系统，特别是脑的机制、内分泌腺对行为的调节机制、遗传在行为中的作用等。生理心理学以脑的形态和功能参数为自变量，观察在不同生理状态下，行为或心理活动的变化。例如，损伤大脑海马会引起遗忘，刺激颞叶会使人回忆起童年的事情等。

(3) 发展心理学(developmental psychology)：主要是研究人类不同年龄时的心理转变，意指从胎儿阶段到年老死亡所发生的有系统性之持续变化。这当中包括了儿童的心理与成人的差异、儿童的心理发展过程，以及当儿童有心理障碍时应当如何处理。一般学界的共识认为，先天与后天的因素，都

Note:

对心理发展有影响，有时甚至也难以区分；且在后天因素中，父母教养的影响是不容否认的，父母的教养方式，对子女的将来毋庸置疑地有重要的影响，研究支持教养会对子女的未来，造成强烈的影响，尤其负面的经验更会对子女的发展造成影响。按照人生的阶段，分成婴幼儿心理学、儿童心理学、少年心理学、青年心理学、成年心理学、中年心理学和老年心理学。毕生发展心理学探讨各个年龄阶段的心理特征并揭示个体心理从一个年龄阶段发展到另一个年龄阶段的规律。

(4) 教育心理学(educational psychology)：是心理学的一个重要分支。它研究教育过程所包含的各种心理现象，揭示教育同心理发展的相互关系。教育心理学研究的主要问题包括受教育者道德品质的形成、知识与技能的掌握、心理的个别差异和教育者的心理品质及其形成等。

与教育心理学关系密切的一门学科是学校心理学(school psychology)，它研究儿童、青少年及各阶段学生与教学过程有关的心理学问题，特别是学生的各种认知障碍和情绪障碍，如学习能力缺失、智力落后、多动症、孤独症等，对学生进行鉴别并提供干预。由于一些国家的儿童、青少年的暴力和违法行为、学业失败和失学、酗酒和吸烟、药物滥用和毒品成瘾等日趋严重，近年来学校心理学有很大发展。

(5) 医学心理学(medical psychology)：是研究心理因素在疾病的发生、诊断、治疗及预防中的作用，是心理学与医学相结合的产物。是心身医学或身心医学，在疾病的诊断与治疗方面，医学心理学强调建立医生与孕产妇之间和谐、互相尊重、互相信任的关系。医学心理学还主张运用心理学的知识，研究维护人的心理健康的各种手段，达到预防疾病的目的。与医学心理学密切相关的还有健康心理学(health psychology)。它研究人的思维、感受和行为方式与其生理健康的联系，探讨身心因素对人类行为的影响；并通过心理 - 社会干预来促进健康，防止疾病。健康心理学着重于人类健康维护，而不是疾病的治疗。其研究对矫正不良行为、减少意外事故、缓解精神压力、减少身心疾病均有重要作用。医学心理学有时还包括临床心理学。临床心理学的主要任务是研究对变态心理与变态行为的矫正与治疗，如对各种精神病的诊断与治疗等。

(6) 工业心理学(industrial psychology)：研究工业劳动过程中人的心理特点和行为方式。工业心理学的研究有利于改善工人的劳动条件，实现人、机器、环境系统的最好匹配，保障生产安全，发挥人在生产过程中的积极作用，提高劳动生产率。它对改善企业的管理工作有重要意义。

(7) 军事心理学(military psychology)：是将心理学应用于军事的一个心理学分支。它研究军事人员的选拔和培训、军事的职业特点、军队中的人际关系和组织、人的因素和安全、人因工程(如提高人机界面的效率以改进机器和系统的功能)和士气等。

(8) 社会心理学(social psychology)：是系统研究社会心理与社会行为的科学。它研究大群体中的社会心理现象，如社会情绪、阶级和民族心理、社会交往与人际关系等；小群体中的社会心理现象，如群体内的人际关系、心理相容、群体气氛、领导与被领导、群体的团结与价值定向等。

心理学的研究对象比较特殊，主要是以人为被试。在进行心理学的研究时，要充分考虑伦理上的问题。例如，要认真评估研究是否可能给被试者带来伤害，被试者的权利是否得到了充分的尊重等。在一项研究中，研究者要保证被试者有充分的知情权，了解试验可能给自己带来的影响，并在被试者签署知情同意书后才能进行试验。被试者还有随时退出研究的权利等。心理学研究中的另一类特殊被试是动物。动物实验中也有许多伦理要求。美国心理学会在其实验道德规范中，要求进行动物实验的心理学家必须确保动物的舒适性，对动物的健康和人道待遇也要给予恰当考虑。除了要重视实验工作中的伦理道德外，心理学家在研究的各个环节上还要恪守诚信的原则，杜绝学术欺诈行为。

4. 心理学的研究方法 心理学是一门科学。它与其他科学一样，应该采取客观的研究方法。心理学的研究方法主要有自然观察法、实验法、调查法、心理测验法和个案法。

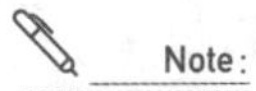

(1) 自然观察法(naturalistic observation)：是在自然条件下，研究者有目的、有计划地通过感官或借

助于一定的科学仪器,对社会生活中人们行为的各种资料的搜集过程。观察法是对被观察者行为的直接了解,因而能收集到第一手资料。这些收集到的资料必须具有准确性和代表性,因此如何避免观察者的主观臆测与偏颇是观察法使用的关键。观察法的优点是保持被观察对象的自然流露和客观性,获得的资料比较真实。观察法的缺点是观察者处于被动地位,只能消极等待被观察者的某些行为表现,是一种较缓慢的进程。

(2) 实验法(experimental method):在科学研究中的应用最广泛,也是心理学研究的主要方法。是指在控制条件下,研究者操纵某种变量来考查它对其他变量影响的研究方法。是有目的地控制一定的条件或创设一定的情境,以引起被试的某些心理活动进行研究的一种方法。实验法有两种,即自然实验法和实验室实验法。在进行实验研究时,必须考虑三项变量:①自变量:实验者安排的刺激情境或实验情境。②因变量:实验者预定要观察、记录的变量,是实验者要研究的真正对象。③控制变量:实验变量之外的其他可能影响实验结果的变量。 实验法的主要目的是,在控制的情境下探究自变量和因变量之间的内在关系。

(3) 调查法(investigation method):就某一问题要求被调查者回答其想法或做法,以此来分析、推测群体心理倾向的研究方法。实施时虽然是以个人为对象,但其目的是借助许多个人的反映来分析和推测社会群体的整体心理趋向。 调查法又分为问卷法和访谈法。其主要特点是,以问题的方式要求被调查者针对问题进行陈述的方法。根据研究的需要,可以向被调查者本人做调查,也可以向熟悉被调查者的人做调查。

(4) 心理测验法(psychological test method):是采用标准化量表对个体心理特征进行量化研究的方法。通常用来确定被试的某些心理品质的存在水平。 测验法是个体心理特征和行为表现的量化研究的主要工具,应用范围很广。常用的心理测验有:能力测验、品格测验、智力测验、个体测验、团体测验等。在管理心理学中,心理测验常常被作为人员考核、员工选拔、人事安置的一种工具。

(5) 个案法(case method):对被试各方面或状况进行深入而详尽的了解,收集个体过去和现在的资料,进过分析推知其行为原因。该方法能够解释个体某些心理和行为产生、发展、变化的原因,有助于研究者获得某种假设。用实验方法去研究抑郁、精神错乱等精神障碍问题是很困难或是根本不可能的。事实上,很多心理学实验在道德上令人难以接受,或者是在操作上是不可行的。在这种情况下,通过个案研究来获取信息或许是最好的方法。但缺点是对个体的研究结论难以推广。

(二) 心理学的研究取向

心理学是自然科学和社会科学的有机融合,在自然科学方面,需要了解神经科学、生理学、生物化学、生态学、物理学、数学和计算机科学;在社会科学方面,需要懂得社会学、语言学、逻辑学、人类学等。当代心理学的研究取向,大致如下:

1. 生理心理学的研究取向 用生理心理学的观点和方法研究心理现象和行为,是当代心理学的一个重要的研究取向。采用这种取向的心理学家关心心理与行为的生物学基础,把生理学看成是描述和解释心理功能的基本手段,认为我们所有的高级心理功能(如知觉、记忆、注意、语言、思维和情绪等)都和生理功能,特别是脑的功能有密切关系。

2. 行为主义的研究取向 以斯金纳和托尔曼为代表的新行为主义者在传统的"刺激 - 反应"模式的基础上,提出了"中介变量"的概念,认为在刺激和反应之间存在某些内在的心理过程,如认知地图、目标等。在行为主义的影响下,行为治疗(behavior therapy)或行为改善(behavior improvement)技术也得到迅速发展。这种技术帮助人们改变或消除不需要的行为或不适应的行为,代之以需要的或适应的行为。行为主义还推动了生物反馈技术的研究,出现了各种生物反馈仪,借助这种仪器,可以通过训练让个体自行控制自己的身体,如心率、血压、体温等。如果一个人的血压太高,他可以通过放松训练,让自己的血压一点一点地降下来,最后达到控制血压、缓解和治疗高血压的目的。

Note:

3. 精神分析的研究取向 20世纪30年代以后，一批后弗洛伊德主义者，如A. 弗洛伊德、克莱恩和艾里克森等将精神分析的理论应用于动机和人格的研究。后弗洛伊德主义者侧重关心儿童和青少年人格的正常发展，而弗洛伊德主要以精神异常的成年人为研究对象；他们强调意识和自我的重要性，而弗洛伊德只重视无意识的研究；他们把青年期看成是力比多(libido)活动的高潮时期，而弗洛伊德过分强调力比多在儿童时期的作用。

4. 认知心理学的研究取向 认知心理学与神经科学的结合产生了认知神经科学(cognitive neuroscience)，它主要研究认知功能的脑机制、学习训练与脑的可塑性、脑发育与认知功能的发展等。认知神经科学采用脑成像技术，使人们有可能获得机体积极从事各种任务时的大脑功能变化的图像。科学家们相信，只有揭示心理活动的脑机制，特别是认知功能的神经生物学机制，才能真正揭示脑的秘密，了解人的心理功能(如认知、情绪、意识和无意识等)的特点。

5. 人本主义心理学和积极心理学的研究取向 着重于人格方面的研究。人本主义心理学认为，人的本质是好的、善良的，他们不是受无意识欲望的驱使，并为实现这些欲望而挣扎的野兽。人有自由意志，有自我实现的需要。因此，只要有适当的环境，他们就会力争达到某些积极的社会目标。同时它相信人都是单独存在的。人本主义心理学反对行为主义只相信可以观察到的刺激与反应，认为正是人们的思想、欲望和情感这些内部过程和内部经验，才使他们成为各不相同的个人。

6. 进化心理学的研究取向 产生于20世纪80年代末，它运用进化论思想对人类心理的起源和本质进行研究，强调自然选择对人类普遍行为倾向的塑造作用。进化心理学认为，人类的心理机制也是自然选择的结果，如果某一种行为倾向有助于个体的生存，那么这种行为倾向就会被自然选择，并且通过基因遗传保留下来。按照进化心理学的观点，"过去"对心理机制的产生起着关键作用，那些帮助我们的祖先在进化过程中生存下来的心理机制会被保留下来。

(三) 研究心理学的意义

科学在人类社会生活中的作用主要表现在正确地解释现象、科学地预测现象，有效地控制现象和从不同方面提高人的生活质量。心理学作为一门科学，在这些方面同样具有重要的意义。在理论上，有助于形成科学的世界观和人生观；在实践上，有助于引导人的心理的健康发展，并运用心理学的规律，指导不同领域的实践活动。

知识之窗

中国心理学会

中国心理学会(Chinese psychological society)是由中国心理学工作者组成的公益性、学术性的社会团体，是中国科学技术协会的组成部分，创建于1921年，是我国现有的全国性学会中最早成立的学术组织之一。其宗旨是团结全国广大心理学工作者，开展学术活动，加强学术研究，以促进心理科学的繁荣和发展，为实现中国特色社会主义现代化做出贡献。中国心理学会中包含各主要心理学的分支学科领域，拥有全国性的会员，并于1980年7月正式加入国际心理科学联合会。

(吴 斌)

思考题

1. 有人说助产不是一门正规专业，你是如何认识这个问题的？
2. 助产士应具备哪些职业素质？

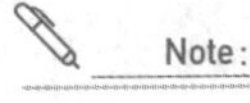
Note:

3. 描述马斯洛提出的各层次基本需要之间的关系。

4. 简述需要理论对助产实践的意义。

5. 简述压力的概念及压力源的分类。

6. 结合本章学习内容,谈谈如何应对助产士工作压力?

7. 心理学要研究哪些问题?它的基本任务是什么?研究心理学有什么重要的理论和实践意义?

8. 简要说明当代心理学的主要研究取向。

Note:

URSING

第四章

助产士的能力要求

04章　数字内容

学习目标

- 知识目标：

1. 掌握助产士需具备能力的相关概念。
2. 熟悉助产士的必备能力在临床中的实践。
3. 了解相关能力培养的特点。

- 能力目标：

熟练掌握临床实际工作模式，培养助产士临床思辨能力从而提高其护理临床决策能力。

- 素质目标：

综合运用专业知识，做好心理调适以及良好的沟通和决策能力的助产士核心胜任力。

导入情境与思考

孕妇张某，32岁，初产妇，宫内孕40^{+2}周，孕期平顺，规律产前检查，无异常情况，因临产入院准备分娩。助产士在给其进行入院宣教时，孕妇主诉肚子痛，不能忍受，全身肌肉紧张，助产士给孕妇进行常规胎心监护，同时轻声安慰孕妇，指导孕妇正确运用呼吸、自由体位及按摩等方法缓解疼痛，减轻孕妇的焦虑，促进产程进展。

请思考：

1. 助产士如何应用专业能力给予孕妇正向的支持？
2. 助产士如何针对孕妇的主诉应用专业能力评估产程的进展？

国际助产士联盟（ICM）认为助产士核心胜任力指能够综合运用知识、心理调适、沟通和决策能力来完成具体的任务并达到熟练的程度。

助产学是妇产科学、护理学、预防医学及伦理学等交叉学科，助产士的工作内容包括妊娠及分娩整个动态的发展过程，需要根据不同阶段给个体提供个性化的服务支持。助产士在临床工作中需要有全面的理论知识、准确判断病情变化，启动正确处置流程，熟练掌握监护、急救、助产等精悍的技术，同时具备与产科、儿科、麻醉科及重症监护室等医师团队的合作意识，以保障母婴安全。

国际助产联盟（ICM）发布的《助产实践核心胜任力2018》中提出助产士核心胜任力为能够综合运用知识、心理调适、沟通和决策能力来完成具体的任务并达到熟练的程度。指出助产实践核心胜任力包括：

1. 基本能力　基本能力适用于助产护理的任何方面，助产士作为一名卫生专业人员的责任，助产士与妇女和其他护理提供者的关系及助产士实践方面的护理活动，包括：

（1）作为一个独立的实践者，应当对自己的决定和行为负责。

（2）作为一名助产士，能够承担自我照顾与发展的责任。

（3）适当地分配护理任务并提供督导。

（4）能够用研究来指导自己的实践工作并且起到监督作用。

（5）在提供助产护理时，能够维护个人的基本权利。

（6）遵守助产技术的相关法律、监管要求和准则。

（7）鼓励妇女对照顾做出自己的选择。

（8）能够拥有与妇女及家庭、医疗团队和社区团体进行有效的人际沟通的能力。

（9）能够在机构和社区环境中促进正常分娩。

（10）能够为妇女和儿童进行健康状况评估、筛查健康风险。

（11）能够预防并处理有关与生殖和生命早期相关的常见健康问题。

（12）能够辨别出助产范围以外的问题并适当转介。

（13）照顾那些遭受虐待和性暴力的女性。

2. 孕前和产前护理能力　对妇女和胎儿的健康评估，健康促进，监测妊娠期间的并发症及护理意外怀孕的妇女，包括：

（1）能够提供孕前保健。

（2）能够确定妇女的健康状况。

（3）能够评估胎儿健康状况。

（4）能够监测怀孕的进展情况。

（5）能够促进和支持妇女改善身心健康的行为。

（6）能够提供有关怀孕、分娩、母乳喂养、亲子关系和家庭变化的预期指导。

（7）能够发现、管理和转介复杂状况的孕妇。

Note:

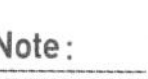

(8) 能够帮助妇女及其家人选择适当的分娩场所。

(9) 能够为非意愿怀孕或怀孕时机不当的女性提供照顾。

3. 分娩时和出生时的护理能力 评估和照顾分娩期间的产妇，以促进生理过程和安全分娩；新生儿的及时护理，评估母亲或婴儿的基本情况，包括：

(1) 能够促进自然分娩和婴儿出生。

(2) 能够实施安全的自然阴道分娩及预防并发症的发生。

(3) 能够在新生儿出生后立即提供护理。

4. 为产妇和新生儿提供持续性护理的能力 产妇和婴儿的持续健康评估、健康教育、母乳喂养、发现并发症及计划生育服务，包括：

(1) 能够为健康产妇提供产后护理。

(2) 能够为健康新生儿提供护理。

(3) 能够促进并支持母亲进行母乳喂养。

(4) 能够发现，治疗或转介有产后并发症的妇女。

(5) 能够发现和管理新生儿健康问题。

(6) 能够提供计划生育服务。

助产士工作要求有很强的专业实践能力和知识应用能力，作为助产士工作中应围绕助产士核心胜任力来开展临床的工作。

第一节 临床思辨能力

思辨过程是一个不断发现问题、分析问题、解决问题并能妥善应对突发事件的抽象思维过程，涉及理论思维、经验思维、哲学思维以及批判性思维等综合系统的应用。“博学之，审问之，慎思之，明辨之，笃行之。”其中的“思”“辨”就是思辨一词的本义。临床思辨能力，即思考、辨析能力，是临床医师、护士和助产士对疾病的诊治，护理和助产能力，是指医学工作者对疾病现象进行调查研究、分析综合、甄别评价、判断推理等一系列逻辑思维活动过程的集合。

随着科技的不断发展，医疗卫生事业也取得了飞速发展，以及孕产妇在整个孕产过程中的紧急性、不可预见性、突发性等特点。助产士的工作除了观察产程进展和负责正常分娩接产外，还要掌握各种高危孕产妇、新生儿的抢救护理，很大程度降低孕产妇及新生儿死亡率，提高孕产妇生活质量。因此，助产士要具有丰富的理论知识、娴熟的操作技能、较强的应急处理等能力才能保障母婴安全，加大对助产士的分析问题、解决问题的能力、对医学的不确定性和复杂性的把控能力、批判性思维能力、决策能力的培训，全面提升助产士的核心能力以保障孕产妇的安全。

一、分析问题与解决问题的能力

助产士学习知识、掌握知识和技能的主要目的，在于解决孕产妇妊娠和分娩过程中各种各样的实际问题，这些问题包括常规问题和未知问题。常规问题一般是指已经基本认识的且已有了具体解决该问题的原则和方法的问题。未知问题是既往医疗实践中尚未遇到过的新问题，这类问题中有一些可以在现有医学知识框架基础上，通过已有经验和模式加以解决，还有一些则需要通过深入的科学研究进行探索之后，方能寻求妥善的解决方案。临床工作中，助产士首先要学会发现问题，发现问题是一种在扎实专业知识基础上的洞察能力，这是解决问题的基础，发现问题比解决问题更为重要。

(一) 分析问题和解决问题能力的概念

分析问题和解决问题的能力是对客观事物间接的、概括的反应能力。

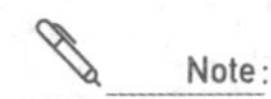
Note:

1. 分析问题的能力实质上是一种认识能力，这种能力是融合多种专业知识经过内化后形成的一种能力。分析问题的过程就是收集患者病史及相关临床资料、确立诊断、观察疗效和判断预后的思辨过程，也是不断认识疾病、阐明疾病本质的过程。

2. 解决问题的能力是一种再造性活动能力，是认知和技能学习的自然延伸，是更高级形式的学习活动。创造性解决问题则是问题解决的最高级表现形式。

（二）解决问题能力的种类

解决问题的能力可归纳为以下三种类型：

1. 运用他人成功经验解决问题的能力 即经验主义解决问题的模式。就是把前人成功的经验变成解决问题的逻辑程序或模式只要照搬套用就能解决问题的方法。由于新晋人员，往往存在经验不足的特点，需要把别人的经验变成程序化的事物来借鉴学习并运用成功的经验，是走向成功的捷径。

2. 分解和综合思维方式解决问题的能力 运用逐层分析和归纳的方式，来解决问题的能力。分解是把整体分解成各个部分来认识的方法，不是整体分解为部分，是要深入到事物的内部去。综合的方法是把对于事物的各个部分的认识结合成整体来认识的方法。

3. 辩证逻辑思维方式解决问题的能力 辩证逻辑的方法是把概念的辩证运动以及如何通过概念反映现实矛盾的问题作为自己解决问题的思路。通过概念、判断、推理三段思维程式对未知问题作出概括的而却是本质的认识，从而解决问题的一种方法。

（三）解决问题的完整程序和要素

1. 发现与预见 助产士在临床工作中要利用专业知识判断产程是否异常是前提。

2. 表现态度 对这一问题积极主动、勇于担责地去分析、解决。

3. 分析辨别 利用所学知识，正确思辨，是能否圆满解决问题的基础。

4. 形成诊疗方案 对患者病情综合考虑后，做出最佳决策。

5. 操控实施 需要根据临床实际，动态调整治疗方案，灵活应变。

6. 结果评估 治疗过程中，要不时地对治疗效果进行正确的评判和反思。

二、对医学不确定性和复杂性的把控能力

（一）医学的不确定性与复杂性

当代社会，科技进展迅速，医学领域也取得了更大的进步与发展，即便如此，由于医学的特殊性和局限性，临床工作中经常会遇到复杂多变难以确定的问题。助产士经常面对的是没有唯一结论的临床问题。助产士不仅要保证孕产妇的健康，还要守护新生儿的平安降生。

几乎每一个助产士，都会面对医学不确定性认知的危险。人体本身就是一个开放的、复杂的系统，复杂性通常必然会导致不确定性。因此，助产士在临床学习过程中应充分了解医学的不确定性和复杂性，把应对医学不确定性和医疗风险作为从事医疗工作的一项重要能力。对于医学中的不确定性和复杂性，在临床实践中除了掌握相对确定的医学知识外，还必须依赖自身的实践经验，认真思辨，并在医疗活动中，考虑到问题的复杂性和个体性。

（二）对医学的不确定性与复杂性的把控

一般说来，面对风险的应变思路大致含有以下几点：

1. 辨识临床可能面临的不确定性因素 建立不确定性因素表，并判定其不确定性的程度，如患者的因素，医者本身的因素，当下医疗条件的因素等。

2. 确定不确定性因素与治疗效果的因果关系 建立“因果链”。对诊疗过程中因果关系的各因素做系列假设，综合个别因素的假设形成连贯的结论，对“因果链”进行评估，分析“因果链”，并按照一定规律来做临床再决策。

3. 实施对策 对不确定性因素和诊疗效果预期等进行分析并进行反馈调整。

作为医务工作者，即使面对的情况复杂多变，充满了不确定性，“最终确定”、百分之百的成功对

Note:

于医学来说并不存在，每一名助产士仍将尽自己最大努力，守护母婴健康。

三、批判性思维能力

（一）批判性思维的概念

批判性思维（critical thinking）又称为评判性思维，是指个体在复杂情景中，能全面地、能动地应用已有的知识和经验对问题的解决方法进行选择，在反思的基础上加以分析、推理，做出合理的判断和决定。从护理角度来看，批判性思维是对临床复杂护理问题所进行的有目的、有意义的自我调控性的判断、反思、推理以及决策的过程。批判性思维不是将批判和挑剔作为看待事物的出发点，而是一种公正、客观的质疑，进而推理反思并进行自我调控，是理性、有目的、完整的自主思维认知活动。

（二）批判性思维的组成

批判性思维的组成主要包括智力因素、认知技能因素和情感态度因素三个部分。

1. 智力因素 是批判性思维过程中所涉及的专业知识，助产士在进行批判性思维过程中需要具备全面的知识作为基础，除了考虑病理因素外，还应结合多角度、多学科的知识来思考问题，这样才能正确地判断孕产妇的健康需要，做出合理的临床推理及决策，并给予有效的处理。

2. 认知技能因素 认知技能是助产士认识问题、解决问题的一些技巧和方法，这些技能有助于助产士综合以往的知识和助产经验，对思维对象做出合理的判断。认知技能因素主要包括：

(1) 分析：是指在思维过程中全面剖析认识对象的本质、功能和事物之间关系。助产士要使收集到的资料发挥应有的价值，必须应用批判性思维对资料进行深入分析和思考，发现事物表面现象后面隐藏的问题。

(2) 应用标准：根据所建立的个人、专业和伦理原则等标准做出判断，对感知、经验、情景、判断、信念、意见、论证的可信性进行评价。护理专业中的评价包括评估护理措施、评价证据得出的合理性、评价结论的正确与否等。

(3) 识别：在各种问题和答案中找出不同点和共同点，仔细辨别并进行分类和排序。

(4) 寻求信息：即通过确认相关资源，并从这些资源中收集客观的、主观的、既往的、当前的与健康问题有关的信息来获取证据、事实或知识。助产士的批判性思维是建立在全面掌握资料基础上的，助产士只有不断地获取和更新病情变化信息，才能做出正确的判断和护理临床决策。

(5) 逻辑推理：批判性思维以客观证据作为判断的依据，助产士通过对收集的资料进行证实和合理推理，根据孕产妇的实际情况选择最佳的方案。

(6) 预测：预测是指在批判性思维过程中，构思行为方案、推测可能的结果。助产士在护理过程中，不但要发现孕产妇现存的健康问题，还要预测其潜在的问题，给予有效的干预措施，以防患于未然。

(7) 知识迁移：在不同的情境下改变或转换概念的条件、性质、构成和功能。助产士将已有的信息资料和知识内容进行整合，应用于具体的问题中。

(8) 解释说明：陈述分析推理的结果，以使人信服的论证形式呈现推理。在解释过程中，助产士通过运用一定的科学论据来论证所做的推理。

3. 情感态度因素 也称评判精神，是指在批判性思维过程中个体所应具备的个性特征、态度和倾向，主要包括自信负责、公正客观、勇于创造、灵活调整、执着探究、学术正直、开放思维等。

(1) 自信负责：自信主要体现在批判性思维者在综合专业知识、一定的实践经验的前提下，经过缜密思考加工信息，相信自己能做出正确判断并做出抉择。助产士对自己的推理能力以及完成某项任务或达到某一目标感到自信。例如助产士在抢救孕产妇或遇危急情况时，应迅速、机智地辨明情况，当机立断，做出决定，敢于承担责任，采取果断行动。优柔寡断，瞻前顾后，有时会错过宝贵的抢救

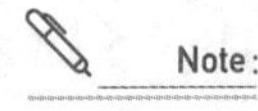

时机。

(2) 公正客观："评判" 不只是针对他人，还包括挑战自己。在运用批判性思维质疑和验证他人观点时，也要用同样严格的检验标准来质疑和验证自己的观点，以相同的方式对待双方或所有方面，客观正确评估自身观点。

(3) 勇于创造：批判性思维过程的本身具有创造性。助产士在临床实践过程中应具有一双发现问题的眼睛，具备一双解决问题的巧手。如助产士在护理实践中发现某些物品存在应用方面的缺陷，动手发明了一些更适用于临床护理的创意用具。

(4) 灵活调整：主要体现在护理过程中能灵活地适应、调节和修改已有的想法、观念和行为。例如助产士在很多护理活动中，如危重患者的抢救、急诊孕产妇的处置时，不是固守护理常规、消极地等待医生和医嘱，而是灵活果断地采取急救措施。

(5) 执着探究：一个人只有对世界充满好奇探究之心、对思维对象充满兴趣，才具有进行批判性思维的动力。助产士在护理实践中需坚持应用批判性思维不断探究，寻求更简便、更经济、更有效的护理方法。

(6) 学术正直：是指助产士在批判性思维过程中诚实地寻求和呈现真相，当实践结果与预想的结果相悖时，或发现自己的观点有纰漏时，能够重新分析原因，纠正自己的观点，并且能够完整、真实地呈现事实。

(7) 开放思维：是指助产士在思考问题过程中能够广泛听取并综合多方面的不同意见，在拒绝或接受新的观点时不武断、不保守，全面地分析利弊；同时能时刻意识到自身可能存在的偏倚，客观分析、审视自己的思维结果，得出合理的结论。

（三）批判性思维在护理临床实践中的应用

在临床工作中，护理程序是系统性解决护理问题的工作方法，将批判性思维贯穿于护理程序的各个环节，有助于助产士进行深刻缜密的思考，做出正确的临床决策（护理程序包括护理评估、护理诊断、护理计划、实施、评价）。如在护理评估阶段，批评判性思维思考收集的临床资料是否全面、真实、客观；在护理诊断阶段，思考对护理问题和相关因素的判断是否正确；在制订计划阶段，思考如何合理地选择排列首优、中优和次优的问题，制订切实可行的护理计划；在实施阶段，应用批判性思维，根据孕产妇的病情变化实施护理操作；在评价阶段，通过分析和反思等思维手段，对孕产妇及护理活动进行整体评价，判断预期目标的实现程度，及时发现和查找护理问题。

批判性思维是助产士合理有效地使用信息，迅速做出正确的临床决策的必要前提。目前提高批判性思维能力的方式包括创造利于培养批判性思维能力的氛围、高仿真模拟教学、案例教学、角色扮演、小组讨论、PBL 教学法、写反思日记等。但是，批判性思维能力的培养非短时间可实现。在日常工作和学习中，医院管理者和教育者应加强对助产士临床思维的培养，促进思维和实践的良好结合，以期达到提高助产士临床决策能力的目的。

知识拓展

护理评判性思维的认知技能和思维习惯

2000 年，美国学者舍费尔（Schefer）和鲁宾菲尔德（Rubenfeld）运用德尔菲法对护理评判性思维进行研究，提出护理评判性思维主要包括 7 项认知技能和 10 个思维习惯。其中，7 项认知技能包括：分析、应用标准、识别、寻找信息、逻辑推理、预测和知识的迁移；10 个思维习惯包括：自信、问题情境性、创造性、适应性、求知欲、学术的正直性、直觉性、思想的开放性、坚持不懈和反思。

Note：

四、决策能力

决策是人类的基本活动之一,决策能力是指一个人做出决策的能力。法律及伦理学确定的决策能力包括:理解、表述自我选择、领悟及推理四个方面的能力。随着现代护理的发展,护士、助产士被赋予了多元化的角色,专业决策能力已成为护士、助产士应具备的最重要的临床技能之一。

(一) 护理临床决策的相关概念

1. 临床决策是对复杂问题、预计结果、考虑方案做出决策的过程,是运用评判性思维实践的过程,是行为和思维统一的过程。

2. 护理临床决策是由护士、助产士结合理论知识和实践经验对患者的健康问题通过护患互动做出判断的复杂过程,护士、助产士通过观察患者病情、评估资料的来源和意义,基于患者利益采取护理行为。

(二) 护理临床决策的步骤

助产士在临床实践中,需要通过缜密的逻辑推理,才能根据孕产妇的具体情况,作出有利于母婴安全的最佳决策。护理临床决策步骤通常表现在以下几个方面:

1. 明确问题 是合理决策、正确解决问题的前提。护理临床决策的根本目的是解决临床实践的具体问题,助产士应根据对孕产妇资料的全面评估,及时准确地判断孕产妇现存的或潜在的健康问题,并认真分析问题原因。助产士在确定孕产妇问题时,可使用归纳推理或演绎推理等基本的逻辑思维方法,对孕产妇的问题从发生的时间、地点、发生情况、处理方法以及采取该处理的依据等方面进行分析。例如,当助产士观察产妇产程延长,自觉下腹剧痛难忍,在腹壁上可见病理性缩复环,子宫下段隆起,压痛明显时推断产妇发生了先兆子宫破裂。

2. 确定目标 在护理临床决策时,问题明确后应根据问题确定所要达到的目标。目标应具有针对性和可行性,并应充分考虑达到目标的具体评价标准。根据具体临床情境及具体问题确定短期和/或长期的护理目标,并根据目标的重要性进行排序,建立优先等级。

3. 选择方案 是护理临床决策的核心环节。助产士在进行护理临床决策前,应该充分搜集信息及有用证据,寻找各种可能的解决方案并对这些方案进行正确评估。

4. 实施方案 具体实施所选择的方案,也是检验所作决策是否科学的过程。在此阶段,助产士需要根据解决问题的最佳方案制订详细的计划,对方案实施的时间、人力及物力等方面作出合理安排,对实施过程中可能出现的意外情况作出正确判断,并制订相应的计划来预防、减少或克服在实施方案过程中可能出现的障碍。

5. 评价反馈 在方案实施过程中及实施后,助产士运用护理评判性思维对所实施的策略进行评价,对策略的结果进行检验,确定其效果及达到预期目标的程度。在临床实践中及时有效地评价、反思、总结和反馈,有利于护理临床决策能力的提高。

(三) 护理临床决策的影响因素

护理临床实践的复杂性和特殊性影响临床决策过程中决策目标的设定和方案的选择。影响护理临床决策的因素主要包括个体因素、环境因素和情境因素。

1. 个体因素 助产士的价值观、知识、经验及个性特征都会影响护理临床决策。

2. 环境因素 护理临床决策受诸多周围环境因素的影响,包括物理环境因素(病房设置、气候等)和社会环境因素(机构政策、护理专业规范、人际关系与可利用资源等)。

3. 情境因素 助产士在决策过程中自身所处的状态,对相关信息的把握程度;孕产妇的症状、体征和行为反应;以及决策时间仓促的限制均会影响助产士的护理临床决策。

(四) 护理临床决策能力的发展

在护理实践过程中,批判性思维已成为助产士确立护理问题、提出护理临床决策的思维基础,是助产士应具备的核心能力之一。培养助产士的批判性思维是发展护理临床决策能力的重要措施。因

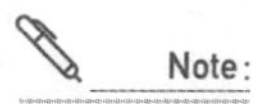

此，助产士可通过以下策略提高自己护理临床决策能力。

1. 熟悉相关政策、法规和标准　助产士应学习与诊疗护理相关的政策和法规，并以此来规范自己的行为，作出更好的护理临床决策。

2. 熟练运用护理程序的方法　在护理临床决策过程中，助产士要形成系统的评估方法，不断积累相关知识，来提高自己运用护理程序的能力和技巧。

3. 熟练掌握护理常用技术　熟练掌握各类护理和助产常用技术有助于正确实施护理决策。

4. 注重终身学习，提高决策能力　养成注重学习和向他人学习的习惯，不断地更新知识、开阔眼界和拓宽思维，有助于提高助产士的护理临床决策能力。

5. 关注孕产妇意愿，鼓励孕产妇参与　助产士应注意关注孕产妇及其重要关系人的需求和意愿，在作出相关决策时鼓励他们积极参与。

助产士担负着保护母婴安全的重任，在分娩过程中，助产士要观察产程的进展，发现问题、做出判断、采取措施、解决问题，这是一个决策的过程。助产士的临床决策能力，直接影响孕产妇的分娩结局。

第二节　专业实践能力

一、知识应用能力

学习的最终目的是应用知识，解决实际问题。运用所学的知识有助于巩固和加深所学知识的理解，促进技能、技巧的形成，丰富直接经验，使认识逐步深化，进一步巩固知识，提高分析问题、解决问题的能力。助产士作为母婴健康的守护者，需要进行反复地练习和实际操作才能达到掌握知识的能力，同时可以将所学知识，有效地运用在临床实践中。

（一）掌握知识与培养能力、发展能力的关系

掌握知识与培养能力、发展能力是助产士成长的两个要素，它们之间相互依赖、相互促进、相互制约、共同发展。

1. 掌握知识是培养能力、发展能力的基础　在助产士培养过程中，能力的发展依赖于他们对知识的掌握，系统的学科知识是专业能力发展的必要条件。在学习知识的过程中掌握基本的认识方法，可以发展自己的基本能力与专业能力，并运用到以后的护理实践中去。掌握的知识越丰富，理解知识就越深刻，运用知识越灵活，能力的发展水平也就越高。

2. 培养能力、发展能力　是掌握知识的必要条件，助产士系统学习助产相关知识依赖于他们能力的发展。一般来说，能力发展好，学习效率较高。

3. 知识与能力的统一发展　掌握知识与培养能力、发展能力是在统一认识活动中实现的，两者有一定的相互关系，但它们并不一定同步发展，也不会自然转化。能力不是主观自生的东西，而是客观事物的关系及其运动变化规律在头脑中的反映。因此，在助产士能力培养的过程中，应调动助产士的主动性与探索精神，积极参与教学过程，充分运用自己的认识能力，正确进行比较与判断、分析与综合、抽象与概括、演绎和归纳等思维活动，深刻理解和把握知识所反映的客观事物的关系与规律，创造性地运用知识来理解和解决实际问题。

（二）多学科、多维度知识的结合与临床应用

随着助产学科的逐步发展，妇女儿童的健康得到了极大的保障，同时对于助产士的知识应用能力提出更高的要求。

1. 助产士需要具备扎实的理论基础和广泛的知识　助产士要有扎实的助产专业理论知识，全面掌握产科专业知识，熟悉产妇的全面情况，动态应用知识观察产妇的产程产后情况，对于突发情况具备应急处理的知识与能力。同时，随着对于健康和分娩的个性化、人性化发展，心理学、助产导乐、伦

Note:

理学的知识要求越来越高。因此,助产士需要具备多学科的知识,并将多维度的知识在临床实践中有机结合与应用。

2. 多途径开展临床教学,助力助产士知识应用 助产士的知识培养应以课堂教学和实践教学为基础,为拓宽助产专业人才知识体系,采用多种教学方法,如案例讨论、工作坊、线上线下专题讨论等形式。以拓展助产士知识面、增加临床实践机会,促进理论知识引入临床实践,有利于培养具备扎实专业知识、较高的人文素养以及较强的临床实践能力的助产士。

知识拓展

自由体位分娩

自由体位即身体姿势"随心所欲",不受限制,自由体位分娩,则特指在分娩过程中孕产妇身体姿势的自由状态。近年来,自由体位分娩已成为产科临床尤其是助产士的关注焦点。世界卫生组织(WHO)在1996年出版的《正常分娩实用守则》中,已将自由体位作为"有效措施"推荐使用。是从人文关怀的角度,让产妇在分娩过程中选择自己喜欢和感觉舒适的体位,不仅满足了身心需求,调动分娩的主观能动性,让分娩更加顺利,减少了因过度医疗干预所出现的不适。

二、临床操作能力

临床操作能力是助产士运用所掌握的临床知识对疾病的诊治及临床技能操作过程所体现的能力,助产士的临床操作能力的培养要以助产实践核心胜任为基础进行培训。

产科操作能力的训练应注重实践教学。产科是一个高风险科室,危重孕产妇病情变化快,复杂病情不可预见,这就对助产工作提出了较高要求,助产士若缺乏全面、综合的临床能力和经验,在应对各种突发状况时,常表现出紧张、恐惧、手足无措等情况,将直接影响孕产妇分娩及母婴安全。因此助产士除掌握理论知识外,更要注重操作能力的训练。

临床常用操作技能训练方法主要包括:

1. 简易五步教学法(5-step methods) 是临床实践过程中最能够使助产士有效掌握操作技术的方法。助产士在观看讲解及示范操作后,口头复述操作的每一个步骤,并在监督下实施操作,为确保孕产妇安全,条件允许的情况下可在实验室或模拟病房中进行操作或练习,再进行真人操作。

2. 情景模拟训练 情景模拟训练对助产士理论成绩、操作成绩提高影响很大,还能提高助产士整体素质、沟通能力、知识理解能力、思维能力、学习兴趣、应急能力,可提高低年资助产士综合能力。

3. 技能培训工作坊 工作坊(workshop)也称专题研习工作坊,是一种将实践、研究及教学融为一体的参与式培训模式,通过了解助产士与临床需求存在的差距,以临床知识传授、研讨为基础,有针对性地制订培训计划,达到培养并考核实践能力的目的。

4. 思维导图 思维导图以明确突出的主题、形象生动的图形、丰富恰当的颜色和不同的连接线吸引注意力,可以充分地利用思维的发散性,将知识点向不同的方向发散并串联,助产士可以根据思维导图充分理解和掌握相关知识内容的内在联系,更加接近临床实践的需要。

第三节 信息管理能力

现代社会是一个信息社会,孕产妇获得信息的渠道很多,如互联网、微信、各种科普活动、图书等。这就要求助产士要与时俱进,应多了解信息的不同获取渠道并掌握各种新知识及获取新知识

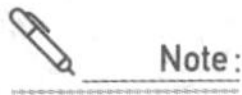
Note:

的方法。信息的获取和处理能力是我们打开"未来"之门的金钥匙。同时,借助现代信息技术,构建新型健康服务体系以及助产-母婴安全服务体系。推动医疗信息化持续发展是提高医院服务水平和核心竞争力的重要途径。对于助产士这一群体,推动医疗信息化的建设与发展。对于提高助产服务质量,提高母婴的安全起到推动作用。因此助产士应该加强信息管理能力以及信息安全能力。

一、信息的相关概念

1. 信息(information) 是对客观世界中各种事物的运动状态和变化的反应,是客观事物之间相互联系和相互作用的表征,表现的是客观事物运动状态和变化的实质内容。

2. 护理信息(nursing information) 护理信息是指在护理活动中产生的各种情报、消息、数据、指令、报告等,是护理管理中最活跃的因素。

3. 信息管理(information management) 信息管理存在两种定义,一种是对信息管理狭义的理解,认为信息管理是对信息本身进行的管理。另一种是对信息管理的广义理解,认为信息管理就是人类利用现代信息技术,对信息资源和信息活动进行计划、组织、协调和控制,以满足人类社会的信息需求的过程。信息管理作为管理的分支,因此具有管理的共性,它的主要职能仍是计划、组织、协调、领导、控制等。

4. 护理信息管理(nursing information management) 护理信息管理是为了有效地开发和利用信息资源,以现代信息技术为手段,对医疗及护理信息资源的利用进行计划、组织、领导、控制和管理的实践活动。简单地说,护理信息管理就是对护理信息资源和信息活动的管理。

二、信息的相关特性

1. 客观实时性 信息的第一属性。客观反映现实世界事物的真实性是信息的基本性质。

2. 可变换性 信息可以从一种形态转换为另一种形态。

3. 可压缩性 信息可以进行压缩,可以用不同信息量来描述同一事物。

4. 可共享性 从共享的角度看,信息不同于其他资源,它不具有独占性。

5. 可识别性 信息可采用直观识别、比较识别和间接识别等多种方式来把握。

6. 可传输性 信息的传输是指信息通过现代通信设备,譬如局域网、互联网等快速传输和扩展的特性。

7. 生命周期性 信息经过处理后可以以其他形式再生。

三、信息获取与识别能力

(一) 获取和识别信息的流程

在信息化时代,为满足日常工作学习的需要,我们应该具备一定的信息获取和识别能力,能否正确地获取和识别信息,我们首先要了解获取和识别信息的流程:

1. 首先明确定义信息任务。

2. 列出所需信息重要性的先后顺序,比较不同信息来源的优势和限制条件,作出工作计划,分解搜索任务。

3. 使用阅读、观察、访问、问卷和检索等多种方法搜索信息,在计算机上选择数据库查询技术、互联网搜索引擎、运算符等技术查找信息。

4. 搜索与任务有关的动态图像信息。

(二) 获取信息的途径及方法

1. 资料来源的种类 在临床护理科研中,我们获取信息的途径有很多,信息主要来源于已有信息资料和新收集的信息资料,根据资料来源可分为两种,包括一手资料和二手资料。一手资料,

Note:

是指根据我们的目的和计划，通过不同的资料收集方法，如对研究对象进行直接观察、问卷调查或访谈获取资料。二手资料，是指研究者在其他课题现有资料的基础上进行二次分析，得出新的研究结论。例如通过对现有期刊、论文、病历、档案、会议资料、各种疾病信息登记库等进行分析所得的资料。

2. 收集资料方法

(1) 临床工作中常用的收集资料方法为问卷调查法、观察法、生物医学测量法、档案记录收集法以及德尔菲法等，它们的优缺点见表4-1。

表4-1 临床常用收集资料方法的优缺点

方法	问卷调查法	观察法	生物医学测量法	档案记录收集法	德尔菲法
优点	省时省力省钱，利于研究对象配合，便于对调查结果进行统计分析	能提供深入的资料，适于用其他方法很难获取的信息如聋哑人、昏迷者、精神疾病患者的病情，尤其对行为、活动的研究	在仪器、规范的测量程序和方法的前提下，所测得的结果客观、精确	档案记录收集法所收集的资料属于二手资料，要正确评价和分析资料的有效性	通过数轮问卷咨询专家意见和反馈，对某一主题或事项达成统一意见的方法
缺点	不适合文化程度低的人、有时难以保证、调查结果有时不可靠	被观察者会有意改变行为，易受观察者主观因素的影响，容易涉及伦理问题，资料整理和分析难度大	主观性指标难以获得，且多为有创性操作，有时受条件限制不一定能做到	—	—

(2) 文献检索(information retrieval)：是指将信息按照一定的方式组织和存储起来，并根据用户的需要找出有关信息的过程，又称为信息的存储与检索，是另一种在进行护理科研时收集资料非常重要的常用方法。

1) 文献检索的基本方法：包括常用法(直接法)、追溯法、综合法。常用法(直接法)包括顺查法，即由远及近顺年查找文献的方法。此法查全率较高，在某种程度上反映出研究课题的历史背景及发展过程，但费时费力，效率低；倒查法，即由近及远逆时间查找文献的方法。此法重点是近期文献，查全率低，适用于新课题的研究；抽查法，是选择该领域发展较迅速，研究成果较多的时期，进行逐年重点检索的方法，多用于要求解决快速检索的课题。节省时间，效率高，研究者要了解历史背景。追溯法，即利用参考文献追溯查找相关文献的方法。综合法，即常用法和追溯法的综合，它兼有两者的优点，可得到较高的查全率和查准率。

2) 文献检索步骤：首先分析研究课题，制订检索策略，然后利用检索工具进行试验性检索和正式检索，最后根据文献出处检索原始文献。

3) 文献检索常见问题：查新出现盲区、报道存在时差性、检索词不恰当、不能灵活地选择检索方式、偏重期刊类数据库，忽略其他文献类型数据库的利用、忽略多次检索的重要性和必要性。

4) 中文医学文献检索工具及数据库：中国生物医学文献数据库(CBM)、中国学术期刊网络出版库(CNKI)、万方数字化期刊全文数据库、中文科技期刊数据库(维普)、《中文科技资料目录》(医药卫生)、《国外科技资料目录》(医药卫生)。

5) 英文医学文献检索工具及数据库：PubMed、EMBASE、Web of Science。

(3) 护理电子病历：在护理电子病历中体现着护理人员在医疗、护理过程中形成的文字、符号、图标等资料，护士记录病情变化、治疗情况和所采取的护理措施。完整的护理电子病历，能让我们直观

Note:

地进行信息获取识别，同时，也能对患者的病情进展和预后进行预判和评估。

(4) 护患沟通：通过护患之间确切无误的信息交流，从而保证护理程序顺利实施，达到对患者病情进行系统的全方位的了解的效果。在护患沟通过程中，要了解护患沟通的特征：①专业性和工作性的沟通。②特殊信息内容的沟通。③多渠道、范围广的沟通。④需要运用多学科知识进行沟通。⑤具有一定法律和道德意识的沟通。⑥以患者为中心的沟通。

四、信息加工与处理能力

在已有信息的基础上，只有将信息进行加工处理才能实现信息的价值。为获得信息加工与处理能力，我们应该掌握信息加工处理的步骤、处理的原则以及处理的方法。

（一）信息加工处理的步骤

1. 信息分类　把收集到的杂乱无章的信息按事先划分的门类整理出来，初步分门别类地放在一起，以便进一步加工。

2. 信息审查　把分类后的信息逐类审查。审查时着重于它的真实性、可靠程度及信息间的相关性。

3. 信息筛选　把审查后的信息进行处理，剔除那些没有价值的信息，做到去伪存真。

4. 信息加工　把筛选的信息进行比较分析、对比、研究，然后提出评定意见。

（二）信息加工处理的原则

1. 系统性　为了更好地使用信息，使其最大限度地发挥效能，在信息资源加工过程中应该使其具有系统性。只有系统化的信息，才能使人发现其中隐藏的某些共性规律。

2. 标准性　为了方便国内外的信息交流，所以在对信息进行加工时需要按标准化要求进行操作，遵循国际国内相关标准。

3. 准确性　加工以后的信息只有具有准确性，才能为使用者提供一定的经济效益。反之，会使信息使用者误入歧途，导致重大损失。

4. 可推广性　经加工后的信息一定要便于推广，其内容务必要通俗易懂。

（三）信息加工处理的方法

1. 人工处理　人工处理是指信息的收集、加工、传递、存储，都是以人工书写、口头传递等方法进行。

(1) 口头方式：抢救患者时的口头医嘱和晨交接班等都是以口头方式进行信息传递，是较常用的护理信息传递方式。它的特点是简单易行，传递信息快，但也容易发生错误，且错误的责任有时难以追查。

(2) 文书传递：文书传递是护理信息最常用的传递方式。如交班报告、护理记录、规章制度等，这是比较传统的方式。它的优点是保留时间长、有据可查；缺点是信息的保存和查阅有诸多不便，资料重复收集和资料浪费现象普遍。

(3) 简单的计算工具：利用计算机作为护理信息中数据的处理，常作为统计工作量，计算质量评价成绩等。其局限性在于无法将结果进行科学的分析，因此，它已滞后于现代护理管理的发展。

2. 计算机处理　利用计算机处理信息，运算速度快，计算精确度高，且有大容量记忆功能和逻辑判断能力，已经逐渐成为护理信息管理的主要方式。利用计算机进行信息管理可显著地节省了护士人力并减轻了护理工作负荷，改变了以往护士手工抄写，处理文书的烦琐方法，使工作效率和护理质量有显著的提高。随着护理信息系统的广泛应用，使护理工作中每一个上传到网络的数据都被自动记录。当数据的积累量足够大的时候，也就是大数据到来的时候，信息系统将从简单的数据交流和信息传递上升到基于海量数据的整合分析。大数据通过海量数据进行整合分析，得出非因果关系的相关性，反馈到护士，从中提取大数据的反馈结果，进而将其运用到临床护理中。

Note：

第四节 团队合作能力

一、团队的相关概念

团队,即“团结的队伍”。团结是团队最重要的特征,没有团结就没有团队,组织目标是依靠团队来完成的。团队(team)就是有两个或两个以上,相互依赖、遵守共同的规则、具有共同的愿景、愿意为共同的目标而努力的互补技能成员组成的群体。通过相互的沟通、信任、合作和承担责任,产生群体的协作效应,从而获得比个体成员绩效总和大得多的团队绩效。

二、团队的特征

没有完美的个人,但可以有完美的团队。每个团队的组建,都是为完成一定的目标或使命,没有目标的团队就没有存在意义。一个人的智慧总有晦暗的时候,但团队却可以通过取长补短、集众人之智与众人之力,从而作出尽可能正确的决策,并付出卓有成效的努力。一个团队一定要具备以下七种特性(图 4-1):

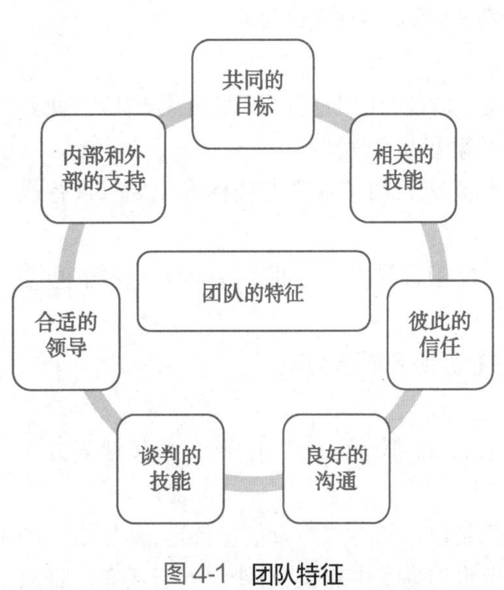

图 4-1 团队特征

1. 共同的目标 目标必须符合 SMART 原则,即 S(specific)明确的、M(measurable)可衡量的、A(attainable)可达到的、R(relevant)相关的、T(time-based)有时间限制的。作为助产士,分娩时保障母婴安全是我们的共同目标。

2. 相关的技能 团队成员必须具有互补技能,这样才能相互协作,发挥各自的优势,为实现共同的团队目标而努力。在产科急危重症抢救中,多科协作(MDT)发挥了重要的作用。

3. 彼此的尊重及信任 尊重及信任其他学科的专业性是合作的基础和前提,只有相互尊重及信任的团队,才能最大限度地相互协作。整个团队若能达成目标共识,就是成员彼此尊重及信任的第一步。

4. 良好的沟通 良好的沟通是团队成员协作的重要通道,是搭建起团队成员之间的一座桥梁,让大家能够为一个共同的目标而通力合作。

5. 谈判的技能 能言善辩的谈判高手能够给团队争取合理的资源、项目范围以及团队内外的支持。这些能够保证团队工作的顺利进展和目标的实现。作为助产士能够在救治过程中配合医生与孕产妇及家属进行有效的谈判沟通是现代助产士必备的能力。

6. 合适的领导 领导是团队的精神领袖,只有合适的领导才能带领团队英勇奋战。一个好的团队领导能充分发挥团队中每个成员的优势,使团队的资源实现最大的优化,从而创造出卓越的成绩。在孕产妇急救中,必须有一个能够把控全局的指挥者协调。

7. 内部和外部的支持 一个优秀的团队既要有合理的内部组织结构,也要有外部资源的支持。在抢救过程中包括相关科室的支持与协作。

三、构建良好的团队关系

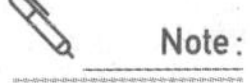
Note:

团队精神就是大局意识、协作精神和服务精神的集中体现,它包含两层含义:一是与别人沟通、交流的能力;二是与人协作的能力。因此,构建良好的团队关系十分必要,一个团队工作中能足够的合作默契，能有足够的凝聚力，很大程度上依靠团队成员之间融洽的人际关系，良好的人际关系，可使工作成功率达85%以上。

（一）尊重（respect）

1. 团队由不同的人组成，团队中的每个成员都有着在一定的生长环境、教育环境、工作环境中逐渐形成的与他人不同的自身价值观，都有渴望尊重的要求和被尊重的需要，而不论其资历深浅、能力强弱。针对助产团队，每个成员都是重要的。在不同的环节发挥不同的作用。

2. 尊重没有高低之分、地位之差和资历之别，尊重只是团队成员工作中的一种平等的态度。在工作中有不同意见时既要尊重他人的见解，又尽量保持自我观点，共同寻求一个有利于孕产妇的救治方案。这是团队合作能力中尊重的最高境界。只有团队中的每一个成员都尊重彼此的意见和观点，尊重彼此的技术和能力，尊重彼此对团队的全部贡献，这个团队才会得到最大的发展，而这个团队中的成员也才会赢得最大的成功。相互尊重，能为一个团队营造出良好的、和谐融洽的氛围，使团队资源形成最大程度的共享。而一个团队中的每一个成员都能将彼此的知识、能力和智慧共享，那么，这对整个团队以及每一个成员来说，无疑是一笔巨大的财富。

（二）信任（trust）

人们在遇到问题时，会首先相信物，其次是相信自己和自己的经验，最后，万不得已才相信他人。而这一点，在团队合作中则是大忌。团队是一个相互协作的群体，它需要团队成员之间建立相互信任的关系。信任是一种激励，更是一种力量，是合作的基础和前提，只有相互信任的团队，才能最大限度地相互协作。特别是助产士在工作中，经常会与产科医生、儿科医生或者急诊科医生合作，在合作过程中应积极配合和遵守相关科室的救治原则。

（三）沟通（communication）

沟通在团队工作中非常重要，是把信息、知识、思想和情感在团队中传递，并达成共识的过程。助产士在工作中沟通不仅是信息交流的方式，在急救过程中团队之间有效的沟通也是提高救治水平必备的专业能力。

（四）协作（cooperation）

尺有所短，寸有所长。由木桶定律我们知道，一只木桶能够装多少水，除了取决于每块板的长度之外，同时各块板之间是否有缝隙也直接关系到木桶盛水的容量。团队成员间的关系、协作效率，包括团队氛围，其实都是木桶的“缝隙”，直接关系到团队的绩效。团队管理中弥补“缝隙”比弥补成员“短板”还重要，因为缝隙存在是隐形的，杀伤力更大。

团队是个系统，存在各种关系和矛盾，而且是相互影响，可衍生转化的，因此对于团队而言，成员间的相互协作是团队建设的关键。助产士在工作中应建立良好的团队协作关系，以专业的知识和经验，共同推动专业的发展。

第五节 自我发展能力

2010年中共中央国务院正式公布的《国家中长期教育改革与发展规划纲要(2010—2020年)》，提出了育人为本、提高质量的工作方针。凸显了学生的中心地位，以教师为主导，充分调动学生的积极性和主动性；全面提高高等教育质量，科学研究水平全面提升；提高人才培养质量，着力培养信念执着、品德优良、知识丰富、本领过硬的高素质专门人才和拔尖创新人才，支持学生参与科学研究，提升科学研究水平，促进科研与教学互动、与创新人才培养相结合。遵照该纲要，教育部颁布了《护理学类教学质量国家标准》，其中对护理学毕业生提出了基本要求，树立终身学习的观念，具有自主学习、科学研究和创新发展的基本能力，能够适应不断变化的社会健康保健需求；要求护理学院（系）必须积极开展以学生为中心、以提高学生自主学习能力和创新能力为目的的教学方法改革，注重创新性思维和自我发展能力的培养，培养学生初步应用科学研究的基本方法。随着社会的进步、助产学科的发

Note:

展，信息量的快速增长，知识更新速度的增快，要求助产士具有较强自主学习能力、科学研究能力、创新能力的可持续发展人才，已成为助产教育者共同追求的目标。

一、自主学习能力

（一）概念

自主学习的思想最早由古希腊哲学家苏格拉底提出的“产婆术”，他将教育喻之为思想之接生，他并不向学生传授各种具体的知识，而是通过问答、交谈或者争论，一步步引导学生自己进行思索，自己得出结论。但最早对其进行概念界定的则是1975年Knowles提出的自我导向学习，是个体主动地、借助或不借助他人的帮助来判断自身学习需要、制订学习目标、确定学习的人力及物力资源、选择及实施适宜的学习策略以及评价学习结果的过程。在护理领域，2005年林毅、姜安丽对自主能力进行了定义，即使用元认知、客观人力和物力资源，高效获得并掌握临床护理工作所需专业知识和操作技能的能力，主要包括自我管理能力、信息获取能力和学习合作能力。

（二）自主学习的7个维度

1. 学习动机 动机结构主要以内部动机为主导，外部动机为辅助动机。内部动机是指学习本身的兴趣所引起的动机，它不需要外界的诱因、奖励来使行动指向目标，因为行动本身就是一种动力；外部动机是指由外部诱因引起的动机，学习者不是对学习本身感兴趣，而是对学习所带来的结果感兴趣。

2. 学习内容 在学习内容上，具有自主学习能力的学生，能够以问题为导向，借助书籍对所学领域知识和问题的认识，掌握知识框架，抓住领域核心问题，帮助、引导自己，选择自己要学习的内容，而一般学生的学习内容是被动由老师灌输的或者盲目选择的。

3. 学习方法 学习方法指在学习过程中学习者所采取的具体活动措施与策略，具有自主学习能力的学生是有计划的或经过练习达到自动化的学习方法。

4. 学习时间 学习者能够选择定时而有效的学习时间。学习者能够在每个时间段选择自己想学、要学的内容，稳定以后形成自律，从而养成定时学习的习惯，并能合理安排自己的学习内容，排除其他干扰，有效、高效地学习，这样才能提高学习效率，在有限的时间掌握更多的知识。

5. 学习过程 学习者学习时能够对学习过程做出自我管理。学习和日常生活是一连串的活动，而每一个活动总有发动、保持和制止等环节，这些都要靠自制力去支配，只有自制力强，才能成为自我的主人，只有具备良好的自我管理能力的学生才能进行自主学习。

6. 学习环境 学习环境主要包括物理环境和社会环境，两种环境都有促进和抑制学习的因素，要学会配置学习环境，尽可能地创造促进因素，减少抑制因素。

7. 学习结果 学习者能够在学习结束后对自己的学习状态、学习效果进行自我诊断、自我检测、自我判断，以此作为依据来调控和优化学习过程。

（三）自主学习的特征

1. 主动性 主动性是自主学习最大的特点。在学习过程中学习者表现出积极主动的态度，有强烈的学习动机和学习兴趣，并且能够为自己的学习活动负责，体现出学习者在学习活动中的主体地位。在学习活动中能根据自身的学习水平和需求主动为自己选择合适的学习内容，设立合理的学习目标，执行学习计划，并主动监控和评价自己的学习。强调自主学习的教学是一种以学习者为中心的教学，教师从知识传授者的角色转变为课堂活动的组织者，这是教育的理想状态。

2. 独立性 区别于主动性，独立性更强调在自主学习的过程中学习者摆脱对教师的依赖，能独立完成发现问题、提出问题、查阅资料、解决问题这一完整的学习过程。

3. 民主性 民主性体现出自主学习的课堂中教师与学生的关系是民主的。教师从以往的权威角色转变成课堂活动的引导者和组织者，学生从被动的知识接受者变成了学习活动的主体。民主的课堂氛围体现了平等和谐的师生关系，有利于学生的发展。

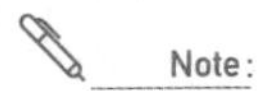
Note:

4. 合作性 合作性与独立性并不矛盾，学习者在学习活动中不可避免地会遇到自己解决不了的问题和困难，这时候就需要教育者的指导或者学习伙伴的帮助。自主学习的独立性强调学习过程中学习者的主体地位，并不是说自主学习就是孤立的学习，相反，学会学习求助也是自主学习能力的组成部分。自主学习过程中学习者可以参考教育者的意见去选择学习内容、制订学习目标、完成学习活动，也可以和学习伙伴一起通过团队协作或者小组讨论完成学习任务，交流学习方法和经验教训。自主学习的合作性有利于培养学生的协作能力，使学生更好地适应社会。

5. 创造性 创造能力是自主学习的最高表现形式。只有在自主学习中而不是被迫的听讲中，学习者才能拥有强烈的学习动机和学习兴趣，才会在学习活动中积极主动地思考和学习，只有经历过深刻的思考，创新才有可能出现。自主学习鼓励学习者在学习活动中主动发现问题、探索问题、勇于试错、自主寻找解决问题的办法，这一过程无疑是培养学生创新精神最好的土壤。

6. 差异性 差异性强调自主学习这一类教学模式对学生个体差异的尊重。每一个学生都有不同的学习背景，但传统课堂中学生的个体差异被忽视，学习水平各异的学生被要求学习一样的内容，按照一样的学习进度去完成一样的学习目标，这就导致后进生跟不上，尖子生学有余力。强调自主学习这样的课堂教学就能弥补这一缺陷，学生能在教育者的指引下按照自己的学习水平，自主选择学习内容和制订学习计划，使教育能真正做到因材施教，尊重每一位学生的个体差异，使每一个学生都体验到学习的成就感，使每一位学生都具备自主学习能力。

（四）自主学习能力的获得过程

自主学习能力的获得过程包括四个阶段，观察和反思阶段、模仿和尝试阶段、自我控制阶段、自觉和习惯化阶段。第一个阶段是观察别人是怎么学习的，或者反思自己之前的学习有什么问题，一个对别人的学习效果不关注的人，他不会观察别人的学习方式，一个不觉得自己的学习存在问题的人，他是不会有效地调整自己的学习方式的。第二个阶段，如果是观察别人，就进入模仿阶段，如果是自己做学习实验的话，就进入尝试阶段。在行动上介入以后，就进入了自我控制阶段，这个阶段是最难的，因为在自主学习的过程中，难免会遇到很多困难，学习者要控制住自己。最后一个阶段，经过长期的练习，形成一种良好的学习习惯，这会成为学习者有效学习的重要推手。

二、科学研究能力

（一）概念

1. 科学研究一般是指利用科研手段和装备，为了认识客观事物的内在本质和运动规律而进行的调查研究、实验、试制等一系列的活动，为创造发明新产品和新技术提供理论依据。

2. 科学研究能力是指在科学研究活动中所需要的心理素质与身体素质的结合。人们日常理解的科研能力，主要是思考、探索问题的本领和动手实验的才干。

3. 护理研究是指用科学的方法反复地探索、回答和解决护理领域的问题，直接或间接地指导护理实践的过程。护理研究是为护理专业，包括护理实践、护理教育、护理管理相关的问题形成可靠证据的系统的探索。

4. 护理科研能力是护理人员在护理领域探索真理活动所需要的能力，是护理人员的进行科研活动应该具备的专业能力，即必须从护理学科发展的角度思考护理领域内需要解决的问题，找到护理研究的切入点，同时不断提高和加强利用信息化手段能力、分析科技文献的能力和掌握科研的基本技能，应包括掌握护理科研基础知识、科研基本方法、文献检索技能、卫生统计知识、计算机统计软件操作、科研论文撰写等各项能力。

（二）构成要素

科研能力是一个综合性的概念，众多学者关于科研能力的构成要素看法各异。高等教育学定义科学研究能力的构成要素包括自学能力、获取信息能力和创新能力；孟万金认为科研能力涵盖创新能力、逻辑推理能力、资料搜集与处理能力、问题解决能力及语言表达能力。刘瑞霜根据文献和现行研

Note:

究的成果，研制出护理科研能力自评量表，认为护理科研能力包括：统计软件的操作能力、论文写作能力、科研基础知识能力、统计学知识能力四个要素。刘岚则认为护理人员的科研能力应该包含：创新能力、信息搜集和处理能力、逻辑思维能力、动手操作能力、口头书面表达能力；谭静在其研究中认为临床科研能力包括获取信息能力、科研选题能力、科研设计与实施能力及科研成果应用能力。

（三）科研能力的培养

1. 自学能力的培养 现代的学科、行业在高度分化的基础上又相互渗透、交叉、综合与整体化，学生必须具有较宽的知识面，这些相关知识当然不能每门都由教师讲授，更重要的是让学生学会自己获取知识，培养较强的自学能力。学生可以主动参加指导自学能力的选修课或专题讲座，学习科学的自学方法，培养和训练自己学会合理计划和安排自学。另外，也可以针对某个专题，定期检查自学结果。对于一些容易自学的教学内容，学生可以自己搜集资料、翻阅文献、初步得出结论，然后通过教师的进一步讲解，对这个专题内容形成较深刻的理解。

2. 获取信息能力的培养 第一，提高信息意识。要充分认识到信息对于学习研究的重要性，在学习研究过程中有意识地提高对信息的重视，依靠信息，随时有目的地收集有价值信息的良好习惯；第二，要充分认识到文献检索的重要性，文献检索课主要讲授查找文献信息的知识和方法，要重视文献检索，学会搜集、检索文献资料的方法。

3. 创新能力的培养 第一，学生要注意发挥自己的主动性和自我的个性，教育过程是开放的，而不是封闭的，在教学过程中，教师除了向学生传授有定论的知识外，还会向学生介绍学术争鸣及科技领域内正在研究而未有定论的各种信息，学生要在学习过程中密切关注所学学科在社会上的应用，扩大自己的知识面，开拓自己的创新思路。学生也应积极参与社会调查和各种实践活动。第二，要注意学习掌握科学的研究方法。在科研活动中，学生要积极通过查阅文献、专题讨论、分析读书报告、整理科研资料及设计实验程序、组装调试实验仪器设备等方式进行科学研究方法的训练。另外，在随后的科研工作中，学生也应积极地独立分析问题、解决问题，提出不同见解，特别是创造性的见解，培养自己严谨的科学作风和高尚的科学道德。

三、创新能力

（一）概念

创新是指人类为了满足自身的需要，不断拓展对客观世界及其自身的认知与行为的过程和结果的活动。具体讲，创新是指人类为了一定的目的，遵循事物发展的规律，对事物的整体或其中的某些部分进行变革，从而使其得以更新与发展的活动。

中华人民共和国劳动和社会保障部职业技能鉴定中心在 2002 年曾制定了一个《核心能力测评大纲：创新能力（试行）》，"《大纲》依据有关规定将创新能力界定为在前人发现或发明的基础上，通过自身的努力，创造性地提出新的发现、发明或改进革新方案的能力"。创新能力是创新过程中相关能力、知识、素质、人格的综合表征。可以这样理解，创新能力就是个体创造性解决目标问题产生价值过程中的才能和潜质。

（二）创新能力的意义

1. "创造性" 表明创新能力是以与经验、传统不同的方式解决问题；

2. "目标问题" 则强调创新能力是需要自主发挥出来的能力，而不是某种被动能力，同时具有目的性的特征；

3. "产生价值" 潜藏了创新能力的评价标准与主体，创新能力的大小总的来说是创新过程产生的价值衡量，同时这种价值或者说创新能力的大小由社会决定，而不是创新主体决定；

4. "过程" 则强调创新的实践性，并意指创新能力从根本上要从实践的角度衡量；

5. "才能和潜质" 则是说创新能力既包括已表现出来的才能水平，也包括潜在的未激发出来的才能水平，这一点对于能力建设尤为重要；

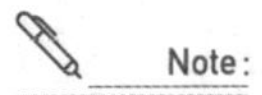
Note:

6. 解决问题的方式包括但不限于提出新概念、新思想、新技术、新方法、新设计。

（三）创新能力的构成

袁江洋在“专业技术人员创新活动规律”的课题中总结，贯穿于一切创新类型和层次的创新活动之中的创新能力包含四个层面的要素，作为基础与核心的创新思维能力、作为条件和手段的创新知识储备、作为贯彻和实现的创新专门技能、作为动力和控制（方向）的创新精神。

1. 创新思维能力 创新思维能力是人们在创新活动中所具有的思维方式，与一般的思维方式相比，它具备“高度灵活、新颖独特”等特点。创新思维通常是在强烈的创新意识或创新动机的驱使下，运用各种思维方式，对已有或已掌握的知识、信息进行各种方式的整合创造，形成新概念、新理论、新方法、新产品的思维过程。包括观察能力、联想能力、想象能力及躯体思维能力。观察能力指大脑通过生理感官（或借助外界工具）获取关于身体、外界的新信息的能力；联想能力指大脑将记忆库中彼此关联的感觉片段搜索出来，联系在一起的能力；想象能力指大脑将记忆库中彼此关联的感觉片段加工改造（比如剪切、嫁接、变形、重组等操作），并制造新型感觉信息的能力；躯体思维能力指使用肌肉、肠胃的感觉以及各种感情状态进行思考判断的能力。

2. 创新知识储备 创新知识储备是培养创新能力的重要基础，成功的创新活动需要具备卓越的创新能力，创新能力的提高离不开广泛的知识储备，创新知识包括已经掌握的或收集到的所有知识，而创新活动产生的新知识也会增加知识储备。包括事实型知识、原理型知识、应用型知识、学习型知识。事实型知识指直接指向感觉对象的知识；原理型知识指附加解释，感觉对象之间的关系的知识；应用型知识是指向能动地适应和作用于感觉对象的实践活动的知识；学习型知识是指能动地解释感觉对象的认识活动的知识。

3. 创新专门技能 创新专门技能指运用已经掌握的知识和经验，在一定的创新方法论指导下，形成具有一定创新性成果的能力。包括信息采集加工、运用创新技法、动手操作能力、创新成果的表现能力。信息采集加工指获取创新所需信息并加以梳理优化的能力；运用创新技法指在通晓创新规律的基础上，能动地运用创新技法进行持续创新的能力；动手操作能力指使身体熟悉和掌握创新方法并作用于客观实践的能力；创新成果的表现能力指将新思想、新发明等原始创新成果落到实处，实现其丰富的现实价值的能力。

4. 创新精神 创新精神指从事创新活动的动机、意识以及创新思维活动和创新心理状态，是在创新活动中能够运用已有的知识、经验进行创新的勇气、意志、信心等。包括探索精神、实践精神、自主精神、团队精神。探索精神是指跳出现状及现有领域的知识或成果，不被现有思想所束缚，积极探寻未知的精神。探索精神是发现新知识、方法、规律的前提，从事创新活动需要具备战胜困难的勇气和意志力；实践精神就是当创新想法产生的时候，能够及时付诸实践，而不仅仅停留在“想”的阶段，大多数人曾经在某一时刻有一个很好的创新想法，但是却只是想一想，没有将想法付诸实施，这样很容易错失创新的机会，而好的创意在实践中，一方面可以获取可行性检验，另一方面也可以对创意进行不断地修正改进；自主精神是一种独立思考问题、不随波逐流的自主意识，它是创新者发挥主观能动性、探索未知领域的精神支柱；创新活动对团队协作的依赖日渐增加，团队精神的重要性也日渐凸显，团队精神并不简单地等同于集体主义精神，它是团队成员在团队领导者的带领下，为了完成团队的共同目标，而表现出的“合作精神”“大局意识”。

（李 蕊）

思 考 题

1. 解决问题的能力包括哪三种类型？
2. 什么是批判性思维？其认知技能因素主要包括什么？
3. 护理临床决策步骤通常表现在哪几个方面？

Note:

4. 哪些决策可提高助产士的护理临床决策能力?
5. 什么是护理信息管理?
6. 获取和识别信息的流程是什么?
7. 团队需具备哪 7 个特性?
8. 如何构建良好的团队关系?
9. 阐述自主学习的 7 个维度有哪些?
10. 自主学习能力的获得过程包括哪 4 个阶段?
11. 阐述科学研究能力的概念。
12. 科研能力的培养主要包括什么?
13. 什么是创新能力?

Note:

URSING

第五章

助产士的角色

05章 数字内容

学 习 目 标

知识目标：

1. 掌握角色的概念、助产士的职业角色、妇女和儿童不同时期的保健重点。
2. 熟悉助产士在妇女不同生育阶段的角色作用、妇女和儿童不同时期的生理和心理特点及主要健康问题。
3. 了解生育服务中的角色关系、社区妇女保健指导、儿童保健系统管理。

能力目标：

能运用所学知识有针对性地开展妇女、儿童健康教育，有良好的沟通能力及人文关怀能力。

素质目标：

具有专业责任心，尊重人的价值和权力，并满足其需要。

导入情境与思考

孕妇林某，28岁。平素月经周期规律，现停经52d，近3d晨起恶心、呕吐，伴有轻度尿频，经血、尿检查妊娠试验阳性，B超检查宫内见妊娠囊，诊断为早孕。该女性因第一次怀孕，对妊娠知识不甚了解而感到恐慌、焦虑。今来助产门诊就诊咨询。

请思考：

1. 此时助产士的主要角色是什么？
2. 助产士与该女性如何建立和维系良好的信任关系？

近年来，我国围产医学飞速发展，许多地区陆续开设助产士咨询门诊，开启了由助产士主导助产服务的新模式。助产士的工作内容除分娩期照护外，已经扩展到妇女、儿童不同时期的健康保健，其工作场所延伸至社区、家庭；在保障孕产妇分娩安全，促进妇女生殖健康，提供妇女整个生命周期保健服务领域中发挥着重要作用。

第一节　助产士的职业角色与角色关系

一、角色概述

1. 角色（role） 亦称为社会角色。是指一个人在多层面、多方位的人际关系中的身份和地位，是一个人在某种特定的场合下的义务、权利和行为准则。每一个社会角色都代表着一系列有关行为的社会标准，每个人在社会中的一切行为都与各自特定的角色相联系，要求每个人必须履行自己的社会职能。

2. 角色特征

(1) 角色间相互依存：角色在社会活动中，是与其他角色相互依存，而不是孤立存在，如要完成助产士角色，就必须有孕产妇与胎儿或新生儿、妇女与儿童角色的存在。要完成教师角色，就必须有学生角色的存在。

(2) 角色行为由个体完成：社会对每一个角色均有“角色期望”，如教师就应该为人师表、教书育人；医务人员就应该救死扶伤，具有人道主义精神。个体根据自身对“角色期望”的认识和理解不同，所表现出来的角色行为规范也不同。

(3) 多种角色同时存在：人的一生中会赋予多种角色，在不同空间里、不同时期个体可同时扮演多种不同的角色。

二、助产士的职业角色

助产士的职业角色是指助产士应具有与职业相适应的社会行为模式。当代助产士被赋予了多元化的职业角色，一般包括以下几个方面：

1. 咨询者及教育者 助产士应用专业知识和能力，根据不同时期妇女、儿童的具体情况对其和家属提供健康咨询和健康教育活动，包括向妇女、儿童及家属解答、讲授有益于健康行为和危害健康的行为，如何预防疾病、维护健康、减轻病痛及恢复健康，以最大限度地获得卫生保健知识与技能。

2. 照顾者及陪伴者 助产士是可信赖的专业人士，是妇女围生期重要的照顾者。助产士全程陪伴分娩，用自己的专业知识和技能为产妇提供生理、心理、技术、信息、情感等全面的支持，减轻、消除产妇分娩的孤独及恐惧，保护、支持和促进自然分娩。

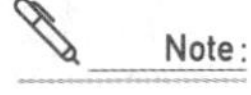

3. 沟通者及协调者 助产士是医生、孕产妇和其家属之间联系的桥梁。助产士向医生、孕产妇

及其家属及时反馈孕产妇的健康状况及需要，协调医生、孕产妇及其家属的沟通。通过三方良性互动，共同促进自然分娩。

4. 维护者及支持者　助产士应维护并支持孕产妇及其家属的自主权，尊重她们，支持她们所做的决定，提供全面的、连续的、个性化的助产服务，提高孕产妇及其家属的满意度和就医体验感。

5. 决策者及实践者　助产士是母婴健康问题的判断者和护理活动的决策者及实践者。助产士应用专业理论、知识与技能，评估孕产妇的健康史、身心状况和辅助检查结果，确定其护理问题，制订并实施个体化的护理计划。

6. 合作者　助产士对孕产妇开展一对一的健康咨询与健康教育，这种零距离接触，使助产士成为孕产妇真正意义上的合作伙伴，相互配合和支持，更好地计划并实施护理活动，保障分娩安全。

7. 管理者　助产士具有管理职责。狭义的管理职责是助产质量管理。广义的管理职责是对妇女终身健康进行管理。

8. 研究者　助产士应积极开展并完善助产理论、助产质量管理及助产教育等领域的相关研究，不断发展助产新技术，解决复杂的临床问题。

9. 改革者　助产士应适应社会发展的需要，不断优化助产服务，推动助产专业发展并与国际接轨。

三、生育服务中的角色关系

1. 助产士与孕产妇的关系（简称助产关系）　是助产士与孕产妇之间在特定的环境及时间段内，通过生育服务中的互动所形成的一种工作性、专业性及帮助性的人际关系。

(1) 性质与特点：助产关系的实质是助产士为孕产妇提供以人为本的助产服务，满足孕产妇的需要。助产关系的特点是一种帮助与寻求帮助的关系；是一种专业性的互动关系；是一种相互信任的合作伙伴关系。助产士作为生育服务的提供者，在双方关系中处于主导地位，其医德医风、业务素质和人际沟通能力在很大程度上决定着助产关系的发展趋势。因此，一般情况下，助产士既是助产关系的推动者，也是助产关系发生障碍的主要责任者。

(2) 基本模式：包括指导 - 合作型模式和共同参与型模式。前者的特点是助产士指导孕产妇做什么、怎么做、何时做；后者的特点是以助产士与孕产妇平等的合作为基础，强调双方具有平等权利，共同参与决策和护理服务过程。

(3) 发展过程：助产关系的发展一般分为三个阶段。

1) 初识阶段：是助产士与孕产妇开始建立信任关系的阶段。此期助产士应了解孕产妇的需要，并在此过程中表现出尊重、理解、体贴、真诚、守信、有责任心、有解决问题的能力等专业素质，为建立良好信任关系打下坚实基础。

2) 生育服务阶段：此期助产士为孕产妇提供各种生育服务。通过工作胜任力的出色表现，赢得孕产妇的信任，取得孕产妇的合作，最终满足孕产妇的需要。

3) 结束阶段 / 延伸服务阶段：此期助产士通过家庭访视、产后检查，评估产妇与新生儿的健康问题，若护理目标实现，助产关系就进入到结束阶段；若护理目标部分实现、未实现，或存在潜在的健康问题，应及时采取有效措施。此后，助产士将继续为妇女生殖健康及儿童健康提供连续性服务。

2. 助产士与孕产妇家属的关系　助产士与孕产妇家属建立良好的人际关系有利于助产关系的正向发展和护理活动的落实。助产士要尊重孕产妇家属，并给予心理、情感支持，减轻他们的焦虑。同时鼓励孕产妇家属（主要是其丈夫）参与整个妊娠期、分娩期、产褥期的过程，夫妻合力，共同见证新生儿的诞生，最终达到母婴安全的目的。

Note:

3. 助产士与产科医生的关系 助产士主要负责对低危孕产妇的陪伴照顾、健康教育、产前检查、产程观察、接产和新生儿护理；并配合产科医生负责对高危孕产妇的管理和治疗。助产士与产科医生是一种平等的合作关系，需要加强双方沟通，相互尊重，密切配合。

4. 助产士与助产士的关系 助产士是一个团队，在助产服务过程中，尤其是在危重症患者抢救时，需要默契配合，才能发挥强大的团队力量。为此，助产士需要与时俱进，勤奋工作，相互理解，相互帮助，发现问题，善意地提出合理化建议，更大程度地保障母婴安全与健康。

第二节 助产士在妇女不同生育阶段的角色作用

随着围产医学迅猛发展，我国助产服务模式由产科医生主导模式转变为由助产士主导的助产模式，助产士肩负着促进自然分娩，保障母婴健康，提高出生人口素质的重任和使命。因此，助产士需要不断提升自身的综合素质和专业核心胜任能力，在妇女不同生育阶段充分发挥自身的角色作用。

1. 孕前期 助产士的角色作用是健康教育。通过助产士咨询门诊、孕妇学校、助产士微课及在线平台，为备孕妇女提供健康咨询、健康教育和健康讲座，内容包括遗传咨询、优生优育咨询、出生缺陷咨询、孕前保健等，帮助准备怀孕夫妇树立健康意识，改变不健康行为和生活方式，减轻或消除影响妊娠的危险因素，达到优生优育的目的。

2. 妊娠期 助产士的角色作用较多，主要包括以下几个方面：

(1) 健康教育：妊娠期妇女有许多需要了解的健康问题，助产士可以通过助产士咨询门诊为孕妇提供"一对一"的健康咨询，耐心、详细地为其答疑解惑，消除她们的焦虑，满足她们的知识需要和心理需要。同时助产士应早期接触孕妇，与之建立合作伙伴关系，加强信任度。提供妊娠期健康指导。重点指导内容包括产前检查及产前筛查；孕期营养与体重管理；胎儿宫内情况监护与孕期自我监护；妊娠期不适症状的应对及异常症状的识别；母乳喂养知识与技巧；妊娠 32 周以后，尤其是临近分娩时，进行分娩准备教育等内容。

(2) 产前检查：规范和系统的产前检查是确保母儿健康与安全的重要措施。助产士应运用自己的专业知识和实践技能为孕妇实施产前检查，并进行有针对性的保健指导。对于需要产科医生或其他医生诊疗的孕妇能够做到及时识别并转诊。

(3) 整体护理：通过规范化的孕期保健和产前检查，助产士全面评估孕妇生理、心理、社会、精神、文化等方面的需要及胎儿健康状况，依此确定母儿现存的、潜在的健康问题及影响健康问题的相关因素，再综合运用医疗、护理、心理和社会行为学等学科的知识和技能，做出科学的决策，有效地解决母儿的健康问题，保障母儿安全。临近分娩时，助产士根据孕妇全身体格检查、产科检查及胎儿宫内情况的评估，提出专业性建议，并与孕妇及其家属共同制订分娩计划。

3. 分娩期 是助产士发挥主导及重要作用时期，包括以下几项内容：

(1) 健康教育：分娩过程中，有些产妇会因为疼痛和体力不支失去继续分娩的信心。助产士应给予产妇信息支持，随时解答产妇提出的问题。若产程进展缓慢或停滞不前，助产士应告知可能的原因及干预措施，并给予精神鼓励；若产程进展顺利，应及时告知产妇，使其增强自然分娩信心。在助产士与产妇互动过程中，应告知产妇分娩是一个自然的生理过程，产妇和胎儿都具有天然的潜力完成分娩过程，要对自己充满信心。同时给予分娩支持，指导产妇缓解分娩疼痛的方法和技巧及正确使用分娩辅助工具的方法，促进产程进展，提高产妇对分娩的正性体验，提高满意度。

(2) 照顾与陪伴：助产士作为专业照顾者全程陪伴产妇，给予生理支持，包括进食、饮水、排尿、活动、清洁会阴、擦汗、热敷、按摩等，以改善产妇全身状况，保持产力；给予心理支持，表达关爱和体贴，以减轻、消除产妇的孤独感及恐惧感，增强自然分娩的信心。

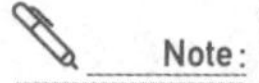

⑶ 促进自然分娩：低危产妇临产后，助产士对产妇进行全面的评估，密切监测生命体征、产程进展及胎心音变化，提供适宜的助产技术，以缓解疼痛，促进产程进展，完成自然分娩接产及新生儿即时处理。

4. 产褥期

⑴ 健康教育

1）询问产妇母乳喂养情况，根据具体问题给予详细解答及指导，鼓励产妇坚持母乳喂养。

2）询问产妇有关新生儿日常护理知识与技能的掌握情况，必要时示范新生儿护理技能，告知新生儿再次接种疫苗的相关信息。

3）询问产妇的社会支持系统情况，必要时给予生活帮助，使产妇保持心情愉快，预防发生不良的心理问题。

4）指导哺乳期妇女选择不影响婴儿健康和乳汁质量的避孕方法。

⑵ 促进产后康复：新生儿娩出后尽早开始母婴皮肤接触、早吸吮，观察有无产后出血的表现。产妇返回病房或出院后，进行产后访视及产后检查，评估产妇全身及生殖器官恢复情况，乳房及泌乳情况。若出现异常问题，及时给予针对性处理，促进产后康复。

第三节　社区妇女保健

社区妇女保健是以社区为服务场所，以社区妇女为服务对象，以保健为中心，防治结合，开展以生殖健康为核心的保健工作，达到维护和促进妇女健康，降低妇女常见病发生率和死亡率，为妇女提供安全、有效、适宜的避孕节育方法，以减少非意愿妊娠，降低人工流产率的目的。社区妇女保健是中国卫生事业的重要组成部分，需要助产士深入到社区和家庭中，为妇女提供个体化的、连续性的保健服务，保障妇女在整个生命周期均享有良好的基本医疗卫生服务。

一、妇女各生殖阶段分期

妇女一生按照生殖功能的变化可分为青春期、性成熟期（生育期）、绝经过渡期、绝经后期和老年期。

1. 青春期　WHO（世界卫生组织）规定青春期的年龄范围为 10~19 岁。是由儿童期向性成熟期过渡的一段快速生长时期，是内分泌、生殖、体格、心理等逐渐发育成熟的过程。

2. 性成熟期　又称为生育期。一般自 18 岁左右开始，历时 30 年左右，是妇女生育功能最旺盛的时期。此期妇女一般要经历妊娠期、分娩期、产褥期三个阶段，统称为围生期。

3. 绝经过渡期　是从生育期走向绝经的一段过渡时期，绝经过渡期始于 40 岁，历时短至 1~2 年，长至 10 余年。绝经是指月经永久性停止。我国妇女绝经年龄在 50 岁左右。WHO 将卵巢功能开始衰退直至绝经后 1 年内称为围绝经期。

4. 绝经后期及老年期　绝经后的生命时期，称为绝经后期。妇女 60 岁以后进入老年期。

二、妇女不同时期的生理和心理变化

（一）生理变化

1. 青春期　一般经历以下 4 个阶段，各阶段的生理特点可相互重叠。

⑴ 乳房发育：乳房发育在第二性征中出现得最早，一般先于月经初潮 2~3 年，女孩通常在 9~11 岁时乳房开始发育，经过 3~5 年时间乳房发育至与成人相似。

⑵ 体格生长加速：女童从 10~12 岁开始，相比男童而言早 2 年左右出现身高生长加速，一般每年可达 5~7cm，最高每年可增长 9~10cm，在整个青春期平均增高 25cm。月经初潮前一年左右出现女性

Note：

身高生长高峰，月经初潮后，身高生长处于减速期，此后仍有缓慢生长，一般 17~18 岁停止生长。体重增加不像身高那样有明显的突增高峰。

(3) 生殖器官发育：在内分泌激素的作用下，生殖器官从幼稚型逐渐发育趋于成熟。①阴阜隆起，大、小阴唇变厚并有色素沉着，阴阜和大阴唇开始长有阴毛；②阴道排出分泌物，俗称“白带”，并由碱性转变为酸性；③卵巢发育增长加速，出现发育程度不等的卵泡，并开始分泌雌激素；④子宫增大，尤其是宫体增大明显，宫体与宫颈之比增至 2∶1。

(4) 月经初潮：女孩第一次月经来潮，称为月经初潮，是青春期开始的重要标志。青春早期由于卵巢未发育成熟，功能不全，使得卵巢内虽有卵泡生长，但不能发育成熟，有时即使卵泡发育成熟也不能排卵。因此，初潮后月经周期有一段时间无一定规律，甚至可反复发生无排卵性月经。多数女性初潮后 1~3 年或更长时间才开始排卵，建立周期性排卵后，月经才能逐渐规律。

2. 生育期 生育期卵巢发育成熟，有周期性排卵和性激素分泌，具有生殖功能和内分泌功能。在卵巢分泌的雌孕激素作用下，子宫内膜发生周期性变化，形成月经。阴道黏膜、宫颈黏膜、输卵管黏膜也发生周期性变化。

3. 妊娠期 为满足胎儿生长发育和分娩的需要，同时为产后哺乳做好准备，母体各系统发生了一系列适应性的生理变化。

(1) 生殖系统的变化：子宫增大，腹部检查子宫底高度可估计胎儿大小和孕周；卵巢停止排卵；阴道分泌物增多呈白色糊状；阴道、外阴伸展性增加，有利于分娩时胎儿通过。

(2) 乳房的变化：乳房增大，乳头、乳晕颜色加深，乳晕周围可见结节状小隆起(蒙氏结节)。在妊娠晚期，尤其是近分娩期，乳房变得更加丰满，挤压乳房时可有稀薄黄色液体溢出，称初乳。

(3) 循环系统的变化：血容量增加，可出现生理性贫血；心排血量增加，心率增快，心脏负荷加重；血压在妊娠早、中期偏低，妊娠晚期轻度升高。静脉压升高，孕妇容易发生痔疮和下肢、外阴的静脉曲张；若长时间仰卧位，可发生仰卧位低血压综合征。

(4) 泌尿系统的变化：肾脏负荷加重，孕妇易患肾盂肾炎，以右侧多见。部分孕妇饭后可出现糖尿。

(5) 呼吸系统的变化：呼吸道黏膜充血水肿，易发生上呼吸道感染。

(6) 消化系统的变化：妊娠早期出现早孕反应；妊娠中晚期因平滑肌松弛，易出现便秘、胆囊炎及胆石症。

(7) 新陈代谢的变化：妊娠中期后基础代谢率逐渐增高，孕妇对蛋白质、脂肪、糖、矿物质等营养素的需要量增加。

(8) 皮肤的变化：皮肤色素沉着，面颊部可见妊娠斑，腹壁、大腿外侧出现妊娠纹。

4. 分娩期 主要变化是子宫规律宫缩，伴有宫口扩张及胎先露下降，胎膜破裂，胎儿及胎盘娩出。

5. 产褥期 产褥期产妇全身各系统发生一系列的生理变化，最明显的是生殖系统和乳房，前者是复旧过程，后者则是泌乳阶段。

(1) 生殖系统的变化：生殖系统变化最大的器官是子宫，其变化过程就是复旧。即子宫从胎盘娩出后逐渐恢复到未孕状态的过程，一般需要 6 周。产后随着子宫的复旧，阴道排出恶露，分为血性恶露(产后最初 3d)、浆液性恶露(产后 4~14d)和白色恶露(产后 14d 以后，持续 2~3 周)。

(2) 乳房的变化：主要是泌乳。乳汁的分泌与下列因素有关：产后雌激素减少而催乳激素增多；婴儿吸吮；不断排空乳房；良好的营养、睡眠、情绪和健康状况。婴儿频繁有效地吸吮、乳房的排空是保持不断泌乳的关键。

6. 绝经过渡期 由于卵巢功能衰退，雌激素水平降低，生殖器官逐渐萎缩并发生退行性变化，乳房下垂。有些妇女发生绝经综合征(menopansal syndrome)，表现为月经紊乱、潮热、出汗、眩晕、心悸、失眠、多梦、关节疼痛、头痛、耳鸣、注意力不集中、记忆力减退、情绪不稳定等。

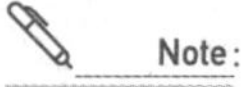

7. 绝经后期及老年期 卵巢功能已完全衰竭，生殖器官进一步萎缩退化，雌激素水平低落，不足以维持女性第二性征，出现低雌激素相关症状及疾病，如心血管疾病、糖尿病、反复感染的阴道炎和尿道炎、骨质疏松等。此外，该期子宫内膜癌的发病率上升。

（二）心理变化

1. 青春期

⑴ 对性发育好奇：随着第二性征发育及月经来潮，青春期少女开始对自己的性器官发育感到好奇，逐渐意识到两性差别，对异性存在神秘、紧张、害羞、眷恋心理，对自己的体貌也比较关注。

⑵ 情绪不稳定：进入青春期后，渴望独立的愿望日益强烈，自尊心极强，但因涉世不深，对事情的认知常表现为直观和感性分析，遇事易出现情绪不稳定，甚至言论、行为的逆反。

2. 生育期 生育期妇女心理发展处于相对稳定阶段，适应社会能力较强，自我意识明确、现实，多能冷静、理智地对待人生的困难、挫折，抑或成功、喜悦，能做到"心理相容"或"心理位置互换"。若家庭、事业、子女教育压力较大，会给此期女性带来沉重的心理负担。

3. 妊娠期

⑴ 妊娠早期：刚得知怀孕时，许多孕妇会产生惊讶和震惊，若是计划中妊娠，孕妇既感到兴奋又表现出不同程度的焦虑，多担心胎儿生长发育状况；若是非计划妊娠，孕妇会产生矛盾心理，为早期遭遇的可能不利于胎儿发育的各种因素而感到焦虑，觉得妊娠不是时候；若有不良的孕产史，孕妇会更加紧张、忧心忡忡；若早孕反应较重，会令她们烦躁、苦恼；若妊娠所带来的各方面压力较大，孕妇情绪往往波动较大。

⑵ 妊娠中期：此阶段孕妇情绪趋于稳定，主动寻求妊娠期保健知识，并出现"筑巢反应"，如计划为孩子准备物品、起名字等，但仍担心胎儿的生长发育是否正常。

⑶ 妊娠晚期：多数孕妇因身体不便，盼望分娩日期的到来。若妊娠晚期有妊娠合并症，紧张、焦虑情绪会进一步加重，多担心发生早产，胎儿发育受到影响。临近预产期时，孕妇常常恐惧分娩疼痛，担心分娩过程中母儿安危，胎儿有无畸形，也有部分孕妇担心胎儿性别能否满足自己及家人的意愿。

4. 分娩期 因分娩室陌生的环境和人员，对分娩过程的未知及分娩结局的不确定，子宫收缩的疼痛等，产妇常常表现为焦虑、紧张和恐惧，反复询问产程进展情况和胎儿情况。若产程进展缓慢或停滞不前，有的产妇表现为哭泣、喊叫，请求医生给予镇痛药物；有的产妇出现烦躁、沮丧、受挫，丧失继续分娩的信心，要求尽快剖宫产结束分娩。若产妇过度紧张、恐惧，可加重分娩疼痛，导致宫缩乏力而影响产程进展。

5. 产褥期 产后妇女因内分泌发生急剧变化，母亲角色的不适应，家庭支持不足等因素，可出现产后精神疾病，尤其以产后抑郁症较常见。

6. 绝经过渡期 此期妇女由于自主神经功能紊乱，常表现为紧张、焦虑、情绪不稳定、情感脆弱、易激怒，严重者可出现多疑、抑郁，甚至有自杀的念头。有些妇女因记忆力减退，对新生事物适应能力慢，常表现为悲观、低自尊等消极心理。

7. 绝经后期及老年期 因健康状况下降，退休生活的不适应、独居及社交活动减少等因素，常常出现孤独、寂寞、焦虑、抑郁。有些老人遇事变得固执、保守，若事与愿违会令她们变得急躁、缺乏冷静和宽容。若身患疾病且得不到细心照顾，易出现悲观、忧虑、被冷落、被遗弃等心理变化。

三、妇女不同时期的主要健康问题

（一）青春期的主要健康问题

1. 有受伤的危险 与缺乏自我保护知识和能力有关。

Note:

2. 肥胖 / 超重　与不良的生活方式有关。

3. 营养失调：低于机体需要量　与偏食、节食有关。

4. 体像紊乱　与沾染了不良嗜好、出现意外妊娠和性传播疾病有关。

（二）孕前期的主要健康问题

1. 焦虑　与计划受孕多次不能如愿有关。

2. 知识缺乏：缺乏优生优育的相关知识。

3. 肥胖 / 超重　与不良的生活方式有关。

（三）妊娠期的主要健康问题

1. 舒适度减弱　与妊娠期不适有关。

2. 便秘　与妊娠期肠蠕动减弱有关。

3. 体液过多　与妊娠子宫压迫下腔静脉使下肢静脉血液回流不良有关。

4. 肥胖 / 超重　与妊娠期体重管理不良有关。

5. 睡眠型态紊乱　与尿频、频繁的胎动、子宫增大所致的呼吸困难有关。

6. 焦虑　与担心胎儿的生长发育或胎儿产前筛查阳性结果有关。

7. 知识缺乏：缺乏妊娠期保健知识。

（四）分娩期的主要健康问题

1. 分娩疼痛　与子宫收缩、软产道受压和扩张、焦虑、对分娩过程的认知不足、社会支持系统缺乏等因素有关。

2. 舒适度减弱　与分娩疼痛、排尿困难、胎膜破裂等因素有关。

3. 焦虑 / 恐惧　与担心母儿安危、对分娩结局的不确定有关。

4. 有组织完整性受损的危险　与会阴体条件、胎儿过大、急产、产钳助产等因素有关。

5. 有体液不足的危险　与产程延长、进食水不足有关。

（五）产褥期的主要健康问题

1. 舒适度减弱　与宫缩痛、伤口疼痛、多尿、褥汗等因素有关。

2. 尿潴留　与产程延长、会阴损伤、不习惯床上排尿等因素有关。

3. 便秘　与产后活动少、饮食缺乏膳食纤维有关。

4. 有出血的危险　与子宫复旧不良、胎盘胎膜残留、软产道裂伤、凝血功能障碍有关。

5. 有感染的危险　与子宫复旧不良、胎盘或胎膜残留及产后抵抗力下降有关。

6. 母乳喂养无效　与产妇母乳喂养技能不熟练有关。

7. 母乳分泌不足　与产妇乳腺发育、营养状态和精神因素及婴儿吸吮刺激不足有关。

8. 焦虑　与产后内分泌改变、社会支持系统不足、新生儿畸形或疾病等因素有关。

（六）绝经过渡期的主要健康问题

1. 焦虑　与内分泌改变、个性特征等因素有关。

2. 知识缺乏：缺乏绝经过渡期的相关知识。

3. 有感染的危险　与卵巢功能减退导致泌尿生殖道抵抗力下降及子宫不规则出血有关。

4. 睡眠型态紊乱　与卵巢功能衰退导致自主神经功能紊乱有关。

5. 体像紊乱　与担心丧失女性形象有关。

（七）绝经后期及老年期的主要健康问题

1. 老年综合征　与各器官功能退化有关。

2. 有跌倒的危险　与感官、运动、神经等系统老化有关。

3. 有孤独的危险　与退休、独居及自身性格有关。

4. 压力性尿失禁　与盆底肌、尿道括约肌松弛有关。

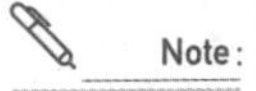
Note:

5. 焦虑　与自理能力下降及身患疾病有关。

6. **社交障碍** 与听力下降、自我照顾能力不足等因素有关。

7. **有感染的危险** 与抵抗力低下有关。

8. **有受伤的危险** 与跌倒、骨质疏松致骨折有关。

9. **潜在并发症**:心脑血管疾病、糖尿病等。

四、社区妇女不同时期保健

(一) 青春期保健

青春期是智力发展、世界观形成和信念确立的重要时期。青春期保健应重视健康与行为方面的问题,开展三级预防,其中以一级预防为重点。

1. **一级预防**

(1) 培养良好的饮食习惯,增加蛋白质、维生素、矿物质的摄入,注意荤素搭配、粗细粮结合、少吃零食、不挑食、不偏食、不受情绪影响暴饮暴食,不盲目减肥,定时三餐,重视早餐。

(2) 培养良好的卫生习惯,月经期注意会阴部卫生,避免盆浴。穿棉质内裤,不穿紧身、化纤内裤,清洁外阴的盆、毛巾单独使用。大便后从前向后擦拭或冲洗,以免将肛门处的病原体带入阴道、尿道。

(3) 培养健康的生活方式,保证充足睡眠,坚持体育锻炼,注意德智体美全面发展。大力宣传吸烟、酗酒、吸毒及滥用药物的危害,家长和教师应起到榜样和督促的作用。

(4) 开展心理卫生及性知识方面的教育,引导青春期少女自尊、自重和正确的荣辱观,走自信、自强之路。正确讲解生殖系统的解剖和生理,提倡正常的男女生交往,把精力投入到有益于身心健康的集体活动中去,自觉抵制不健康的行为,预防少女妊娠、性传播疾病等。

2. **二级预防** 定期体格检查,早期发现疾病及行为偏差问题。

3. **三级预防** 开展疾病的治疗和康复。

(二) 生育期保健

主要任务是维护生育期妇女的生殖健康,减少因孕育和节育所导致的各种疾病,开展三级预防。

1. **一级预防(最重要)** 普及孕产期保健和计划生育指导。

2. **二级预防** 加强妇女常见病的普查及卫生宣教,对妇女在生育期所发生的疾病能做到早发现、早防治。

3. **三级预防** 提高对高危孕产妇的处理水平,降低孕产妇和围产儿死亡率。

(三) 孕前保健

孕前保健是孕期保健的前移,是通过评估和改善计划妊娠夫妇的健康状况,减少或消除导致出生缺陷等不良妊娠结局的风险因素,达到预防缺陷儿出生,提高出生人口素质的目的。孕前保健重点内容如下:

1. **健康教育** 有准备、有计划的妊娠,避免高龄妊娠。合理营养,常吃含铁、碘丰富的食物,选用碘盐。孕前3个月开始补充叶酸,既往生育过神经管缺陷儿的孕妇,则需遵医嘱增加补充叶酸的剂量。戒烟戒酒,避免接触有毒、有害物质和环境。加强运动,控制体重在标准范围内。使用长效避孕药物避孕者需改为工具避孕,半年后再受孕。

2. **健康状况评估** 通过健康咨询和医学检查,对计划妊娠夫妇的健康状况做出评估,针对可能存在与妊娠、分娩相互影响的健康问题提出诊疗建议。

3. **遗传及优生咨询** 既往有不良孕产史、遗传病和慢性病者,再次妊娠前夫妇双方应接受遗传及优生咨询。

(四) 妊娠期保健

1. **规范、系统地进行产前检查** 正常孕妇整个妊娠期产前检查7~11次,每次产前检查均有明确目的。妊娠各期产前检查重点内容如下:

Note:

(1) 妊娠早期：确定孕周及预产期，告知孕妇此期是胎儿发育的敏感期，最易受致畸因素的影响，应避免接触有害物质及环境，慎用药物，预防感染，做相关化验检查等。

(2) 妊娠中期：开展产前筛查，包括唐氏综合征、胎儿开放性神经管畸形、胎儿结构性畸形及先天性心脏病、妊娠期糖尿病及妊娠期高血压疾病等。

(3) 妊娠晚期：监护胎儿宫内生长发育及胎盘功能，防治妊娠并发症，及早发现并纠正胎儿宫内窘迫。

2. 体重管理 孕期体重增长是监测孕妇营养状况最简单、最直接的可靠指标。一般妊娠早期平均体重增加范围是0.5~2kg；妊娠中、晚期体重增加根据孕前BMI的不同而不同。目前我国孕期体重增长标准参照2009年美国医学研究所修订的孕期体重增加指南（表5-1）。

表5-1 根据不同孕前BMI分类的推荐孕期体重增长（2009年）

孕前体重分类	BMI kg/m^2	单胎孕妇孕期总增重/kg	单胎孕妇妊娠中晚期每周增重/kg	双胎孕妇孕期总增重/kg
体重不足	<18.5	12.5~18	0.51（0.44~0.58）	暂无
正常体重	18.5~24.9	11.5~16	0.42（0.35~0.50）	17~25
超重	25~29.9	7~11.5	0.28（0.23~0.33）	14~23
肥胖	≥30	5~9	0.22（0.17~0.27）	11~19

3. 营养指导

(1) 妊娠早期：饮食宜清淡、易消化、少食多餐，摄入富含B族维生素、维生素C和钙、钾及叶酸的食物，继续补充叶酸至妊娠3个月。

(2) 妊娠中、晚期：增加优质蛋白、脂质和钙的摄入量，如瘦肉、禽、蛋、海产品、乳制品、豆制品。补充钙剂每日0.6~1.5g，补充铁剂推荐：血清铁蛋白<30μg/L，每日补充铁元素60mg，若孕妇为缺铁性贫血，补充铁元素每日100~200mg。为满足胎儿脑发育所需的DHA，推荐孕妇每周食用2~3次深海高脂鱼类。

4. 生活指导 避免接触铅、汞、苯、砷、农药、放射线、抗癌药等有害物质，避免密切接触宠物，避免吸烟、酗酒、吸毒。注意休息，保证充足睡眠，适当运动，保持精神愉快。妊娠12周前及28周后不宜性生活，以防流产、早产及感染。

5. 用药指导 孕早期用药要特别慎重，必要时遵医嘱用药，需注射疫苗时应在医生的指导下使用。

6. 孕期自我监护指导 妊娠32周后指导孕妇自我监护胎动计数。正常胎动为3~5次/h，也可将3次测得的胎动数乘以4，则等于12h胎动数。12h胎动数应在30次以上；或平均胎动计数≥6次/2h为正常，<6次/2h或减少50%者提示胎儿有缺氧的可能，应及时就诊。

7. 常见症状的应对

(1) 恶心、呕吐（早孕反应）：起床前先吃一点食物，日间少量多餐，饮食宜清淡、易消化，避免长时间空腹。

(2) 尿频：妊娠12周前，尿频为生理现象。待妊娠12周后，子宫长出盆腔，尿频症状缓解，无须特殊处理。

(3) 便秘：多摄取富含水分和富含膳食纤维的食物，适当运动，养成定时排便的习惯，未经医生允许不可随意使用泻药。

(4) 下肢水肿：妊娠后期孕妇常会出现踝部、小腿轻度水肿，休息后可消退，属于生理现象。应避免两腿交叉或长时间站立，休息时可抬高下肢促进下肢血液循环。

Note:

(5) 下肢、外阴静脉曲张：穿弹力裤袜，不穿紧身衣，如外阴有静脉曲张，臀下垫软枕，抬高臀部，以促进静脉回流。

(6) 下肢肌肉痉挛：常在夜间发作较重，发作时下肢伸直，使腓肠肌紧张，行局部热敷、按摩。

(7) 腰背痛：保持正确的坐、立、行的姿势，穿宽头平底鞋，睡硬板床，尽量避免弯腰工作，定期做产前运动。

(8) 仰卧位低血压综合征：休息时以左侧卧位为宜，避免长时间仰卧位。

8. 异常情况的识别 孕妇出现腹痛、阴道流血、阴道排液、头痛、眼花、上腹持续不适、胎动计数突然减少等立即就诊。

9. 分娩准备教育 通过各种信息平台向孕妇开展分娩准备教育。重点内容包括：分娩的过程、影响分娩因素、应对分娩疼痛的方法、自然分娩与剖宫产对母婴的影响、分娩医院的助产模式及信息。有条件的可以参观模拟分娩室，使孕妇在分娩前熟悉分娩环境，减轻对分娩的恐惧，做好充分的思想准备，增强分娩自控感及分娩体验度。

(五) 分娩期保健

1. 陪伴分娩 助产士是可信赖的专业人士，陪伴分娩能够给予产妇生理、心理、信息、情感、技术等全方位的支持，有利于减轻产妇对分娩的焦虑、恐惧心理及分娩疼痛，帮助产妇树立自然分娩的信心，有利于保护和支持自然分娩，降低产后出血发生率及手术产率。同时，可以提供导乐或产妇家属陪伴分娩的服务。

2. 分娩镇痛 包括非药物镇痛和药物镇痛。WHO 提倡在分娩期使用非药物镇痛，包括产前教育，产时赞美、音乐、冥想、Lamaza 呼吸法、按摩 - 压迫法、热敷和温水浴、自由体位待产和分娩等。非药物分娩镇痛可减轻产痛、缩短产程，让产妇在平静、可耐受产痛的状态下，享受生育的喜悦和快乐，充分体现以人为本的助产服务模式。同时非药物分娩镇痛还可降低手术产率、产后出血率、胎儿窘迫和新生儿窒息发生率，维护母婴的安全与健康。药物分娩镇痛目前使用最多的方法是硬膜外麻醉镇痛，该方法可使催产素使用率增加，皮肤瘙痒，还可能出现产后尿潴留等情况，适宜高危妊娠产妇分娩时，使用前需要产科医护人员和麻醉医生对产妇进行全面评估，有使用适应证时方可使用。

3. 采取自由体位分娩 待产过程中鼓励产妇自由选择感觉舒适的体位，如卧、走、立、坐、跪、趴、蹲等，尽量避免仰卧位。分娩时也可采取多种体位，如站、坐、蹲、半卧位、侧卧位、手膝位等。自由体位分娩符合人体解剖特征和生理体位，有利于产妇有躯体控制感，疼痛减轻，产程进展加速，胎盘血流供给得到改善，从而促进自然分娩。

4. 给予全面支持 尊重产妇，维护其尊严、私密性和保密性，与产妇进行有效沟通，给予安慰、鼓励和赞美，减轻紧张和恐惧心理。及时提供产程进展信息，给予熟练的、安全的助产技术服务，同时给予暖心的舒适护理。

5. 全产程中做到“五防一加强” 即防滞产、防感染、防产伤、防出血、防窒息，加强对高危孕妇产时的监护和产程处理，保障母儿安全。

(六) 产褥期保健

1. 预防产后出血 定时按摩子宫、尽早排尿、早期离床活动、早期哺乳，以促进子宫复旧，预防产后出血。

2. 预防产褥感染 保持会阴部清洁卫生，观察有无发热，腹痛及恶露量、色及气味。如恶露量多、持续时间长，有臭味，发热伴有腹痛及时就诊。

3. 生活护理指导

(1) 休息与活动：保证充足睡眠，产后 24h 可下床活动，以利于子宫复旧、恶露排出，预防血栓性静脉炎。但要避免重体力劳动等增加腹压的动作或长时间站立及蹲位，以防子宫脱垂。产后 24h 如无不适症状，可开始做产褥期健身操。

(2) 饮食：产后第一周内饮食宜清淡、易消化，产后第二周起适度增加高蛋白、富含维生素等的食

Note:

物，做到品种多样化，适量增加液体入量，以利于乳汁分泌。多吃蔬菜和水果，预防便秘。

(3) 衣着与卫生：产妇出汗较多，要选择柔软、宽松、吸湿性良好的棉质衣裤，从产后第2d起可擦浴或淋浴，禁止盆浴，以免引起生殖道上行感染。

(4) 排尿：产后4~6h内协助产妇排尿，预防尿潴留。

4. 心理支持 助产士工作可延伸到母婴同室病房、家庭，了解产妇的需要，给予精神鼓励。指导其家庭成员给予产妇细心照顾和情感支持，使产妇保持精神愉快，预防产后心理问题的发生。

5. 产后访视及产后检查 产妇出院3d内、产后14d、产后28d进行产后访视。产后42d产妇应到医院进行全面产后身体检查，评估全身康复情况及新生儿生长发育情况。

（七）哺乳期保健

1. 强化母乳喂养观念 向产妇及家属讲解母乳喂养对母婴的好处，纯母乳喂养6个月和继续母乳喂养到婴儿2岁及以上的重要性。鼓励产妇出院后、上班后继续坚持母乳喂养。

2. 母乳喂养相关知识宣教 包括分娩后母婴皮肤早接触、早吸吮、母婴同室的重要性；产妇正确哺乳的体位及婴儿正确含接乳房姿势；保证乳汁分泌充足的措施；人工挤奶的方法；落实促进母乳喂养成功的十项措施等。

知识拓展

WHO促进母乳喂养成功的十项措施（2018年）

关键管理规程

1a. 完全遵守《国际母乳代用品销售守则》和世界卫生大会相关决议；

1b. 制定书面的婴儿喂养政策，并定期与员工家长沟通；

1c. 建立持续的监控和数据管理系统。

2. 确保工作人员有足够的知识、能力和技能以支持母乳喂养。

重要的临床实践

3. 与孕妇及其家属讨论母乳喂养的重要性和实现方法。

4. 分娩后即刻开始不间断的肌肤接触，帮助母亲尽快开始母乳喂养。

5. 支持母亲开始并维持母乳喂养及处理常见的困难。

6. 除非有医学上的指征，否则不要为母乳喂养的新生儿提供母乳以外的任何食物或液体。

7. 让母婴共处，并实践24h母婴同室。

8. 帮助母亲识别和回应婴儿需要进食的迹象。

9. 告知母亲使用奶瓶、人工奶嘴和安抚奶嘴的风险。

10. 协调出院，以便父母与其婴儿及时获得持续的支持和照护。

（八）绝经过渡期保健

1. 妇科检查及指导 每年1次妇科检查，注意月经、白带的改变，若出现不规则阴道流血、血性白带，需进行肿瘤筛查。积极防治围绝经期综合征及骨质疏松，必要时遵医嘱行性激素补充治疗。积极防治子宫脱垂及压力性尿失禁，每天进行缩肛运动。

2. 生活方式指导 保持充足睡眠及良好的卫生习惯；饮食以低热量、低脂肪、低糖、低盐、高维生素和膳食纤维、高钙（每日摄入量为800~1 000mg）为原则，多食用粗粮、海产品、豆制品、乳制品、蔬菜和水果，多饮水，保持正常体重；适当运动，每周至少中等强度运动3次，如快走、慢跑、游泳、跳舞及拳术等，增加日晒时间，促进钙的吸收利用。此外，每周增加2次抗阻力训练，如哑铃、蹲起及平板支撑，以达到强身健体，降低心脑血管疾病、卒中、骨折及乳腺癌发生率的目的。

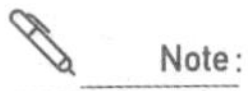

3. 心理卫生指导 绝经是妇女一生必须经历的阶段，围绝经期综合征的症状除与神经内分泌改变有关外，还与自身的性格特征、社会文化等因素有关。因此，应通过积极工作、培养兴趣爱好、参与社会活动分散注意力，缓解不适，保持精神愉快。家庭、朋友、社区医务人员也应理解、关心和体谅她们，并提供精神和心理支持。

（九）绝经后期及老年期保健

饮食要少量多餐，食物应细软，预防营养缺乏，维持适宜体重。运动要量力而行，循序渐进，注意安全。心理要充满自信，学会调整情绪，懂得自我欣赏、自我成全。增加社交活动和脑力活动，做到“活到老、学到老、干到老”，有助于身心健康，延缓衰老。定期体检，积极防治心脑血管疾病、骨质疏松及生殖系统肿瘤。其余保健措施同绝经过渡期。

五、社区妇女避孕节育指导

妇女享有避孕节育的知情选择权。通过避孕知识的宣传指导，提高妇女自我保健意识和选择科学合理的避孕方式的能力。

1. 新婚期 可选用短效口服避孕药、外用避孕药（片剂、孕栓、药膏、药膜）阴茎套、子宫帽、阴道隔膜。不宜选用长效避孕药、宫内节育器、皮下埋植避孕法。若及早察觉避孕措施失败，可在3~5d内采取紧急避孕措施。

2. 哺乳期 可选用外用避孕药（片剂、孕栓、药膏、药膜）、阴茎套、宫内节育器（正常产后3个月放置，剖宫产术后6个月放置）、皮下埋植避孕法、阴道隔膜、单纯孕激素类避孕药。不宜选用雌-孕激素复方避孕药或避孕针避孕。

3. 生育后期 可根据自身情况选择适宜的避孕和节育方法。

4. 绝经过渡期 此期仍可能排卵，需坚持避孕。可选用阴道隔膜、子宫帽、外用避孕药（片剂、孕栓、药膏、药膜）、阴茎套。原来的宫内节育器如无不良反应可继续使用，直至绝经半年后取出。45岁以上者不宜选用雌-孕激素复方避孕药。

第四节 社区儿童保健

社区儿童保健是以社区为范围，以解决社区内儿童健康问题为核心，以家庭为单位，以0~6岁的学龄前儿童为主要对象，以满足社区儿童健康需求为目的，提供综合性系统化的服务。

儿童是人类的未来，是社会可持续发展的重要资源，加强儿童卫生保健系统服务和管理，对促进儿童发展，全面提高中华民族素质，强化人力资源强国具有重要战略意义。

一、儿童生理、心理和行为特点

（一）生理特点

1. 新生儿期 自胎儿娩出脐带被结扎起至出生后满28d，称为新生儿期。新生儿需要适应宫外环境及生理上的巨大变化。由于生理调节发育尚不成熟，适应能力较低，抵抗力弱，缺氧、窒息、低体温、寒冷损伤综合征和感染等健康问题发生率高，死亡率也高，尤其是发生于生后1周内。

2. 婴儿期 出生后28d到满1周岁为婴儿期。此期是人体第一个生长发育高峰，身高体重增加，6月龄的脑重达出生时的2倍，是大脑和智力发育的关键期。消化系统发育尚不完善，喂养不当易发生消化功能紊乱、腹泻、营养不良。生后4~6个月的婴儿，出生时的铁储备常常耗竭，易出现营养性缺铁性贫血而影响大脑发育、认知能力；生后6个月的婴儿体内来自母体的免疫物质逐渐消失，而自身免疫功能尚未成熟，易发生肺炎等感染性疾病和传染病。

3. 幼儿期 1周岁后到满3周岁为幼儿期。此期儿童智能发育突出，行走、语言、思维能力增强。消化功能尚未完全成熟，营养的需求量、食物的种类及性质变化较大，故易发生腹泻、营养不良，如2

Note:

岁以下易发生佝偻病,6 月龄 ~3 岁易发生缺铁性贫血。此期儿童虽自身获得的免疫力开始增长,但仍较弱,易患感染性疾病。

4. 学龄前期 3 周岁后到入小学前(6~7 岁)为学龄前期。此期儿童体格发育速度平缓,大脑发育接近成人,能做精细动作,共济运动也比较协调,语言、思维日趋成熟,好奇心强、想象力强、模仿力强、可塑性强。此期儿童因机体免疫功能尚未完全成熟,仍易患感染性疾病。

5. 学龄期 从入小学起(6~7 岁)到青春期(女孩 11~12 岁,男孩 13~14 岁)开始之前为学龄期。此期儿童体格生长稳步增长,除生殖系统外的其他各器官发育在此期末已接近成人水平。大脑皮质功能发育更为成熟,理解、分析、推理、归纳等综合思维能力增强。此期儿童感染性疾病的发生率较前为低,但要注意预防龋齿和近视。

(二) 心理和行为特点

1. 新生儿期 感觉是新生儿发展最早的心理活动。如面颊受到刺激可引起觅食反射,吸吮糖水能引起欣喜面容,而吃到苦味则表情痛苦,出生后就能避光就暗,以上说明新生儿已具备了多种感觉以及对其做出不同行为反应的能力。

2. 婴儿期 婴儿期的心理活动、行为反应取决于生理需要是否得到满足及健康状况,如在吃饱、睡足及舒适的状态时,会表现为欢乐的面容,相反就会哭闹。随着月龄的增加,动作和语言的发育,能够逐渐对照顾者的不同表情(笑容、生气)做出相应的心理反应,或开心,或哭泣,或凝视。情感上开始有了与人交流的需要,并在交流时做出反应。对母亲及熟悉的照顾者产生依恋心理,对陌生人会表现为怕生、胆怯、哭闹等行为特点。

3. 幼儿期 幼儿期情绪和情感易变,不易控制。喜欢和熟悉的、亲近的人交往,如果受到表扬就会欢呼雀跃,受到批评或责骂就会羞愧、哭泣、惧怕。若家长过于宠溺、娇纵孩子,则会出现任性、爱发脾气等不良行为。因识别危险因素的认知能力不足,缺乏自身保护意识和能力,易发生意外伤害。

4. 学龄前期 心理的稳定性和对情绪的控制力较幼儿期有较大进步,但仍具有多变性。自我照顾能力增强,独立自主活动的愿望十分强烈,积极主动去探索周围的各种未知事物,与同龄儿童和社会有了更广泛的接触,社交能力得以锻炼。若家长正向引导,此期儿童能够对真善美、假恶丑的行为做出符合社会道德准则的判断。若家长疏于教育,此期儿童在心理行为上易出现偏差,常常是以自我为中心,爱闹情绪,骄纵和任性。

5. 学龄期 同伴、学校和社会环境对其心理行为影响较大。积极教育可促使他们心理、情绪逐渐趋于稳定。自觉性、意志力、社会性增强,有责任感、道德感、正义感、集体荣誉感,逐步学会换位思考,其道德观从表面、肤浅的认识逐步向本质、纵深发展。疏于教育可使他们沾染不良习气。

二、儿童各年龄期常见的健康问题

(一) 新生儿期常见的健康问题

1. 有窒息的危险 与胎儿宫内窘迫、胎儿呼吸器官发育异常、分娩因素异常、新生儿颅内出血、呛奶、呕吐等因素有关。

2. 有体温过低的危险 与体温调节中枢不完善、缺乏体脂、环境温度低及早产有关。

3. 有感染的危险 与免疫机制发育不完善有关。

4. 有皮肤完整性受损的危险 与患尿布疹、湿疹等有关。

5. 有口腔黏膜受损的危险 与感染鹅口疮有关。

6. 有新生儿黄疸的危险 与母婴血型不合、早产等因素有关。

(二) 婴幼儿期常见的健康问题

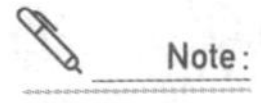
Note:

1. 腹泻 与喂养不当、肠道功能紊乱、感染有关。

2. **体液不足**　与腹泻、呕吐所致体液丢失过多和摄入不足有关。

3. **潜在并发症：维生素 D 缺乏性佝偻病、营养性缺铁性贫血。**

4. **营养失调：低于机体需要量**　与喂养不当、慢性消耗性疾病有关。

5. **有感染的危险**　与免疫力低下有关。

6. **有皮肤完整性受损的危险**　与过敏、湿疹、尿布疹和脂溢性皮炎有关。

7. **有受伤的危险**　与缺乏自身保护意识和能力有关。

（三）学龄前期及学龄期常见的健康问题

1. **肥胖**　与摄入高热量饮食过多、运动不足有关。

2. **有受伤的危险**　与好奇心强，缺乏自身保护意识和能力有关。

3. **牙齿受损**　与生活习惯不良有关。

4. **情绪控制失调**　与心理稳定性及情绪控制力不足有关。

5. **焦虑 / 恐惧**　与不适应学校生活有关。

6. **有对他人施行暴力的危险**　与遭受挫折、惩罚、讥讽和侮辱、家庭环境影响等多种因素有关。

三、儿童各年龄期保健

（一）新生儿期保健

1. **保暖**　新生儿居室应空气新鲜，阳光充足，适宜温度为 22~24℃，湿度为 55%。若环境温度低且保暖不好，新生儿体温会低于正常，甚至发生寒冷损伤综合征；若环境温度高且包被过厚，新生儿体温会升高引起脱水热。因此，要根据气温的变化，增减衣物和调节室温。

2. **合理喂养**　母乳是新生儿最佳食品。正常新生儿出生后 1h 内即开始吸吮母亲乳房，要坚持新生儿第一口食物是母乳。让母婴共处，并实践 24h 母婴同室，保证新生儿按需哺乳。若新生儿吸吮力较弱，可将母乳挤出，用小管乳旁加奶。纯母乳喂养的新生儿，2 周后应补充维生素 D，每日 400U，不需补钙。

3. **日常护理**　新生儿皮肤娇嫩，且新陈代谢旺盛，应保持皮肤清洁干燥，尤其注意眼睛、口腔、鼻腔、外耳道、脐部及臀部的护理。便后及时擦拭或冲洗会阴部及臀部，预防尿布性皮炎。沐浴后进行脐部护理，若脐部潮湿，用 75% 乙醇环形擦拭脐轮和脐带残端，将分泌物擦干净，保持脐部干燥，促进脐带脱落和预防感染。衣着应宽松、柔软、浅色、纯棉质地，不宜包裹过紧。注意观察精神状态、呼吸、面色、体温、大小便等情况。

4. **早期教育**　通过反复的视觉和听觉训练，建立各种反射，培养新生儿对周围环境的定向力以及反应能力，促进手眼协调动作，促进感知觉、动作的发育。

5. **预防疾病和意外**　尽量减少亲友探视和亲吻新生儿，避免交叉感染。哺乳或接触新生儿前应洗手，新生儿卫生用具专用，食具用后消毒，保持生活用品清洁。新生儿应及时补充维生素 D，预防佝偻病的发生，按时接种卡介苗和乙肝疫苗。新生儿用药要慎重，因肝功能不成熟，某些药物在体内代谢率低可发生蓄积，出现副作用；哺乳期母亲用药也应考虑乳汁中药物对新生儿的影响，以预防意外。

6. **家庭访视**　对新生儿访视次数不少于 3 次，对高危新生儿酌情增加访视次数。访视内容包括全面健康体检、指导母乳喂养、按时预防接种、开展新生儿疾病筛查。

（二）婴儿期保健

1. **合理喂养**　强调纯母乳喂养 6 个月和继续母乳喂养到 2 岁及以上的重要性及维生素 D 的补充。6 个月以上婴儿需及时添加辅食。家长应掌握添加辅食的顺序及原则、食物的选择及制作方法等。哺喂辅食时还应注意观察婴儿大便颜色和性质，以便合理调整辅食。

2. **日常护理**

(1) 清洁卫生：每日应检查新生儿皮肤并更换清洁衣物，特别注意皮肤皱褶处的清洁干燥。便后

Note:

及时冲洗肛周皮肤，预防尿布性皮炎。建议隔日沐浴或每周为新生儿沐浴2~3次。前囟门处的痂皮可涂植物油，待痂皮软化后用沐浴液及温水洗净，不可强行剥脱造成皮肤损伤。

(2) 衣着：应柔软、宽松，简单，利于穿脱、四肢循环和活动，而且少接缝和浅颜色，避免刺激皮肤，衣服上不宜用纽扣，宜用带子代替，以免婴儿误食或误吸。

(3) 睡眠：小儿睡前避免过度兴奋，睡前沐浴以保持身体清洁、干爽和舒适，睡眠要固定时间和催眠曲、不拍、不摇、不抱，养成单独入睡的习惯。睡眠可采取各种卧位，但通常侧卧是最安全和舒适的体位(两侧经常更换，以免面部或头部变形)。

(4) 牙齿：4~10个月婴儿乳牙开始萌出，婴儿会有牙龈不适，可给较大婴儿一些较硬的饼干、烤馒头片等食物咀嚼，缓解不适，并促使乳牙及时长出及颌骨正常发育。乳牙萌出后，每晚用小牙刷帮助婴儿刷牙。

(5) 户外活动：坚持户外活动，呼吸新鲜空气、晒太阳，以增强体质和预防佝偻病的发生。

3. 早期教育

(1) 排便训练：7~8个月后婴儿可坐稳，此期可进行定时做便盆训练，使其逐渐能够控制大小便。

(2) 感知觉和认知能力训练：尽早让婴儿自己用勺子进食，促进手、眼协调及手部肌肉发育。日常生活中，积极与婴儿互动，进行视听、语言、动作的训练。训练中多给予婴儿抚摸、拥抱、微笑，满足其心理需要，促进情感正向发展。

4. 预防疾病和意外 按时完成基础免疫接种，预防传染病的发生。婴儿期常见的意外有窒息、异物吸入、跌伤、烧伤、烫伤、中毒、触电、溺水等。为防止意外发生，小儿活动时应在照顾者的视线内，婴儿吃奶后要取侧卧位，睡眠时不能含着乳头，硬币、坚果，塑料布等不能放在婴儿可触及的范围内。

5. 定期体格检查 6个月以内婴儿每月1次体格检查，6~12个月婴儿2~3个月1次体格检查。监测生长发育指标，预防营养不良、发育迟缓、肥胖症及营养性缺铁性贫血和佝偻病等。

(三) 幼儿期保健

1. 合理营养 幼儿生长发育较快，应提供足够的热量和优质蛋白，保证各种营养素充足且均衡。推荐两岁以内婴幼儿每天摄入DHA 100mg，促进神经系统发育，提高免疫力。食物要以细、软、烂、碎为主，以便幼儿进食和消化吸收。18个月左右的幼儿可能出现生理性厌食，家长应鼓励幼儿用自己喜欢的餐具独立的、定时的进食，进食时不玩耍、不挑食，培养良好的就餐习惯。

2. 日常护理

(1) 衣着：宽松、保暖、轻便，便于活动和穿脱，颜色应鲜艳便于识别，鞋子应舒适合脚。

(2) 睡眠：幼儿一般夜间可睡10~12h，日间小睡1~2次。睡前家长可用舒缓的语调讲故事，或小儿自己带喜欢的玩具上床陪伴，帮助其入眠。

(3) 口腔保健：幼儿不能自理时，家长可用软毛牙刷清洁幼儿牙齿表面，并做到进食后漱口。避免幼儿含着奶嘴，喝着果汁或牛奶入睡，定期进行口腔检查。

3. 早期教育

(1) 大小便训练：18~24个月时，幼儿开始能够自主控制肛门和尿道括约肌，而且认知的发展使他们能够表示便意，理解应在什么时间和地方排泄。大便训练常较小便训练先完成，夜间的排尿训练一般在4~5岁时完成。

(2) 生活习惯训练：日常生活中对幼儿多鼓励，多赞美，并言传身教，培养其良好的生活习惯。注意品德教育，针对不良的心理行为问题给予正向引导。

(3) 语言、动作训练：幼儿期是语言发展的关键时期。应重视与幼儿的语言交流，并鼓励其唱歌、讲故事。选择能够促进幼儿动作、思维、想象力发展的玩具，促进智力发育。

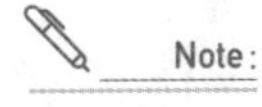

4. 预防疾病和意外　每 3~6 个月为幼儿做健康检查一次，监测生长发育情况，预防营养不良、单纯性肥胖。按时接种疫苗。指导家长采取有效措施，预防意外发生。

知识拓展

母乳喂养对婴幼儿的好处

1. 母乳营养成分均衡，是婴儿健康成长和发育的最佳食物。除维生素 D 不能进入乳汁外，母乳能够满足 6 个月内婴儿的全部营养需要。

2. 母乳中含有多种免疫活性细胞和球蛋白，可提高免疫力，预防婴幼儿感染。

3. 母乳能够促进胃肠道发育和肠道正常微生态系统的建立，预防婴幼儿腹泻。

4. 母乳能够促进婴幼儿神经系统的发育。

（四）学龄前期保健

1. 合理营养　提供优质蛋白质和必需氨基酸，平衡膳食；引导儿童规律就餐、专注进食；避免儿童偏食、挑食；培养和巩固儿童饮奶习惯，每天饮用 300~400ml 奶或相当量的奶制品，保证儿童钙摄入量达到适宜水平；建议儿童每天喝白开水 600~800ml，避免饮含糖饮料；食物烹调少调料，少油炸；鼓励儿童参与食物选择与制作，增进对食物的认知与喜爱。

2. 日常护理　培养儿童生活自理能力和良好的卫生习惯，帮助家长做简单的家务；经常户外活动，每天至少 1h，促进皮肤中维生素 D 的合成和钙的吸收利用。若出现任性、骄纵等心理行为偏差，家长要耐心教育，不应采取简单、粗暴的惩罚方式。

3. 入学前教育　学龄前期是儿童性格形成的关键时期，是培养各种良好的生活习惯及意志品质的好时机，应加强早期教育。注意培养儿童遵守规则，关心集体，热爱劳动，团结友爱，爱护公物，勇敢顽强，乐观进取的好品质；培养良好的学习兴趣和习惯。

4. 预防疾病和意外　每年对儿童进行一次健康检查，积极防治近视、龋病、缺铁性贫血、寄生虫病等常见病。继续监测生长发育情况，预防接种可在此期加强一次，防止传染病的发生。加强安全教育，预防意外伤害。

5. 防治常见的心理行为问题　学龄前儿童常见的心理行为问题有吮拇指和咬指甲、遗尿、破坏性或攻击性行为等，家长应正确引导，帮助其克服不良行为。

（五）学龄期保健

1. 合理营养　学龄期膳食要营养充分而均衡。应提供优质蛋白质、富含维生素、矿物质的食品，重视早餐和课间加餐。同时对儿童进行营养卫生宣教，纠正偏食、吃零食、暴饮暴食等不良的饮食习惯。

2. 日常护理　学龄期儿童生活基本自理，家长应督促他们规律生活，按时睡眠、起床，参加体育锻炼，打理好个人卫生，养成良好的生活习惯。

3. 全面教育　学龄期是儿童接受科学文化教育的重要时期，也是儿童心理发展上的一个重大转折时期。该期应加强素质教育，陶冶高尚情操，培养良好的性情、品格，促进德智体美劳全面发展。教育儿童遵纪守法，禁止吸烟、饮酒，自觉抵制社会上各种不良风气。

4. 预防疾病　定期体格检查，继续进行预防接种。定期开展有关预防近视、龋齿、脊柱弯曲等方面的健康教育，尤其是在传染病流行季节，更要加强传染病相关知识的宣传教育，使儿童能够明确传染病的预防措施。

5. 防止意外伤害　学龄期儿童常发生的意外伤害，包括车祸、溺水以及运动中的意外创伤等。家长、学校及卫生保健人员应加强对儿童的安全教育，预防意外伤害的发生。

6. 防治常见的心理行为问题　学龄儿童比较常见的心理行为问题是不适应学校生活，表现为焦

Note:

虑、恐惧甚至拒绝上学。家长和学校要密切配合,查明原因,采取相应措施,帮助学龄儿童尽快适应学校生活。

四、儿童保健系统管理

(一) 散居儿童保健系统管理

1. 管理对象 凡属管辖范围内散居在各个家庭中的儿童,年龄范围是从出生至入小学前,包括临时居住在辖区内 3 个月以上儿童。

2. 管理内容

(1) 儿童保健系统的管理,包括新生儿、婴幼儿及学龄前儿童管理。

(2) 儿童常见病、多发病和传染病的防治管理。

(3) 高危儿的筛查、管理和体弱儿的管理。

3. 管理方法

(1) 以社区或乡为基础,建立健全三级儿童保健网,由专职儿童保健工作者进行系统管理。

(2) 配合防疫部门开展免疫规划工作。

(3) 开展家庭访视,做好儿童期各阶段的专案管理。

(4) 开展家庭自我监护,指导家长正确使用儿童生长发育监测图。

(5) 建立逐级会诊和转诊制度。

(二) 集体儿童保健系统管理

1. 管理对象 托幼机构内集居环境条件下的儿童。

2. 管理内容

(1) 建立健康检查制度:包括儿童进入托幼机构前健康检查、定期健康检查、日间检查、离开托幼机构 3 个月以上儿童返园前检查、工作人员的健康检查等制度。

(2) 建立疾病防治制度:包括传染病、常见病和多发病的防治;体弱儿童的管理等。

(3) 建立合理的生活制度、膳食管理制度、体格锻炼制度、卫生消毒制度及安全管理制度。

(4) 建立适宜的早期教育制度。

(5) 建立有效的家长联系制度。

(6) 建立完善的卫生保健资料登记和统计制度。

3. 管理方法

(1) 各级医疗保健机构负责管辖范围内的托幼机构卫生保健工作的组织管理、业务指导及监督检查;各级教育行政部门协助卫生行政部门完成以上工作。

(2) 儿童入园和托幼机构的工作人员上岗前,必须经当地卫生行政部门指定的医疗卫生机构进行健康检查,儿童、工作人员体格合格方可入园或上岗。

(3) 各类托幼机构必须建立保健室、隔离室,并配备相应的设施。

(4) 托幼机构园舍的学习、休息与活动环境及各种设施必须安全并适合儿童健康发育的需要,符合国家规定的卫生标准和安全标准要求。

(5) 托幼机构必须根据接收儿童的数量配备儿童保健人员,且保健人员必须取得卫生行政部门的资格认可。

(6) 托幼机构的卫生保健工作包括:建立各种规章制度(详见管理内容);提供合理营养;培养儿童健康的生活习惯;定期进行健康检查、生长发育监测、心理行为评估及计划免疫工作;创造优美的园区环境;设置安全的、适宜的文体器具,保证儿童安全。

(7) 违法本规定的,由卫生行政部门和教育行政部门给予行政处罚,情节严重构成犯罪的,依法追究刑事责任。

Note:

(丁艳萍)

思 考 题

1. 助产士的角色职能包括哪些？
2. 备孕妇女保健重点内容包括哪些？
3. 如何给予妊娠期妇女营养指导？

URSING

第六章

护患关系与人际沟通

06章 数字内容

学习目标

知识目标:

1. 掌握人际关系、护患关系、人际沟通与护患沟通的相关概念;人际沟通的基本要素、沟通交流的基本方式与层次;促进护患关系的方法;有效沟通的技巧及护患沟通的常用方法。
2. 熟悉人际关系、护患关系与护患沟通的特征;助产工作中常见的沟通错误;助产士的沟通技巧。
3. 了解人际关系的理论基础、类型、形成与发展;护患关系的基本内容、基本模式和分期;人际沟通的主要障碍。

能力目标:

1. 能运用人际关系的基本理论,恰当处理助产工作中的各种人际关系。
2. 能运用人际沟通的技巧,实施有效的护患沟通。

素质目标:

提高语言修养和人际沟通能力,培养仁爱之心。

导入情境与思考

王某，初产妇，31岁，足月临产入院。孕期经过顺利，规律产前检查，无异常。入院检查未见异常，因无法忍受宫缩疼痛，面部表情紧张而痛苦，哭着央求助产士"我不要自己生了，给我剖宫产吧"。

请思考：

如何应用护患沟通技巧，给予产妇安慰和指导，说服其愿意接受阴道试产？

人们为满足自身发展的需要，建立各种人际关系。运用语言或非语言进行沟通，以传递信息、交换意见、表达思想及情感。在护理工作中，护士需要与不同的服务对象，包括健康人及有各种身心疾病的患者、患者家属、医疗保健机构其他医务人员进行有效的沟通，以建立各种工作关系，获得服务对象全面而准确的健康信息，为其制订个性化的护理计划，帮助其解决健康问题，满足其生理、社会心理、精神文化等多方面的需要，使其尽早获得最佳的健康状态。因此，只有学习护患关系与人际沟通的相关知识，才能建立和发展良好的人际关系或护患关系。

第一节 人际关系

人类进化与生存是以群体形式发展和存在的。在社会生活中，人不可能完全脱离他人而独立存在，每个人都生活在与他人共同组成的社会之中，不可避免地与自然、与他人和社会发生联系。因此，人际关系是人与社会相互作用的基本形态，反映个体和团体寻求社会需要满足的心理状态。

一、人际关系的概念

人际关系（interpersonal relationship）有广义和狭义之分。广义的人际关系是指社会中所有人与人之间的关系，以及人与人之间关系的一切方面，包括经济关系、政治关系、法律关系、道德关系、伦理关系等；狭义的人际关系是指在社会实践中，个体为了满足自身生存与发展的需要，通过一定的交往媒介与他人建立并发展起来的、以心理关系为主的一种显性的社会关系，包括血缘关系、地缘关系、业缘关系、血缘关系等。

二、人际关系的特征

人际关系经过漫长的发展，形成了一些基本特征，主要体现在以下几个方面：

（一）社会性

人是社会的产物，社会性是人际关系的基本特点。社会性是指通过人的社会关系表现出来的属性，它是人际关系的本质属性，它把人的群体关系与动物的群体关系区别开来，把社会与自然界区别开来，没有无社会性的人际关系。人际关系的社会性，首先，体现在人类繁衍，自然形成的家族关系与人们在赖以生存的劳动过程中结成的相互依存的社会关系，这种生存发展的自然属性就决定了人的社会性；其次，从社会发展进步过程来看人际关系的社会性，现代社会人与人之间的交往更为频繁、更为迫切，交往内容更为丰富，社会依存性表现得更为显著，人际关系的社会性也体现得更为明显。

（二）复杂性

人际关系是多方面不断变化的因素联系起来的，具有高度个性化和以心理活动为基础的特点。首先，人际关系本身的构成便是纷繁复杂的，交往层次的错综复杂、交往内容的丰富多彩、交往形式的

Note:

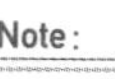

多种多样,无不使人际关系变得复杂而难以理清。其次,每个社会个体在现实生活中都扮演着不同的人际角色,根据交往对象的不同随时变化着角色身份,这种不同人际角色的变化,众多复杂的心理和社会因素致使人际关系呈现出复杂性的特征。

(三) 多重性

人际关系具有多因素和多角色的特点。每一个人都是一个多重角色的角色集,每个人在同一时期或不同时期还同时扮演着多种角色,这种角色的多样性决定了人际关系的多重性。从纵向看,人一出生就会构成亲子等血缘关系;上学后形成同学和师生关系;工作后会形成上下级和同事关系;到婚嫁年龄会形成恋爱和夫妻关系。从横向看,每个人在同一时期,还可能同时扮演着多种角色,同时处于多种人际关系中,可能同时既为人子女又为人父母,在单位可能既为下属又为领导,每一种人际关系的形成都是客观的、多重的。人际关系受多因素影响,如时间、地点、人物、环境、场景、方式等也同样造成了人际关系的多重性。

(四) 多变性

人际关系随着年龄、环境、条件的变化,不断发展变化。首先,人际交往是在一定社会环境中的交往,社会环境的构成因素无时无刻不在变化中,如政治因素、经济因素、文化因素、道德因素、习俗因素、科技因素等都处于不断变化中,当社会环境中的这些因素发生变化时,人际关系也会随之发生变化。其次,人际交往的双方都是能动的主体,人际关系会随着交往主体的态度、行为、年龄、环境、条件的变化而变化,从而适应当时的情景建立恰当的人际关系,以达成有效的人际交往。

(五) 目的性

在人际关系的建立和发展过程中,均具有不同程度的目的性。随着市场经济的推进,人际关系的目的性更为突出。人们为了各自的目的和需要,与各种各样的人进行交往,保持一定的联系,以实现自己的目的。这些目的或许是兴趣爱好,或许是事业情感,无论其出于何种目的,这些目的构成了人际关系的必备因素,这就是目的性。在市场经济高度发展的今天,人际关系的目的性相对更为明显。

三、人际关系的理论基础

(一) 人际关系 PAC 分析理论

人际关系 PAC 分析理论又称相互作用分析理论(transactional analysis),由加拿大社会心理学家贝尼尔(Eric Berne,1910—1970 年)于 1964 年在《人们玩的游戏》中提出一种提高人际交往能力及促进沟通交流的方法。

1. 理论的主要内容 此理论基于弗洛伊德的"自我意识状态"理论,认为每个人在心理及性格上有三种自我状态:父母自我意识状态(parents ego state)、成人自我意识状态(adult ego state)及儿童自我意识状态(child ego state),分别用 PAC 表示。这三种状态是一个人在其成长过程中逐渐形成并成为其心理结构的组成部分。

(1) 父母自我意识状态:处于父母自我意识状态的人常以父母对待子女的态度及行为来表现自己,以权威及优越感为特征。行为表现为凭主观印象、统治、命令、独断专行、滥用权威。特有的语言为"你应该""你不能""你必须"等。

(2) 成人自我意识状态:处于成人自我意识状态的人以客观及理智的态度对待事物,注重客观事实及理智分析为特征。行为表现为以客观的态度面对现实,待人接物冷静,慎思明断,能冷静而合乎逻辑地分析情况,尊重他人,明确自己行为的后果。特有的语言为"我的想法是","这可能是"。

(3) 儿童自我意识状态:处于儿童自我意识状态的人具有儿童样的冲动。行为表现为无主见、好奇、冲动、遇事畏缩、感情用事、容易激动愤怒。特有的言语表现为"我猜想","我不知道"。

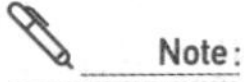
Note:

2. 按照PAC分析改善人际关系　PAC分析理论认为虽然每个人都具有三种不同的人格意识状态，但人们在相互交往过程中都会表现出一种主导状态的人格意识。如果交往双方都按照对方的期望表现出相应的人格意识状态，属于"互补型"的人际关系，容易加深人际关系；如果交往双方的人格意识状态处于对对方的期望，则属于"对称型"人际关系，容易导致误会，紧张及友好关系的中断。根据PAC分析，人们可以更好地了解相互作用过程中的心理状态，了解自己及他人的行为动机，分析人际交往过程中的心理意识状态，以利于人际关系的改善。

（二）人际关系平衡理论

人际关系平衡理论又称纽科姆"A-B-X"理论（Newcomb's A-B-X model），是一种关于认知过程中人际互动与认知系统的变化及态度变化之间相互关系的假说，由美国社会学者西奥多·纽科姆（Theodore · Mead · Newcomb，1903—1984年）于1953年提出。这一理论认为，人与人之间的关系，不仅由彼此的吸引力和交往所决定，还要牵涉到第三者（图6-1）。

1. 理论的主要内容　此理论认为A、B代表相关的两个人，X则表示沟通的客体（人、事、物或观念）。从图中可以看出：A与B和X之间构成了三角形的三个角。如果A、B存在友好关系，且对X的认识一致，那么A-B-X模型就形成一个稳固的等腰三角形。A与B之间的吸引力越小，A与B之间的距离就越大，但是为了保证这个模型对称，必须维持A-X和B-X这两条边对等的关系。如果A和B对X产生了不同的认识，那么A-X和B-X就无法形成对等关系，A-B-X模型就会失去对称和平衡，而A-B之间的失衡关系会加速A和B关于X的不一致观点。

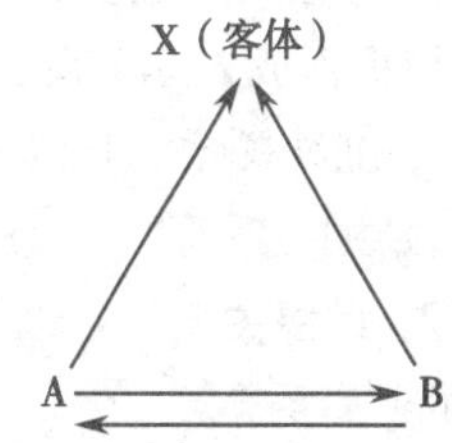

图6-1　纽科姆的A-B-X理论

2. 平衡关系的四种情况（图6-2）

（1）B喜欢A，A喜欢X，于是B也喜欢X。

（2）B喜欢A，A不喜欢X，于是B也不喜欢X。

（3）B不喜欢A，A不喜欢X，于是B喜欢X。

（4）B不喜欢A，A喜欢X，于是B不喜欢X。

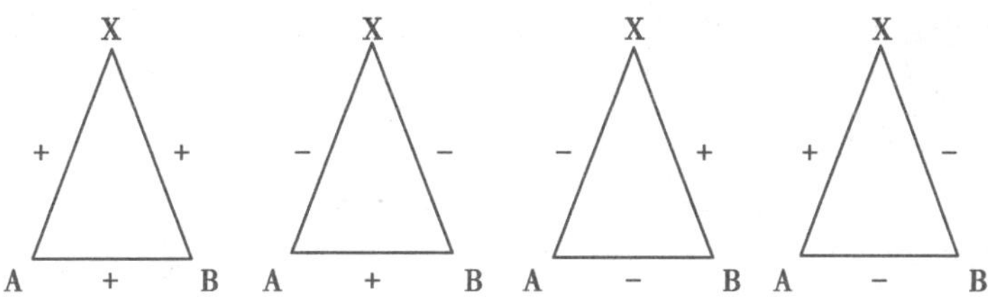

图6-2　平衡关系的四种情况

3. 不平衡关系的四种情况（图6-3）

（1）B喜欢A，A不喜欢X，而B喜欢X。

（2）B喜欢A，A喜欢X，而B不喜欢X。

（3）B不喜欢A，A喜欢X，而B也喜欢X。

（4）B不喜欢A，A不喜欢X，B也不喜欢X（负相关）。

三者相乘为正，则三者关系协调，处于平衡状态，反之三者关系不平衡，甚至紧张、敌对，需要加强沟通，改变态度，恢复平衡。

Note:

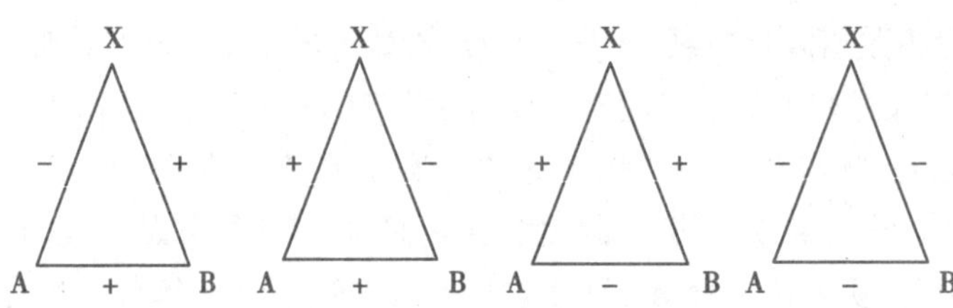

图6-3 不平衡关系的四种情况

四、人际关系的类型

从时空角度看，人际关系具有多维性、可变性。按照不同的划分方式，可将人际关系分为以下几种类型：

（一）根据交往发生的缘由分类

根据形成人际关系的纽带，可将人际关系分为血缘关系、地缘关系、业缘关系及泛缘关系。

1. 血缘关系 是以血亲为联系纽带、以姻缘关系为基础所形成的人际关系，包括家庭关系、亲属关系、婚姻关系等。

2. 地缘关系 是以人们生存的地理空间为背景而建立起来的人际关系，包括邻里关系、社区关系、城乡关系等。

3. 业缘关系 是以所从事的职业为基础而结成的人与人之间的关系，包括同事、同学、干群关系及主客关系等。这种人际关系是社会大分工的产物，并随着生成社会化程度的提高及人们交往的逐步扩大而日益发展。

4. 泛缘关系 是以特定的时间及空间为条件而遇合形成的人际关系，具有偶然性及不确定性，如朋友关系、路人关系等。

（二）根据人际关系的控制程度分类

控制程度指一个人在人际关系中，对引导及确定关系的愿望，包括以下三种关系：

1. 互补性 人际关系的一方处于支配地位，另一方处于顺从地位。

2. 对称性 人际关系的双方平均分享控制，双方的差别不大。因有时控制权不明确，易导致双方对控制及顺从产生竞争。

3. 平行性 人际关系介于对称性与互补性之间，具有灵活性，不易产生不良的相互作用。双方的控制地位可视情况而定，不争夺控制权。

（三）根据人际需求分类

美国心理学家威廉·修茨（William Schutz，1925—2002年）认为，由于每个人都期望得到别人的支持、帮助及信赖，因此都具有人际关系的愿望及需求。这种需要是建立心理相容性人际关系的基础及内在动力。这种需求分为三类，每一种类型均会发展成为不同的人际关系。

1. 相容的需求 希望与他人来往、结交、建立并维持和谐的关系的欲望，并基于此动机而产生各种与人交往的行为。其行为特征为主动交往、容纳、归属、愿意积极地参与各种社会活动等。

2. 控制的需求 希望用权力的方式与他人建立并维持人际关系的欲望。其行为特征表现为运用权力、权威超越、控制、支配与领导他人等。控制的需要并不是身居高位的人才有的心理需求，它是社会成员相互交往的需求之一。

3. 感情的需求 在感情上希望与他人建立并维持良好关系的欲望。其行为特征为喜爱、友好、亲密、热情、同情等。

修茨认为以上三种人际关系的需求行为可分为两个方面，主动的表现者和被动的期待者。因此，三种需求两个方面可以构成六种基本类型的人际关系倾向：相容—主动，控制—主动，感情—主动，相容—被动，控制—被动，感情—被动。

Note:

除上述分类之外,人际关系还有多种分类方法。如根据人际关系的倾向,可将人际关系分为合作型、竞争型、应酬型及混合型;根据人际关系的发展程度,可将人际关系分为亲密型、团结型、和睦型、维持型、冲突型和决裂型;根据社会交易的性质,可将人际关系分为情感型、工具型及混合型。

五、人际关系的形成及发展

人际交往双方相遇、相识、相知的发展过程可因个体差异有长有短。不同学者,对人际关系的发展有不同的理解。

(一) 人际关系发展状态学说

美国心理学家乔治·莱文格(George Levinger,1903—2017 年)和雅普·斯诺克(Jaap D · Snoek,1931—1994 年)在 1972 年提出,人际关系从完全无关系到亲密关系要经过一系列的发展过程,并以人际关系状态图直观地描述了人际关系发展状态的一般规律。同时,美国社会心理学家欧文·奥尔特曼(Irwin Altman,1930—)及达尔马斯·泰勒(Dalmas A · Taylor,1933—1998 年)于 1973 年对人际关系进行了系统研究后认为,良好人际关系的建立与发展要经历由浅入深四个逐渐深化的过程,这四个过程与人际关系发展状态相对应(表 6-1)。

表 6-1　人际关系的建立及发展过程

图解	人际关系状态	相互作用水平	人际关系发展过程
○　○	零接触	零接触水平	
○→○	单向接触	开始注意水平	定向选择阶段
○↔○	双向注意		
○○	表面注意	表面接触水平	
	轻度卷入	情感卷入水平	情感探索阶段
	中度卷入		情感交流阶段
	深度卷入		稳定交往阶段

1. 零接触状态　指双方尚未明确意识到对方的存在,双方完全无关。

2. 开始注意状态　指交往的真正开端,表现为对交往对象的注意、选择、认同等多种形式的心理及社会活动,分为:

(1) 单向注意状态:指一方开始注意到另一方的存在,试图了解对方,但尚无任何接触或联系。

(2) 双向注意状态:指双方均注意到对方,但仍以旁观者的态度注意,没有直接接触。

3. 表面接触状态　指一方或双方受对方吸引,主动接近对方,通过直接接触形成表面接触的人际关系联结,但尚无任何感情卷入。此状态是双方的"第一印象",对人际关系能否建立及发展具有重要意义。

4. 情感卷入状态　指双方开始情感交流,共同的心理领域被发现且彼此相互感知,表达并分享彼此的感觉、情感及愿望。按照情感融合的程度,可分为三种状态:

(1) 轻度卷入状态:指双方共同的心理领域范围较小,有一定的心理距离,情感联系处于较低水平,彼此间沟通仅局限于个人的情趣、爱好等较浅层次的内容。

(2) 中度卷入状态:指双方感受到较多的共同心理领域,心理距离不断缩小,情感联系及融合范围逐渐扩大,开始将对方视为知己,分享彼此的私人信息、意见及情感等深层次的问题。

Note:

(3) 深度卷入状态:指双方感受到许多共同的心理领域,心理距离不断接近,情感联系及融合达到相互依赖的程度,彼此间具有高度一致的感觉,双方无须任何语言就能完全理解对方的体验及感受。

人际关系的发展虽然是一个渐进的过程,但在任何阶段都可能发生停滞。现实生活中,许多人际关系都停留在中度卷入阶段上往复循环,只有少数能发展到深度卷入的阶段。

(二) 人际关系的恶化过程

美国人际传播学者朱迪 ·皮尔逊(Judy C · Pearson,1947—2013 年)在《人际关系》一书中提出了人际关系的恶化过程。她认为人际关系的恶化是冲突、内耗及侵犯的结果。根据冲突及内耗的性质和程度,可以将人际关系的恶化过程分为分歧、冷漠、疏远及终止四个阶段(表 6-2)。

表 6-2 人际关系的恶化过程

图解	人际关系状态	相互作用水平
	分歧	强 ↓ 弱
	冷漠	
	疏远	
	终止	

1. 分歧阶段 此阶段以双方的共同情感逐步消失,差异逐渐显现为特征。在人际关系发展的任何时期,都可能存在个体间的差异,当人际关系处于上升阶段时,分歧或差异会被忽视或忽略。而到一定程度时,个体的属性表现出来,双方的差异也会逐渐显现而出现分歧。

2. 冷漠阶段 此阶段以一方或双方的冷漠为特征。交往的一方将彼此的关系视为一种负担,在心理上出现压力感,并伴随交往活动出现一系列的痛苦情绪体验。人际双方开始放弃增进沟通的努力,关系逐步冷漠,表现为对交往对象漠不关心,消极对待,严重者甚至表现为交往对象的泛化性否定评价。

3. 疏远阶段 此阶段以双方的回避及疏远为特征。交往的一方在痛苦情绪体验基础上,产生对双方人际关系的反感甚至厌恶倾向,表现为疏远的具体行为,并渗透到彼此关系的各个方面,形成了远距离甚至是零接触的状态。

4. 终止阶段 此阶段以人际关系的结束为特征。由于双方的不断冷漠及疏远,导致人际关系进一步恶化,双方完全失去联系。表现为对关系的任何想象都会产生负性情绪,向对方传递保持距离的信息,千方百计地终止人际关系。

人际关系的恶化过程不会完全按照一个简单的逻辑推理过程而孤立完成,它受到个人、社会、心理环境及时间因素的影响。许多人际关系在恶化过程中,受到经济、法律、互利等因素的影响,可能会使双方的关系一直维持在冷漠阶段。

第二节 护 患 关 系

护患关系是互利人际关系的核心,是帮助性的专业关系,在健康服务过程中贯穿医疗护理过程的始终,是护理工作中人际关系的关键。良好的护患关系是促进患者身心健康的重要条件之一。因此,护士有必要学习护患关系的相关理论知识,以促进建立和发展良好的护患关系。

一、护患关系的概念及特征

(一) 护患关系的概念

护患关系(nurse-patient relationship)是护理工作过程中护士与患者在相互尊重并接受彼此文化

差异的基础上，形成和发展的一种工作性、专业性和帮助性的人际关系。护患关系是护士与患者之间在特定环境及时间段内互动所形成的一种特殊的人际关系，以患者的治疗和护理为中心，也会受到其他人际关系的影响，包括医护关系、护护关系、护士与患者家属及其他人员的关系。

（二）护患关系的特征

护士与患者的双向关系在特定的背景下形成，以一定的目的为基础。因此，护患关系有其自身的特性，具体表现为：

1. 工作关系 护患关系是护士为了满足护理工作的需要，以专业活动为中心的一种职业行为。不管患者是何种身份、年龄、性别、职业，护士都要一视同仁，应用自身的专业技能满足患者的生理、心理、精神等方面需要的人际关系。

2. 以患者为中心的关系 护患关系以保证患者的身心健康为目的，因此，护患交往必须以解决患者的护理问题为核心，以维护和促进患者的健康为宗旨，以对患者的作用及影响为评价标准。

3. 多方位的关系 护患关系不仅局限于护士与患者之间，还涉及医生、患者家属、后勤人员及行政人员等，这些关系会多角度、多方位地影响护患关系。

4. 短暂的关系 护患关系是在护理服务过程中存在的一种人际关系，护理服务结束，这种人际关系就会随之结束。

二、护患关系的基本内容

护患双方受到生理、社会心理、文化环境、教育、经济等多种因素的影响，在互动过程中形成不同内容的护患关系，主要包括：

（一）技术性关系

技术性关系是护患双方在一系列的护理技术活动中所建立起来的，以护士拥有相关的护理知识及技术为前提的一种帮助性关系。在这种技术关系中，护士拥有技术并将所掌握的技术服务于患者，故处于主动地位。技术性关系是护患关系的基础，是维系护患关系的纽带。如果护士没有扎实的护理知识、良好的护理技能，就无法满足患者在疾病治疗和护理方面的需要，则难以建立和维持良好的护患关系。

（二）非技术性关系

非技术性关系是指护患双方在护理过程中形成的道德、利益、法律、价值等方面的关系，体现护士的服务态度和服务作风等内容，主要包括以下几个方面：

1. 道德关系 是非技术关系中最重要的内容。由于护患双方所处的地位、环境、利益及文化教育、道德修养不同，在护理活动中容易对一些问题或行为在理解及要求上产生矛盾或分歧。护患双方为了协调矛盾和分歧都应按照一定的道德原则和规范来约束自身的行为，双方都应尊重对方的生命价值、人格和权利，结成一种新型的道德关系。

2. 利益关系 是指护理活动中护患双方的物质和精神方面的利益关系。患者的利益表现在支付了一定的费用后得到有效的治疗与护理，满足解除病痛、恢复健康等健康利益的需要；护士的利益表现在通过为患者提供护理服务获得薪酬等物质利益，以及由于实施护理使患者康复而得到精神上的满足及带来成就感。但护患双方的利益不能等同于一般商品的等价交换，而必须在维护患者健康利益的前提下进行，是一种平等互助的人际关系。

3. 法律关系 是指护患双方在护理活动中各自的行动和权益都受到法律的约束和保护，并在法律的范围内行使各自的权利和义务，调整护患之间的关系。随着法制的健全与完善，护患双方都应学会用法律武器维护自己的正当权益，承担各自的法定责任和义务，侵犯任何一方的正当权利都会受到法律的制约。

4. 价值关系 是指护患双方在护理活动的相互作用及影响中实现了人的社会价值。护士运用专业知识和技能促进患者康复，实现了崇高的社会价值。而患者在恢复健康之后重返工作岗位为社

Note:

会做贡献，同样也实现了个人的社会价值。

三、护患关系的基本模式

美国精神科医生托马斯·萨斯（Thomas S·Szasz，1920—2012年）和马克·荷伦德（Marc H·Hollender，1916—1998年）于1956年在《内科学成就》上发表"医患关系的基本模式"一文，提出医患关系的三种模式。护患关系的基本模式在此基础上建立，并根据护患双方在建立和发展护患关系的过程中所发挥的作用、心理方位、主动性及感受性等因素的不同，分为以下三种基本模式：

（一）主动-被动型

主动-被动型是一种传统的、单向性的、以生物医学模式及疾病护理为主导思想的护患关系模式，其模式原型是"父母-婴儿"，特征是"护士为患者做什么"。此模式强调护士的权威性，护士处于主导地位，患者处于被动接受护理的从属地位，需要绝对服从护士的处置和安排，忽略了患者的主观能动性。

该模式适用于不能正确表达主观意愿，缺乏正常思维与自理能力的患者，如全麻、昏迷、婴幼儿、休克、智力严重低下者及某些精神病患者。使用此模式时，护士需要具有高度的责任心、同情心及职业道德，同时需要与家属做好沟通，取得知情同意。

（二）指导合作型

指导合作型是一种微弱单向性、以"生物-心理-社会医学模式"及"疾病护理为中心"的护患关系模式。其模式原型是"父母-儿童"，特征是"护士教会患者做什么"。护士仍处于主导地位，患者虽有一定的主动性，可以向护士提供有关自己疾病的信息，也可以提出意见和要求，但仍应以执行护士的意志为基础，以主动配合为前提。护患双方存在微弱的心理差位。该模式适用于护理急危重症患者、重病初愈患者、手术及恢复期的患者等。此类患者神志清楚，但病情重、病程短、对疾病的治疗及护理知识了解少，需要依靠护士的指导才能更好配合治疗与护理。使用该模式时，需要护士有良好的职业道德、高度的责任心、良好的沟通技巧及健康教育能力。

（三）共同参与型

共同参与型是一种双向性、以"生物-心理-社会医学模式"及"人的健康为中心"的护患关系模式，其模式原型是"成人-成人"，特征是"护士帮助患者自我恢复"。护患双方处于平等地位，患者不仅要合作，而且还应积极主动地参与自己的治疗护理讨论，向护士提供自己的病情，参与护理决策，自己独立完成某些护理措施，如洗头、服药和测血糖等。护患双方的心理为等位关系。

该模式适用于具有一定文化知识的慢性病患者。此类疾病的护理常涉及帮助患者改变以往的生活习惯、生活方式、人际关系等。因此，护士应全面了解疾病对患者生理、心理、精神等各方面的影响，以患者的整体健康为中心，尊重患者的自主权，给予患者选择权，以恢复患者在长期患病过程中丧失的自信心和自理能力，使其在功能受限的情况下有较高的生活质量。

这三种模式是客观存在的，没有好坏之分，选择哪一种模式不仅取决于患者的所患疾病的性质，而且还需要考虑到患者的人格特征等。同时，这三种护患模式并不是固定不变的，会随着患者病情的变化或采取治疗护理措施的不同，可从一种模式转向另一种模式。在临床实践中，护士应根据不同情况的护理对象，采用恰当的护患模式。

四、护患关系的分期

护患关系的建立与发展来自患者身心健康的需要和护士工作的需要，是一个动态的过程，一般分为观察熟悉期、合作信任期和终止评价期三个阶段，每个阶段都各有特点，同时又相互重叠，但满足患者健康需要始终是护患关系的实质。

（一）观察熟悉期

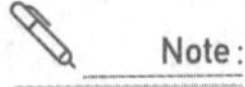
Note:

观察熟悉期是指护患双方从开始接触到熟悉，并初步建立信任关系的阶段。此期的工作任务是护患之间相互认识，护士向患者自我介绍，并介绍病区环境及设施、医院规章制度、参与治疗护理的有关人员，同时初步收集病情信息与相关资料。患者也应主动向护士提供有关资料，为下一步治疗护理工作提供依据。在此阶段，护士应展现良好的仪表形态、亲切和蔼的语言和真诚热情的服务态度，留给患者良好的第一印象，有利于护患间信任关系的建立，为接下来的护理工作奠定良好的基础。

（二）合作信任期

合作信任期是指护患双方在初步建立信任关系的基础上开始护患合作，是护患关系最重要的阶段。此期主要任务是在彼此信任的基础上，帮助患者解决已确认的健康问题，满足患者的需求。在此阶段，护士应对患者一视同仁，尊重患者人格，维护其权益，主动提供周到的服务，而患者也应做到遵守相关制度，配合护士完成护理计划。护士高尚的医德、熟练的技能和良好的服务态度都是建立良好护患关系的基础。

（三）终止评价期

终止评价期是指护患双方通过密切合作，达到了预期的护理目标，患者的疾病好转或基本恢复，患者即将出院，护患关系即将进入终止阶段。此期的主要任务是护士与患者共同评价前一阶段护理目标的完成情况，患者对自己目前的健康状况是否满意，患者对护理服务是否满意等。同时，护士应对患者进行相关健康教育及咨询，并根据患者具体情况制订出院计划及康复计划，促进患者全面康复，为结束护患关系做准备。在此阶段，护士还应继续关注患者健康状况，妥善处理一些暂时尚未解决的问题。

五、促进护患关系的方法

护患关系是一种专业性的帮助关系，良好的护患关系不仅可以帮助患者战胜疾病，恢复身体健康，而且对保障及恢复患者的心理健康有重要意义。护士必须掌握促进护患关系的方法与技巧，从而促进护患关系良好发展。

（一）提升自身素质，建立信任关系

信任感的建立是良好护患关系的前提。护士不仅应具备高尚的职业道德，还必须有适应工作需要的专业知识和娴熟的操作技能。只有用护理科学的知识和技能为患者提供恰当安全的护理服务，避免护理工作中的冲突和纠纷，才能赢得患者的信任。

（二）明确角色功能，切实履行职责

在护理工作中，护士是照顾者和安慰者；对患者的健康问题进行诊断和处理时，护士是计划者和决策者；在帮助患者争取权益时，护士是代言者和维护者；在进行健康教育和卫生宣传时，护士是教育者和咨询者。护士只有全面认识和准确定位自己的角色功能，才能更好地履行自己的角色责任和工作职责。

（三）维护患者权益，改善就医感受

患者享有对自身疾病的知情权和同意权。如果医护人员忽视了患者的权益，不能及时将疾病进展、治疗方案、护理措施等信息传递给患者，患者的知情权就不能得到保障，其就医感受和满意度也会随之下降，护患关系的发展就会受阻，甚至会产生医疗纠纷。

（四）加强护患沟通，减少误会分歧

在进行护患沟通时，要注重人文关怀，尊重患者的意愿，注意沟通内容的准确性、针对性和通俗性，尽量使用患者易于接受的方式和语言，保证有效沟通，减少误会分歧。

第三节 人际沟通

人际沟通随着人类社会的形成而产生，是人类社会交往的基本形式，是人们彼此之间运用语言符号系统或非语言符号系统传递信息的过程，也是建立人际关系的基础。良好的沟通不仅与个体身心

Note:

健康关系密切，同时也是人们认识自我、建立和他人之间重要联结、满足社交需求、实现人生目标的重要手段。学习人际沟通的基本知识，能促进人们之间的有效沟通。

一、人际沟通的概念

沟通（communication）作为一个社会心理学名词，有广义及狭义之分。广义的沟通是指人类整个社会的沟通，不仅包含信息、情感及思想的沟通，同时还包含相互作用个体的全部社会行为，以及采用各种大众传播媒体所进行的沟通。狭义的沟通是指以信息符号为媒介，人与人之间所进行的信息、思想及情感的交流。

人际沟通（interpersonal communication）是人与人之间借助语言和非语言符号系统进行信息、意见、知识、态度、思想、观念以及情感等交流沟通的过程。

二、人际沟通的意义

（一）获取信息的功能

人们通过人际沟通交流信息，既可以将信息传递给他人，又可以获得自己需要的信息。

（二）维护心理健康的功能

人与人之间通过沟通，可以诉说自己的喜怒哀乐，促进双方的情感交流，增加个人的安全感，消除消极情绪，化解忧愁及悲伤，使人精神振奋、心情愉悦，维持正常的精神心理健康。

（三）认识自我的功能

人与人之间的不断沟通，为个体提供大量的社会性刺激，不仅利于个体社会性意识的形成及发展，而且在个体与他人的比较中可以认识及完善自己。

（四）建立及协调人际关系的功能

人们通过沟通明确在社会中需要遵循的团体规范和社会行为准则，规范自身的社会行为，使社会处于和谐、稳定、有序的状态之中。同时，在社会成员间出现误会或冲突时，通过人际沟通，理解他人的处境和感受，认识自己的缺陷或向他人表明自己的思想、观点或者意见，可消除矛盾，从而协调人际关系。

（五）改变知识结构、态度及能力的功能

人们在与他人交往与沟通过程中，可以使自己获得知识、信息和社会经验，从而改变自己的知识结构、提高综合能力。此外，通过与他人交换意见，分享思想及感受，可以改变自己原有的态度，形成对事物的正确认知。

三、沟通交流的基本要素

人际沟通是由多个要素组成的动态的和多维的复杂过程。其基本要素主要有：信息背景、信息发出者、信息接收者、信息、信息渠道、反馈（图 6-4）。

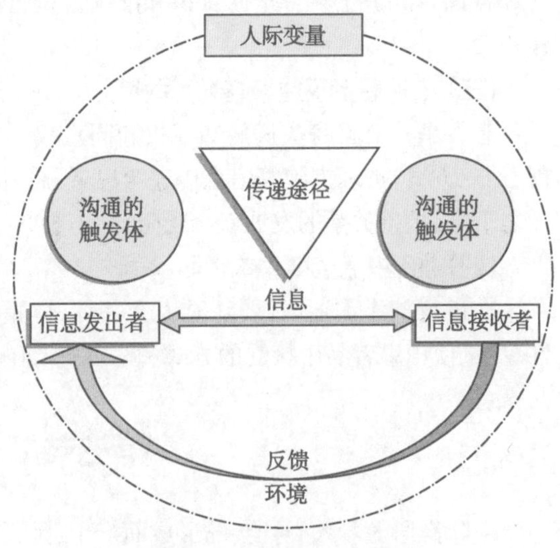

图 6-4 人际沟通的基本要素

（一）信息背景

信息背景（information background）是引发个体进行沟通的所有刺激或理由，是人际互动过程的重要因素，包括各种生理、心理、精神或物质环境等因素。一个信息的产生，常会有一个信息背景，包括信息发出者过去的经历、对目前环境的感受、对信息发出后产生的后果的预测等。

（二）信息发出者

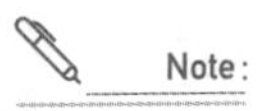
Note:

信息发出者（sender）又称为信息的来源，是指

发出信息的人。信息发出者决定将什么样的信息传递给接收者,并需要对所要发送的内容选择传递的形式,即对所要传递的内容进行编码。所谓编码就是将信息转换成语言、文字、符号、表情或动作。信息编码方式受信息发出者个人的生活背景、教育程度、价值观、抽象推理能力等因素的影响。

(三) 信息接收者

信息接收者(receiver)是指获得信息的人。信息接收者接收信息之后,为其赋予意义,即解码,才能够相互理解并形成有效的沟通。信息接受过程包括接收、解码和理解三个步骤。接收者对信息的理解,受个人文化背景、愿望、情绪、态度、价值观等影响,对信息可能有不同的理解和诠释。只有当接收者对信息的理解与信息发出者的信息含义相同或近似时,才能形成有效沟通。在大多数沟通情境中,由于沟通的互动性,信息发出者和接收者的角色是不断互换着的。

(四) 信息

信息是指沟通时所要传递和处理的信息内容,是信息发出者希望传达的思想、观点、意见、感情、态度和指令等。信息具有一定的内容及意义,可能还带有背景因素的色彩及信息发出者的风格。信息通过一定的符号(如面部表情、语言等)来表示,这些符号又按照一定的规则(如语法规则)组织,这种有组织并能表达一定内容意义的符号称为代码。在沟通过程中,同样的信息内容,可能会因不同信息发出者沟通风格相异而传递完全不同的信息含义;而同一个体所发送的相同信息,不同接收者也可能有不同的理解。

(五) 信息渠道

信息渠道(communication channel)是指信息由一个人传递到另一个人所经由的渠道,是信息传递的手段或媒介,也称传播途径。是通过视觉、听觉、嗅觉、味觉、触觉传递和接收信息的手段或媒介。沟通的途径要适合于传递的信息,应有助于使信息发出者表达的信息更清晰。一般来说,信息发出者在传递信息时使用的传播途径越多,对方越能更多、更快、更好地理解信息的内容。

(六) 反馈

反馈(feedback)是信息发出者和信息接收者相互间的反应,指信息接收者回应信息发出者的过程。反馈可以是语言的、非语言的,或者两者兼有。反馈可以显示信息发出者的信息意义是否被正确理解,这是确定沟通是否有效的重要环节。只有当信息发出者所传达的信息与信息接收者所接收到的信息一致时,沟通才是有效的。一般情况下,面对面的沟通反馈较为直接迅速,而通过辅助沟通手段进行的沟通,反馈环节易被削弱。

(七) 人际变量

人际变量(interpersonal variables)是影响信息发出者和信息接收者双方的因素。包括感知、教育和生长发育水平、社会文化、价值观和信念、情绪、性别、角色和关系以及身体健康状况等。如同一信息内容,向两个不同的接收者发送,很可能出现不同的解释。

(八) 环境

环境(environment)是信息发出者与信息接收者相互作用的场所。为了促进有效沟通,沟通的环境应该满足参与者对物理或情感上舒适及安全的需求。噪声、环境温度不适宜、缺乏隐私空间、其他外部干扰等,都可能产生混淆、紧张和不适。

四、沟通交流的层次

美国作家鲍威尔(John J · Powell,1925—2005 年)在《为什么我不敢告诉你我是谁》一书中提出,根据人际交往中交往双方的信任程度、参与程度及个人希望与他人分享感觉程度的不同,可以将沟通分为以下几个层次:

Note:

（一）一般性沟通

一般性沟通（cliche conversation）是沟通的最低层次。沟通的双方仅涉及一些表面性的、肤浅的、社会应酬性的话题，如问候类的话语或谈论天气等，不涉及个人的问题。此层次的沟通适用于初次交往的双方，因为属于一般性交谈，所以双方有一定的安全感。如果双方有意建立更深层次的人际关系，将会结束这种表面意义上的沟通，向更深的层次转移。

（二）事务性沟通

事务性沟通（fact reporting）是沟通双方简单地陈述个人的实际情况，是一种纯工作性质的沟通，目的是将信息准确地传递给对方。在沟通的过程中一般不掺杂个人的意见及感情，也不涉及私人关系。当沟通双方感到对方是可以信任的时候，沟通才有可能向较深层次发展。

（三）分享性沟通

分享性沟通（shared personal idea and judgment）是沟通的双方除了传递信息，还分享个人的观点和判断。该层次的沟通需要建立在一定的信任基础之上，沟通者希望表达自己的观点和判断，并与对方分享，以达到相互理解的目的。

（四）情感性沟通

情感性沟通（shared feeling）是沟通的双方除了分享对某一问题的观点和判断外，还会表达及分享彼此的感觉、情感及愿望。常在交往时间长、信任程度高的人之间才会进入该层次的沟通。

（五）共鸣性沟通

共鸣性沟通（peak communication）是沟通的最高层次，指沟通的双方达到了一种短暂的、高度一致的感觉。在此层次，有时沟通的双方不需要任何语言就能完全理解对方的感受、体验及希望表达的含义。不是所有的人际沟通都能达到这一层次的，只有非常相知和默契的人才能进行共鸣性沟通。

在沟通过程中，沟通的各种层次均可出现，在不同的情景中，面对不同的沟通对象，应针对沟通的内容选择适合的沟通层次。

五、沟通交流的基本方式

按照沟通的方式不同可以将人际沟通分为语言性沟通及非语言性沟通。

（一）语言性沟通

语言性沟通（verbal communication）是以语言、文字或符号为媒介进行的沟通。语言是把思想组织成为有意义的符号工具及手段。根据语言沟通的表达形式，可分为书面语言、口头语言和类语言。

1. 书面语言（writing language） 以文字及符号为传递信息工具的交流载体，如报告、信件、文件、书本、报纸、电子邮件等。书面沟通不受时空限制，传播范围广，具有标准性及权威性，并便于保存，以便查阅。

2. 口头语言（oral language） 即说出的话。以有声的语言系统为传递信息的工具，包括交谈、演讲、汇报、电话和讨论等形式。口头语言沟通的优点是信息传递速度快、反馈及时、灵活性大、适用面广以及可信度较高等优点，是所有沟通形式中最直接的方式。但也存在一定的局限性，如信息不易被保留、沟通的过程及效果受到时空条件限制等。

3. 类语言（analogous language） 指伴随沟通所产生的声音，包括音质、音域及音调的控制、嘴形的控制，发音的清浊、节奏、共鸣、语速、语调、语气等的使用。类语言可以影响沟通过程中人的兴趣及注意力，且不同的类语言可以表达不同的情感及态度。

（二）非语言性沟通

非语言性沟通（non-verbal communication）指不使用词语，而是通过身体语言传递信息的沟通形式，伴随着语言沟通而存在的一些非语言的表达方式和情况称为非语言性沟通。包括面部表情、目光

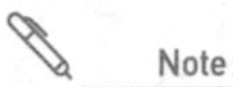
Note:

接触、身体姿势、仪表、触摸、沉默以及空间、时间和物体的使用等。

1. 面部表情(facial expression)　通过面部肌肉的协调运动来表达情感状态或对信息的反应。面部表情是一种可完成精细信息沟通的非语言形式，是非语言沟通中最丰富的表达，人类的面部表情主要可以分为以下八类：感兴趣 - 兴奋、高兴 - 喜欢、惊奇 - 惊讶、伤心 - 痛苦、害怕 - 恐惧、害羞 - 羞辱、轻蔑 - 厌恶、生气 - 愤怒。面部表情是一种共同的语言，不管人们来自不同的国家、不同的文化背景，但是面部表情所表达的感受和态度却相似。其所传递的信息可以是对真实情感的体现，也可以与真实情感相矛盾，也可以是对真实情感的掩饰。

2. 目光接触(eye contact)　是人际最传神的非语言表现，主要用于表达情感、控制及建立沟通者之间的关系。通常发出的是希望交流的信号，表示尊重对方以及希望听对方讲述。缺乏目光接触，则可能表示焦虑、厌倦、有戒心、缺乏自信或其他信息。此外，目光接触的水平影响沟通交流的结果，最理想的情况是双方面对面、眼睛在同一水平上的接触。

3. 身体姿势(body posture)　包括手势及其他身体姿势，体现了一个人沟通时特定的态度及当时所包含的特定意义，可以反映出态度、情绪、自我概念和健康状况。手势在非语言沟通中占有重要的位置，可以用来强调或澄清语言信息，包括握手、招手、摇手和手指的动作等。有时，手势和其他非语言行为相结合可以替代语言信息。同时，个体也可以运用其他身体姿态来表达情感及态度。

4. 触摸(touch)　是人际沟通时最亲密的动作，是一种无声的安慰，是一种很有效的沟通方式。触摸可以传递关心、理解、安慰和支持等多种情感，但也是一种非常个体化的行为，对不同的人具有不同的含义。触摸受性别、年龄、文化及社会因素的影响，它是一种容易被误解的非语言表达方式。因此，在沟通过程中，应注意对方的文化和社会背景，有选择地、谨慎地使用。

5. 仪表(appearance)　是一个人的修饰及着装等，可以向他人显示其社会地位、身体健康状况、婚姻状况、职业、文化、自我概念等信息。当沟通的双方见面时，外表首先被对方关注。仪表可以影响沟通双方对彼此的感知、第一印象及接受程度。

6. 环境安排(environmental arrangement)　环境包括物理环境及人文环境，物理环境包括空间的布置、光线、噪声的控制等；人文环境包括是否需要有他人在场，是否符合沟通者的社会文化背景，能否满足隐私的需求等。环境的安排及选择体现出信息发出者对沟通的重视程度。

7. 空间距离及空间位置(space distance and space position)　美国精神病学家和系谱专家罗伯特·素默(Robert Sommer，1929—2021 年)认为，每个人都有一个心理上的个体空间，这种空间像个无形的“气泡”，是个人为自己所划分出的心理领地，一旦领地被他人触犯或占领，就会产生非常不舒服的感觉。因此与他人沟通时要有意识地控制、调节彼此之间的距离，根据对方的年龄、性别、人格特征、文化背景以及与对方所处的沟通层次，选择合适的人际距离。同时在沟通中也应注意，个体在人际沟通中所选择的空间位置，会以无声的语言表达其社会地位、心理感受、态度、人际关系、希望承担的角色及义务等。如在乘坐电梯时，个体会根据同乘电梯人的年龄、性别以及彼此的人际关系等，来选择站立的位置。

六、人际沟通的主要障碍

在人际沟通的过程中，影响有效沟通的因素有很多，既有来自信息发出者和接收者的个人因素，也有沟通时所处的环境及传递途径。

(一) 信息发出者

1. 缺乏沟通动机　不愿意沟通或很勉强地进行沟通。例如，沟通的双方在交谈过程中，怕暴露隐私，对自己的情况不愿意详细介绍，仅能提供一些分散的信息，造成双方沟通的阻碍。

Note:

2. 缺乏沟通技能 不知道如何确定必要的信息、编码、选择合适的沟通渠道以及排除各种干扰等。例如，一次传递的信息量超载，发出信息后不注重反馈，以及编码不当等。

(二) 信息接收者

1. 对信息不感兴趣 有许多信息，发出者认为很有必要，但信息接收者并不认同。这种认识上的差异，使接收者被动地接收信息，一般不会得到满意的沟通效果。此外，如信息接收者对发出者怀有敌意、不信任或紧张恐惧，也会影响双方的有效沟通。

2. 缺乏处理信息的能力 有些接收者由于某种原因，如听觉障碍或其他原因不能接收信息，或不知如何寻找适当的沟通渠道来接收信息，接收了信息也不知道如何解码或解码不当，以致不能理解信息的真正含义，就会影响沟通的效果。

(三) 传递途径

包括途径选择错误、方法无吸引力、工具失灵等。如对一位失聪的患者进行健康宣教时，选用语言方式进行交谈，就会影响双方的沟通效果。

(四) 环境

沟通双方所处环境的光线、噪声、温度、安全性及私密性等不佳，未能满足参与者对物理的或情绪的舒适及安全的需求，因而对沟通的效果造成了影响。例如，在多人病房与患者交谈时，若涉及隐私问题，可能由于私密性不佳，就会影响沟通的效果。

七、促进有效沟通的技巧

(一) 倾听

倾听(listening)是信息接收者集中注意力将信息发出者所传递的所有信息(包括语言和非语言信息)进行分类、整理、评价以及证实，以使信息接收者能够较好地了解信息发出者所说话语的真正含义。即信息接收者不仅听信息发出者说什么，还应根据他所表现的非语言行为来正确理解他所说的话。倾听是非常复杂的活动，它不仅仅是礼貌地注视和频频点头。积极有效的倾听将有助于激发对方的谈话欲望，收集更多重要的信息，加深彼此的理解，进而获得友谊和信任。倾听的过程包括听到、专注、理解、回应和记忆等元素。

1. 听到(hearing) 是声波传到耳膜引起振动后经听觉神经传送到大脑的过程。听到是个生理过程，受到很多因素的影响，包括倾听者的听觉水平以及背景噪声等。

2. 专注(attending) 是集中注意力，不受其他声音，以及进入视野的其他事物的干扰，从而能听清他人所说的话和看清他人所展示的非语言行为。倾听过程中，倾听者会依据自己的愿望、需求、欲望和兴趣等有选择性地过滤掉一些信息，而不会专注于每个听到的信息。

3. 理解(understanding) 是倾听者弄清楚说话者所传递信息的意思的过程。沟通学者用倾听忠诚度(listening fidelity)形容倾听者所理解的意思和说话者试图传达的意思之间的匹配程度。

4. 回应(responding) 是倾听者对说话者所表达的语言和非语言信息的反馈。在积极的倾听过程中，倾听者对说话者给予清楚的反馈，将有助于说话者重新评价自己的沟通。

5. 记忆(remembering) 是倾听者记住所接收信息的一种能力。如果倾听者无法记住听到的信息，也会影响双方的沟通效果。

(二) 同理

同理(empathy)是指察觉和确认他人的情绪状态，并给予适当的反应。也就是说，设身处地理解他人的想法，以对方的立场去体会其心路历程。同理他人的过程分为察觉和确认、适当的反应两个阶段。

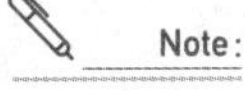
Note:

1. 察觉和确认阶段 这是同理的第一个阶段，是识别和确认他人的感受。此阶段要求能够根据对方的语言和非语言线索来确认其情绪状态，属于知觉技巧。

2. 适当的反应阶段　在同理的第二个阶段强调适当的反应。适当的反应需要运用良好的沟通技巧让对方知道：①了解对方所发生的事情。②了解对方的心理感受。③愿意听对方继续讲下去。④愿意给予对方安慰和帮助。

当一个人具有同理心时，会让与其沟通的人有一种真正被理解的感觉。在使用同理他人的技巧时，让对方觉得，你懂他的内心，了解他的意思，知道他的感受，他的心路历程被"看见"，从而会促进有效的沟通。

（三）自我暴露

自我暴露（self-disclosure）是指个体在自愿的情形下，将纯属个人的、重要的、真实的内心所隐藏的一切向他人吐露的历程。在人际关系中，自我暴露是必要的历程，个体通过自我暴露向对方传递信任，可以让他人了解自己，展现与对方深入交往的诚意，从而有利于发展亲密关系。自我暴露的过程通常渐进而缓慢，随着自我暴露的增多，人际关系也更趋亲密和稳固。

美国心理学家乔瑟夫·勒夫（Joseph Luft，1916—2014年）和哈里·英汉姆（Harrington Ingham，1916—1995年）于20世纪50年代提出的周哈里窗（Johari window），可以用来探讨自我暴露于人际关系间的关联，其提出，一个人的自我可以分割成四扇窗，分别称为开放的自我、盲目的自我、隐藏的自我和未知的自我（图6-5）。

	自己知道	自己不知
别人知道	开放的自我	盲目的自我
别人不知	隐藏的自我	未知的自我

图6-5　**周哈里窗**

1. 开放的自我（open self）　即自己知道，他人也知道的部分。有一些外表的特征，大家一目了然，例如：性别、身高、长相等，都属于开放的自我。另外，有一些个人资料，经过自我介绍，他人也会有所认识，如过去的经历、现在的心情、未来的计划等，也属于开放的自我范畴。

每个人的"开放的自我"会因对象、因时、因地而改变。例如，对于好朋友，"开放的自我"会增大；对于陌生人，"开放的自我"会缩小。"开放的自我"的大小即表示自我暴露的程度。有学者建议，要增进彼此的沟通，就必须增大"开放的自我"。但是也应注意，自我暴露也可能存在风险，它可能招来嬉笑怒骂，或成为他人攻击的把柄。因此，暴露之间仍需做出智慧的判断。

2. 盲目的自我（blind self）　指自己不知道，而他人知道的部分。如每个人都有一些口头禅、小动作或心理防御机制，自己平常并不知觉，他人却看在眼里。

3. 隐藏的自我（hidden self）　指自己心知肚明，他人却被蒙在鼓里的部分。包括一些人们想表露却尚未表露的态度。如人们刻意抑制隐瞒的动机、想法或已经发生的事实，例如伤心的往事。

4. 未知的自我（unknown self）　指的是自己不知道，他人也不知道的部分。可以说，这是自我尚未开发的一片处女地。如个人的某些才能最初并未显露，直到某个机缘巧合，才显露出这一才能。

第四节　助产工作中的沟通

在助产实践过程中，助产士与孕产妇及其家属之间进行有效的沟通是做好助产工作的基本前提，是发展和维系护患关系的基础及必要手段。助产士通过学习并运用恰当的沟通技巧，才能获得孕产妇的信任，从而获得更全面的相关信息，为其制订个体化的整体护理方案，以满足孕产妇生理、社会心理、精神文化等多方面的需要，帮助其顺利度过妊娠和分娩阶段。

Note:

一、护患沟通的概念

护患沟通（nurse-patient communication）是护士与患者之间信息交流及相互作用的过程。所交流的信息与患者的护理及康复直接或间接相关，同时也包括双方的思想、感情、愿望及要求等多方面的沟通。

二、护患沟通的目的

（一）有助于建立良好的护患关系

护患之间积极、有效的沟通有助于建立一个相互信任、理解、关怀的护患关系，为实施护理工作创造良好的社会心理氛围。大多数患者对就诊医院尤其是医护人员是否满意，不仅仅在于他们能否判断诊断、治疗处置及护理措施是否优劣，更在于医护人员是否有责任心和耐心，是否真心关注患者的患病体验和就医经历，而这一切都是医护人员通过和患者的沟通来实现的。在沟通的过程中，护士积极关注的态度、恰当得体的语言与非语言运用、真诚有效的共情都能有助于促进和谐护患关系的建立和维护。

（二）有助于患者的健康

护患之间良好的沟通有助于护士全面收集资料，了解患者的情绪、心理状况、个体需求等；同时，也有助于护士为患者实施解释告知、健康指导、康复锻炼、心理护理等。以帮助患者预防并发症，提高其自我护理能力，促进康复的目的。

（三）有助于实现护理目标

护士与患者通过沟通商讨其患者的健康问题、护理目标及护理措施，鼓励患者参与疾病的治疗和护理，与患者共同努力，实现护理目标。

（四）有助于提高护理质量

护患间真诚的沟通，有助于护士向患者提供相关的咨询及心理支持，及时收集患者的反馈，促进其身心健康，提高护理质量。

三、护患沟通的特征

（一）内容特定性

护患之间的沟通是专业性、目的性、工作性的沟通，有特定的内容要求。护患间沟通的内容主要涉及患者在患病期间遇到的生理、心理、社会、精神、文化等方面的问题。

（二）患者中心性

护患间沟通的一切信息均以患者健康及生命安危为中心，以满足患者的需要为出发点和归宿，同时需尊重、信赖、同情、理解及关怀患者。

（三）渠道多样性

护患间的沟通不仅涉及护士与患者，也涉及护士与患者家属、医生及其他相关的健康工作人员的沟通。

（四）过程复杂性

沟通是需要护士应用护理学、社会心理学、人文学、医学等知识，并根据患者年龄、文化程度、社会角色等特点组织沟通的内容，并采用适当的沟通方式，与患者进行有效的沟通，以满足双方的需求。

（五）信息隐私性

当护患间沟通的信息涉及患者的隐私时，具有一定的法律及道德意义，需要护士自觉地保护患者的隐私，不能在患者未授权的情况下散播出去。

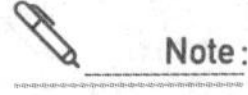
Note:

四、护患沟通的常用技巧

（一）交谈的技巧

1. 合适的词语　在护患沟通的过程中，护士应充分考虑患者的知识背景、理解能力和感受，选择通俗易懂的、患者能理解的词语与其进行沟通，并尽量口语化，少用或不用患者及其家属不易理解的医学术语和医院常用的省略语。如护士术后要观察患者的“排气”情况，就可以用通俗的话询问患者是否“放屁”。必要时，护士也需要因地制宜地学习当地的方言，便于和本地患者无障碍沟通。

2. 合适的语速　护患沟通时，护士应充分考虑患者的精神状态、听力情况，以适当的速度表达信息的内容，给患者一定的时间去消化和理解，以促进有效沟通。

3. 合适的语音和语调　谈话者的语音和语调可以影响信息的含义，从而影响沟通的效果。情绪也可以直接影响说话的语音和语调。因此，护患沟通的过程中，护士要注意调整自己的情绪，通过恰当的语音语调传递正确的信息，避免因情绪不良而导致说话的语音语调改变，对患者造成不必要的伤害。

4. 语言的清晰和简洁　谈话者清晰及简洁的语言有助于信息接收者在短时间内准确地理解所传递的信息，也是防止护理差错发生的有效方法。如护士在告知患者一些药物的用法和围手术期注意事项等信息时，应清晰准确地说明，并举一些有助于理解的例子，以重复信息的重要部分，以免引起患者的误解。如护士告知糖尿病患者“明天早上 8 点，不吃早餐来抽血”，但是患者理解为“不吃早餐，那可以喝水呀”，结果第二天早上患者喝了水过来，导致当天不能抽血进行化验检查。

5. 适时地使用幽默　护患沟通过程中，护士恰当地使用幽默，可以缓解患者情绪紧张，从而减轻心理压力，如讲笑话、分享有趣的事件或情景、使用双关语等。但是，在使用幽默时，要选择恰当的场合，如在患者出现严重的健康问题而心情沮丧时使用幽默，可能让患者感觉不被尊重或你对他漠不关心。

6. 时间选择及话题相关性　时间的选择在沟通中非常重要。如果沟通时间选择不当就可能阻碍有效沟通的进行。在临床实际中，护士与患者相互作用的最佳时间是患者表示出对沟通感兴趣的时候。同时，如果沟通的信息与目前的情境具有相关性或重要性，沟通将会更加有效。如一位产妇正在为如何哺喂新生儿发愁时，此时，护士提供母乳哺育的指导就非常贴切。

7. 恰如其分的赞扬　选择恰当的时机和恰当的方式表达对患者的赞许是增加护理关系的催化剂。赞扬要依据具体事实的评价，内容要具体，尽量少用“你很棒！”“你表现得非常好！”等简单的词汇。如护士表扬术后的患者“刚才你捂着腹部伤口咳嗽的动作，非常棒！值得其他病友学习！”这位患者得到的肯定，将燃起他重整旗鼓的动力。

8. 适宜有分寸地道歉　护理工作中，有时难免会出现点过失，护士需要向患者表达歉意。但是，要把握适宜的道歉分寸，既要体现诚心，又要避免把责任全部揽在自己身上，承担不必要的法律责任。

9. 负面信息告知　作为一名护士，你可能要与患者一起经历从患病到康复，或者出现不良的预后，甚至是死亡。随着情况的改变，护士需要创造性地采用不同的沟通技巧。对于如何向患者传达负面的信息，护士既要选择安静、平和、方便谈话的环境，把握合适的时机，实事求是、准确而慎重地告知患者或者患者家属；同时，又要注意关注患者的病情轻重、人格特点，循序渐进地进行渗透，尽可能减少对患者的精神刺激，以免加重病情。

（二）倾听的技巧

语言交流是双向的，信息发出者如何通过语言传递信息固然重要，但信息接收者积极地倾听同样重要。

Note:

1. 使用有效的非语言沟通 中国人说话一般都比较含蓄和委婉。在倾听的过程中，要从信息发出者的语音、语调、姿势、动作和面部表情来理解对方的真实感受。如护士在采集病史过程中，以同样或略低高度坐在患者对面，视线是平视或者比平视略低的角度眼神接触，但不是一直盯着对方看，态度要从容不迫和温文尔雅，必要时可以适当地触摸。

2. 以开放性语言提问 在倾听过程中，可以有目的地适当提问，以保证对接收信息的正确理解。在询问病史时，提问要采用开放式语言，如"如何""怎么样""为什么"，尽量避免封闭式提问，如让人回答"是或否"的提问，以获得更多更全面的信息。

3. 理解性回应 理清你听到内容的重点或者澄清易混淆的谈话内容，最好是以稍微不同的说法再叙述一遍，如此才不会让患者觉得你在重复她的话。同时，对谈话的内容表现出有兴趣的反应，如适当使用"嗯、啊、哦、这样喔、然后呢"等语言回应，点头、不一样的面部表情或重复谈话里的一两个重点词语，表示你在积极聆听。对于患者的感受，要表现出理解对方的感受。

4. 避免使用批评性字眼 护士在聆听患者表达的过程中，尽量避免使用评价、批评或者一些负面性的语言，如"正常吗""够吗""这是错误的"等语言。

五、助产工作中常见的沟通错误

在助产实践过程中，不当的沟通技巧会导致信息传递受阻，甚至产生信息被扭曲或无效沟通的现象，从而破坏助产士与孕产妇之间的关系。因此，助产士在沟通过程中，应尽量避免以下情况的发生：

（一）突然改变话题或打断对方谈话

在交谈过程中，当孕产妇的意思尚未表达清楚时，助产士可能以直接改变主题的方式打断其说话，这不仅是不礼貌的行为，而且可能歪曲孕产妇的本意，会阻碍其说出有意义的信息，甚至会失去对助产士的信任。

（二）虚假或不恰当的保证

在助产实践过程中，助产士为了缓解孕产妇的焦虑或恐惧心理，在没有明确把握的情况下，随意做出一些虚假或不恰当的保证。如助产士与一位妊娠期高血压疾病的孕妇进行健康指导，为了缓解孕妇对于胎儿宫内状况的担心，就说"你的血压只是高一点点，胎儿在宫内肯定不会缺氧的"。这种保证很可能无效，甚至让孕产妇感觉到助产士对其问题不重视，影响良好护患关系的建立。

（三）主观判断或说教

助产士在进行健康指导的过程中，如"你不应该这么想""你再不听我的，等一下就给你剖宫产""你不要说了，听我的就是了"之类的话，通常有一种命令式和说教的强调，让其感觉到：我的想法不对，更加加重孕产妇的焦虑。可能使其感到助产士根本就不理解自己，进而不愿意与助产士讨论其所担心的问题，就会阻碍沟通的有效性。

（四）快速下结论或提供解决问题的方法

因为产科的工作性质节奏快，为了赶时间，在与孕产妇沟通过程中，如果助产士快速下结论或者直接提供解决问题的方法，容易忽视孕产妇的叙述，可能会使得信息获取不完整。有时，孕产妇可能只需要一个理解他感受的"倾听者"，并不需要提供解决方法的"建议者"。

（五）调查式或封闭式提问

有时，助产士对孕产妇刨根问底持续提问，尤其是对其不愿意讨论和回答的问题也要问个究竟，这会让孕产妇感觉到被利用或不被尊重，从而产生抵触情绪。同时，在采集病史时，如果采用封闭式提问，导致沟通无法顺利进行，助产士无法获得更多的信息。

（六）刺激性负面语言

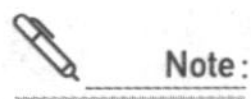

在与孕产妇沟通过程中，慎用刺激性负面语言，如"你如果不注意卫生，会阴伤口就会感染裂

开”，结果导致该产妇听后非常焦虑，担心伤口裂开，使得情绪低落，影响亲子关系的建立。

六、促进及培养助产士的沟通技巧

娴熟的沟通技巧是建立良好护患关系的基础，也是助产士的一项必备技能。需要得到医院管理者及助产士自身的重视，并加以培养和实践。

（一）医院管理者需加强对助产士沟通能力的培训

1. 培养助产士的职业化态度 助产士是否具备良好的职业化态度决定其为孕产妇服务的行为质量。医院管理者应注重培养护士良好的职业化态度，不仅是护患沟通任务完成的前提，而且是整个护患沟通的核心要素。

2. 沟通知识及技巧的培训 掌握扎实的沟通理论知识是培养良好沟通能力的基础，是熟练运用沟通技巧提高沟通能力的必要条件。管理者可以通过举办各种不同形式的沟通技巧培训班，帮助助产士掌握沟通理论知识和锤炼沟通技巧。

3. 将沟通能力纳入护理质量考核的指标 医院护理管理者应制定科学合理、易于实施的沟通能力考核标准，定期考核评估助产士的沟通能力，帮助助产士认识自身的不足，规范护患间的沟通行为，为进一步改进护理质量提供依据。

（二）助产士自身注重沟通能力的培养

沟通能力是一种能证明和让对方发现你具有社会工作能力的一种能力，是个人的核心竞争力所在。因此，助产士自身需要注重沟通能力的培养。

1. 提高业务技术水平，增加患者的信任感 扎实的助产专业知识以及娴熟的助产技能是获得孕产妇信任的前提，因此，助产士应注重专业知识和技能的培养，不断提高自身的业务水平，才能在保障母婴安全的前提下，进一步满足孕产妇的沟通需求，提高服务的质量。

2. 修炼沟通性情和技巧，提高沟通能力 能否取得良好的沟通效果，不但要主动自学沟通相关知识和积极参加医院组织的沟通能力培训班，而且，还要修炼良好的自我性情和意识，在工作中，刻意加以实践和训练，才能切实提高沟通的能力。

(1) 认识自我：要说服他人，先要说服自己；要了解他人，先要了解自己；这样才能“知己知彼，百战不殆。”我们要做到清晰地认识自我，才能进行自我价值的正确定位，才会从社会认同和社会道德的高度来克服物质自我、精神自我的片面诱惑，真正形成社会自我的修炼体系和意识动机。

(2) 情绪管理：要想成为情绪的主人和“EQ 高手”，我们应摆正一个基本的人生态度：均衡的处世态度，乐观的为人情怀。在心平气和、海纳百川的指引下，接纳我们所接触的不同文化背景、不同社会经济地位和不同个性特征的孕产妇，我们的沟通才会是有效的。

(3) 换位思考：换位思考是建设性沟通、人际关系持续性发展的重要元素。换位思考到底是什么呢？其实，就是从对方的立场来思考事情，通俗地说是“理解”别人的想法感受。

(4) 语言修饰：语言表达恰当与否的真谛是你能否在恰当的时候和适当的场合用得体的方式表达你的观点。要想具有较好的言辞修饰和表达能力，要求我们不断学习、博览群书，才能提高语言和非语言沟通能力。

(5) 实践锻炼：我们具备了修炼沟通意识的理念之后，还应在实践中锤炼沟通技巧。无论是在校学习期间，还是实习工作期间，我们都应主动尝试在各种场合与各种人群沟通。因为，凡是与人打交道的工作，实践经验都会比书本知识重要和实用很多。每个人的性格特点不同，所处情境不同，与之沟通的方式也会不一样。只有在实践中磨炼自己，不断总结经验，才能逐渐学会有效沟通的技巧，以满足不同疾病患者在任何情境下对沟通的需求。

（戴小红）

Note:

思考题

1. 人际沟通的基本要素有哪些？

2. 沟通交流的基本方式有哪些？如何正确使用非语言性沟通？

3. 助产士在与孕产妇沟通过程中要注意哪些问题？你认为如何提高助产士的沟通技能？

4. 孕妇王某，孕 27 周，诊断为妊娠期糖尿病，因饮食和运动控制不佳，血糖不稳定，医生要求给予胰岛素治疗，孕妇担心胰岛素对胎儿有影响，拒绝药物治疗。你如何运用沟通的技巧，与孕妇交谈，说服其同意接受入院治疗？

Note:

URSING

第七章

健康教育与健康干预

07章　数字内容

学习目标

知识目标：

1. 掌握健康教育和助产健康教育的概念与意义、助产健康教育程序、助产士健康教育技巧。
2. 熟悉健康教育的研究对象、内容与方法，助产健康教育的实施原则，助产健康教育所涉及的范围。
3. 了解助产健康教育的相关学科、助产士在健康教育中的地位和作用。

技能目标：

1. 能熟练运用健康教育知识为孕产妇提供整个孕期、产时和产后的必要健康教育和咨询。
2. 学会运用助产专业相关知识向妇女、家庭、社区提供健康辅导及教育等。

素质目标：

具有高尚的职业道德情操、扎实的理论知识和良好的沟通技巧，以及健康的心理、身体素质。

导入情境与思考

王某,30岁,孕1产0,单活胎。妊娠24周在丈夫陪同下进行第4次产前检查,助产士为其测量体重、血压、宫高和胎心率等项目,结果显示王某体重增长过快,其余项目正常。完成产科检查后,助产士对夫妻俩进行健康教育。

请思考:

1. 健康教育的意义是什么?
2. 针对孕妇现阶段的情况,健康教育包含哪些内容?

健康教育是助产士的工作职责之一,是维持孕产妇生理、心理健康的重要保障。通过健康教育传授孕产妇健康保健知识,使其掌握自我保健技能,培养其健康信念,改变不良健康行为,提高孕产妇的健康素养。助产士掌握健康教育的理论及方法,有助于其在临床工作中更有效地开展健康教育工作。

第一节 健康教育概述

健康教育的目的是引导公民养成良好的行为和生活方式,消除或降低影响健康的危险因素,预防非正常死亡、疾病和残疾的发生,从而增进健康,提高生活质量。助产健康教育的目的是引导孕产妇全面提高健康素养,自愿改变不良行为习惯,自觉关注影响健康行为的相关因素,消除或减轻影响母婴的危险因素,保障母婴安全。

一、健康教育与助产健康教育

(一)健康教育的概念及意义

1. 健康教育(health education) 是研究传播保健知识和技能、影响个体和群体行为、预防疾病、消除危险因素和促进健康的一门学科。健康教育是一种连接健康知识和行为之间的教育过程,是通过教育的途径,帮助民众利用生活各方面的经验综合成系统的程序,以增进个人及社会有关的健康知识、态度与行为。2019年健康中国行动推进委员会印发《健康中国行动(2019—2030年)》,把提升健康素养作为增进全民健康的前提,根据不同人群特点有针对性地加强健康教育与促进,让健康知识、行为和技能成为全民普遍具备的素质和能力,实现健康素养人人有。

2. 健康教育的意义

(1)健康教育不仅是简单地传授健康知识,还要使人们树立健康观念,并逐渐形成一种健康的行为习惯。健康教育同时侧重于研究人的心理变化及社会上许多因素对健康的影响,唤起人们对个体卫生和社会卫生的自觉性及责任感,积极投入到卫生保健活动中。

(2)健康教育是借助多学科的理论和方法,通过信息传播和行为干预,帮助个人和群体掌握卫生保健知识,树立健康观念,自愿采纳有利于健康的行为和生活方式的教育活动与过程。健康教育不仅需要人们通过自我学习或相互学习取得经验和技能,而且还需要通过有计划、多部门、多学科的社会实践来获取经验。健康教育不仅涉及整个卫生体系和卫生服务的开展,还涉及非卫生部门,如农业、教育、大众媒介和交通等。

健康教育的中心是行为问题,核心是促使个体和群体改变不健康的生活方式,本质是教育个人、家庭和社区对自己的健康负责。

(二)助产健康教育的概念及意义

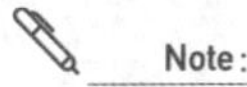

1. 助产健康教育(midwifery health education) 是通过有计划、有组织、有系统的社会和教育活动,全面提高孕产妇的健康素养,促使孕产妇自愿改变不良行为习惯,自觉关注影响健康行为的

相关因素，消除或减轻影响母婴的危险因素，从而保障母婴安全。

2. 助产健康教育的意义 开展助产健康教育的意义在于引导孕产妇养成良好的行为和生活方式，消除或降低影响母婴的危险因素，保证孕产妇在妊娠、分娩和产后阶段一直处于低风险状态，最终有一个良好的分娩结局。因此，开展健康教育活动对个体、家庭及社会具有重要意义，主要体现在以下方面：

(1) 实现初级卫生保健的需要：初级卫生保健是实现人人享有卫生保健这个全球卫生战略目标的基本途径和基本策略，而健康教育是初级卫生保健的八大基本要素之首。2008 年我国卫生部提出实施健康中国 2020 战略，其中健康教育是促进健康中国 2020 战略实现的关键策略之一。2020 年我国卫生健康委员会正式发布《推进实施健康中国行动 2020 年工作计划》，其中妇幼健康促进行动中就强调，以实施母婴安全行动计划为抓手，推动医疗机构全面落实母婴安全五项制度，统筹推进健康教育、婚前检查、孕前优生健康检查，加强产前筛查和产前诊断服务与管理，让更多生育家庭受益。

(2) 提高孕产妇自我保健意识和能力的需要：通过健康教育可以使孕产妇了解和掌握围产期中相关的自我保健知识，如孕期中自我监测、胎儿的监测、母乳喂养知识和技能等，促使孕产妇改变不良的行为方式及生活习惯，建立良好的生活方式，提高孕产妇的生活质量。

(3) 降低医疗费用和提高效益的需要：助产健康教育实践证明，孕产妇通过改变不良的行为方式及生活习惯，采取有益于健康的生活方式，可有效地降低高危妊娠及新生儿的死亡率，促进母婴安全。通过孕期科学合理地控制体重增长，可以减少巨大儿的发生；孕期筛查出高危因素，如妊娠期高血压、妊娠期糖尿病等可指导孕妇配合医生积极治疗，控制疾病的发展。助产健康教育的成本投入所产生的效益，远远大于高昂医疗费用投入所产生的效益。

助产健康教育不仅是保护和增进孕产妇和新生儿的健康的重要举措，而且对社会进步和经济的持续发展具有重要意义。

二、助产健康教育的研究对象、内容与方法

(一) 助产健康教育的研究对象

1. 孕妇 部分孕妇因对孕期保健、分娩方式、产后康复、科学育儿等方面知识缺乏，从而产生焦虑、担忧甚至不知所措，希望通过助产士的指导掌握更多健康知识；还有一小部分孕妇认为怀孕分娩是自然而然的事情，没有什么可注意的，因此，对相关健康知识不重视、不了解，从而增加了妊娠、分娩以及产后各阶段的健康风险。

妊娠期健康教育侧重于预防性健康教育，助产士应主动为孕妇提供孕期保健、分娩方式、产后康复、科学育儿等方面知识，从而增强孕妇自我保健意识，帮助她们纠正不良的行为及生活习惯，改变不良分娩及育儿观念等，以促进母婴健康。

2. 产妇 产后生理改变、新生儿喂养，产妇需要从妊娠期和分娩期的不适、疼痛、焦虑中恢复，需要接纳家庭新成员及适应母亲的角色，这一过程称为产褥期心理调适和生理上恢复。助产士应了解产妇的心理、生理变化，重视心理健康的评估和干预，关注产妇生理上的恢复情况，使产妇能早期适应产后的生活，顺利度过产褥期，并使新生儿能得到良好的照顾。

3. 孕产妇家属及照顾者 照顾者需同时接受助产相关健康教育知识与技能，包括孕期保健知识、产后护理和营养知识、新生儿护理知识和技能、母乳喂养等，帮助孕产妇顺利度过孕产这一特殊时期，使新生儿健康发育成长。

(二) 健康教育的内容

1. 孕早期健康教育 包括孕期常规检查和产前筛查；孕早期流产预防和注意事项；孕期营养和体重管理；孕期的运动与安全；胎教；心理调适指导；母体生理变化；孕期不适的应对措施等。

Note:

2. 孕中晚期健康教育 是帮助应对孕中晚期的生理不适；孕晚期重点了解分娩前征兆，孕妇对分娩服务的需求，和孕妇家庭共同制订分娩计划，帮助孕妇掌握分娩知识和技能，应对分娩疼痛的技巧，知情选择分娩镇痛措施和家属陪伴等。

3. 产褥期健康教育 指导产妇照护技能、新生儿照护技能、母乳喂养和产后心理调适技能等，帮助产妇尽早适应产后生活，新生儿能得到良好的照顾。

（三）助产健康教育的方法

助产健康教育的方法有多种，助产士可依据教育的目的，针对不同的健康教育对象（孕产妇、家属或照顾者），选择相应的方法。为提高教育对象的学习效果，可采用专题讲座、角色扮演、示范、个别会谈和小组讨论等方法，具体方法如下：

1. 专题讲座法

(1) 概念：针对某个健康问题，以口头语言（课堂讲授的形式）向学习者传授知识的方法。助产士在向孕产妇或家属、照顾者做孕期检查、分娩配合、母乳喂养等健康教育时常采用此方法。

(2) 特点与适用范围：这是一种正式、传统和最常用的健康教育方式。此种方法适用于除儿童以外的各种大小团体，具有能在有限的时间内提供容量较大知识和信息，特点是容易组织和比较经济。适用于学习者人数较多，需要了解某种基本知识和邀请专家举行专题讲座时采用，但是此种方法是一种单向的信息传播方式，学习是处于被动地听课、接受过程，缺乏学习积极主动性，因此孕妇学习效果欠佳。

(3) 具体方法及注意事项

1) 积极备课：根据听众的人数、年龄、职业、受教育程度等基本资料，进行有针对性的备课。

2) 环境准备：尽量选择安静、温度适宜、明亮和教学音响设备良好的学习环境。

3) 注重授课技巧：做到条理清晰、重点分明、通俗易懂、逻辑清晰；讲授的概念、原理、事实、观点必须正确；最好配有文字资料、图片、音频、视频以帮助理解；讲授时要调动学习者的学习热情，选择与听众接近的生动案例；及时与听众交流，并以提问等方式了解听众对知识掌握的情况。

4) 把握授课时间：内容要简明扼要，时间不宜过长，一般以 30~60min 为宜。

2. 角色扮演法

(1) 概念：是一种通过行为模仿或行为替代来影响个体心理过程的方法。通过制造或模拟一定的现实生活片段，使教育内容剧情化，由学习者扮演其中的角色，使之在观察、体验和分析讨论中理解知识，并获得自我保健的方法。例如助产士可采用角色扮演法帮助孕妇体验多种哺乳体位进行母乳喂养。

(2) 特点与适用范围：这种方法具有趣味性、实践性、互动性、发展性和创新性的特点，它提供了具体而有兴趣的学习环境，所有人员都可以参与学习过程。它可以用两种方式来进行，一种是预先准备好的角色进行扮演，参加扮演者通过观察、操作、模仿和分析等学习有关的健康知识及经验；另一种是自发式的角色扮演，预先不做准备，通过操作及模仿达到学习的目的。但是，由于角色扮演法是一种当众表演，需要有较强的参与意识，对于随和、性格外向者易于做到，而对于害羞、性格内向者，角色扮演显得困难，可能使希望或预定表现的内容无法表现出来，此方法主要适用于年轻孕产妇及年轻女性。

(3) 具体方法及注意事项

1) 角色扮演前：应注意整个扮演主题的选择与编排、角色的分配与排练。

2) 角色扮演时：主持者应报告此项活动的目的与意义，并对剧情及有关表演人员进行简单介绍。

3) 角色扮演后：应进行讨论，可先由表演者谈自己的感受，然后让其他人员积极参加讨论。主持者可以引导参加人员讨论剧中的重点内容和技能，以使其了解相关知识及原理。讨论部分为角色扮演的重点，通过讨论可以让孕产妇及相关人员真正获得有关知识。

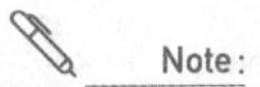

3. 示范法

(1) 概念:指教育者通过具体动作示范,使学习者直接感知所要学习的动作结构、顺序和要领的一种教育方法。即通过观察他人行为,而学得所需知识进而改变自身行为的过程。如示范新生儿沐浴、抚触。

(2) 特点与适用范围:示范法是一种视觉重于听觉的健康教育方法,教育者以一连串的动作示范使学习者理解某一现象或原理。示范通常包含动作、程序、技巧和知识,并且以各种设备和教具做相应的配合。常应用于教授某项技术或技巧,如母乳喂养、新生儿沐浴和抚触等技术。示范法常由教育者先对该技术进行示范,讲解该项操作的步骤及要点,然后指导学习者进行练习。此法使学习者有机会将理论知识应用于实践,以获得某项技巧或能力。示范法常受教学条件的限制,如教学场地、教学用具等。

(3) 具体方法及注意事项

1) 注意示范的位置和方向:一般示范者站在学习者的正面,与学习者的视线垂直,使全部学习者都能看清楚,增加示范效果。

2) 示范动作:不宜太快,应将动作分解,让学习者能清楚地看到,在示范的同时,应配合口头说明。

3) 示范的内容:较复杂时,可事先利用视听教具,如用录像带,说明操作的步骤及原理,然后再示范。

4) 示范的时间:安排一定的时间让学习者有练习的机会,示范者在旁指导。

5) 示范者在纠正错误时:切忌使用责备的口气,了解学习者所存在的困难,并详细说明错误的地方,注意给予鼓励和耐心的指导。

6) 示范结束时:让学习者表演或充当教师进行示范,便于了解和评价掌握的情况。

4. 实地参观法

(1) 概念:是根据教育目的,组织学习者到实际场景中观察某种现象,以获得感性知识或验证已学知识的教育方法。有条件可以实地参观分娩室,与分娩室工作人员接触,增加孕妇的控制感。

(2) 特点与适用范围:此种方法使学习者能在实际参观中增进对教育内容的了解,可刺激其寻找更多的学习经验,有利于提高学习者的观察技巧。

(3) 具体方法及注意事项

1) 做好参观的准备:应当事先到参观地进行实地考察,选择合适的参观地点,与参观单位沟通参观访问的事宜,全面了解各种需要注意的问题,并据此做好参观计划。

2) 指导参观的进行:参观前告知参观者参观的目的、重点及注意事项;参观时间要充分,允许学习者有时间提问;参观后应配合讨论,以减少疑虑或恐惧。

5. 展示与视听法

(1) 概念:是以图表、模型或录像、电视、电影和广播等视听材料作为载体向人们讲解健康知识与技能的方法。

(2) 特点与适用范围:此方法直观、生动、能激发学习者的学习兴趣,使其在没有压力及紧张的气氛中获得健康知识。图表、模型的展示可在农村、街道和病房等地,时间可长可短。视听法既可针对个体开展教育活动,亦可针对群体。但该法成本较高,需要一定的设备和经费保障。

(3) 具体方法及注意事项

1) 图表、模型的展示:应配有通俗易懂、简明扼要的文字说明帮助理解。

2) 图表设计:尽可能生动醒目,有利于吸引观众的注意力,易于记忆。

3) 播放视听教学片:要保证光碟、录像带、音响和播放器的质量,选择安静、大小适宜的播放环境,时长一次 20~30min 为宜。

Note:

6. 讨论法

(1) 概念:针对学习者的共同需要,或存在相同的健康问题,以学习者为互动主体,助产士加以引导,以小组或团体的方式进行健康信息的沟通及经验交流,通过让学习者主动探究教育内容,完成教育目标。

(2) 特点与适用范围:讨论法使学习的过程由被动转为主动,学习者分享知识与经验,有利于提高学习者学习的兴趣,加深对问题的认识及了解,有利于态度或行为的改变。此方法适用于5~20人的多种内容的教育活动。其不足是小组的组织及讨论较浪费时间,如果讨论过程不能从容控制,将会出现有人过于主导,而有人较为被动,或出现小组讨论离题的现象。

(3) 具体方法及注意事项

1) 参加小组讨论的人员:以5~20人为宜,尽量选择年龄、健康状况、教育程度等背景相似的人组成同一小组,选择的讨论场地应便于交流,环境安静、圆形或半圆形就座。

2) 讨论前:须确定讨论的主题和讨论的基本内容,并制订讨论规则,如每人发言、把握讨论主题和发言时间、别人发言时要静听及要尊重别人的意见等,以保证讨论顺利进行。

3) 一般由医生或助产士充当主持人:在开始时先介绍参加人员及讨论主题,在讨论过程中注意调节讨论气氛,适时予以引导、提示、鼓励和肯定,在结束时对讨论结果进行简短的归纳及总结。

7. 个别会谈法

(1) 概念:指健康教育工作者根据学习者已有的知识经验,借助启发性问题,通过口头问答的方式,引导学习者比较、分析和判断来获取知识的方法。

(2) 特点与适用范围:是一种简单易行的健康教育方法,常用于家庭访视和卫生所的诊治前后。

(3) 具体方法及注意事项

1) 会谈前:预先了解学习者的基本背景资料,如姓名、年龄、教育程度、家庭状态及职业等。

2) 会谈的环境:应安静、舒适,有利于交谈。

3) 会谈的内容:应从最熟悉的人或事物谈起,使学习者产生信任感,并注意与学习者建立良好的关系。谈话内容要紧扣主题,及时观察及了解学习者对教育内容的反应,并鼓励学习者积极参与交谈。一次教育内容不可过多,以防学习者产生疲劳。

4) 会谈结束时:应总结本次的教育内容,并了解学习者是否确实了解教育内容,如有必要,预约下次会谈时间。

8. 计算机辅助教学

(1) 概念:计算机辅助教学(computer-assisted instruction,CAI)是一种借助计算机技术而将教学信息以多媒体化的形式呈现的教学形式。

(2) 特点与适用范围:CAI具有人机交互、数据库强大及图文声像并茂的特点。其使用可以不受时间、地点的限制、针对每个学习者的学习需要和学习特点,将学习者难以理解的理论和传统教学手段难以表现的教学内容,通过计算机的信息转换和处理功能,将学习内容形象化和具体化,激发学习者的学习兴趣。此种方法对计算机软硬件设备、教学软件要求较高,要求教育者具备一定的计算机知识和技术,学习者熟悉计算机操作,因此适用于掌握计算机使用方法的人群。

9. 互联网+健康教育方法 近年来,随着现代信息技术的发展,互联网、智能手机和平板电脑等移动新媒体逐渐发展起来。互联网的功能在医学领域逐步拓展,除了用于医护人员的学习与相互交流外,还提供了医疗人员与服务对象的互动平台。互联网站、手机APP及微信公众平台正在发展成为实施健康教育的新途径,它们具有便捷性、互动性、时效性高、信息传播速度快和更新及时等特点,符合部分群体特别是当代年轻人的生活、学习与交流习惯,成为开展健康教育的一种新型的、可行的方式。例如,微信群、健康公众号逐渐成为健康行为干预的新方式,助产士将相关的专题健康信息

Note:

发布到这些移动媒体上，学习者不仅可以便捷地获取信息，而且可与教育者及其他学习者沟通或分享相关信息，因而能有效地满足学习者的个体化需求。与常规教育方式相比，移动新媒体突破了时间、地域等客观因素的限制，提供了直观、丰富的健康相关信息，并增加了学习者的自主选择性。同时，网络媒体具有虚拟性的特点，易于保护学习者的隐私，学习者可匿名参与，从而更容易被学习者所接纳。互联网的健康教育方式将是今后的发展方向。

10. 其他健康教育方式 健康教育除了上述教育方式外，还可采用其他多种方式。如利用广播、报纸、书刊、小册子等大众传播媒体介绍健康保健知识；还可以利用各种社会团体及民间组织活动的机会进行健康教育。

三、健康教育的实施原则

（一）科学性

健康教育的内容必须有科学依据，并注意应用新的科学研究结果，及时摒弃陈旧过时的内容，引用的数据要可靠无误，举例应实事求是，不可随意夸大一些药品、食品以及锻炼方法的效果。缺乏科学性的健康教育内容和方法往往起不到应有的效果。

（二）可行性

健康教育必须建立在符合当地的经济、社会、文化及风俗习惯的基础上，否则难以达到预期的目的。许多不良行为或生活方式受社会习俗、文化背景、经济条件、卫生服务等影响，如居住条件、饮食习惯、工作条件、市场供应、社会规范、环境状况等，因此，健康教育必须考虑到以上制约因素，以制订切实可行的健康教育方案，进而促进健康教育目标的实现。

（三）针对性

学习者的年龄、性别、健康状况、个性、嗜好、学习能力等有一定的差别，对卫生保健知识的需求也不尽相同，因此，在实施健康教育之前，应全面评估学习者的需要，了解学习者需要掌握的知识和技能，并在此基础上制订出有效可行的健康教育计划。在实施健康教育时，除了根据教育目标选定不同的教育策略外，还应根据不同年龄段人群的特点，设计与年龄、性别、爱好、文化背景相适宜的教育活动，采用不同的教育方法，以达到教育目的。

（四）启发性

健康教育不能靠强制手段，而是通过启发教育，鼓励与肯定行为的改变，让孕产妇理解不健康行为的危害性，形成自觉的健康意识和习惯。为了提高健康教育效果，可采取多种启发教育方式，如用生动的案例，组织同年龄段人群交流经验与分享感受，其示范和启发作用往往比单纯的说教效果更好。

（五）规律性

健康教育要按照不同人群的认识、思维、记忆规律，由简到繁、由浅入深、从具体到抽象地进行。在安排教育活动时，注意每次学习活动应建立在上一次学习的基础之上，每次的学习内容不宜安排过多，逐渐累积才能达到良好的教育效果。

（六）通俗性

健康教育应采用学习者易于接受的教育形式和通俗易懂的语言，避免过多地使用医学术语。对于文化层次较低的群体用一些当地的俗语，可以帮助其更好地理解。

（七）直观性

形象直观的健康教育可以将抽象的知识用灵活的手段展现。运用现代技术手段，如影像、动画、照片等可以生动地展示和表现教育内容，有利于提高人群的学习兴趣和对知识的理解。

（八）合作性

健康教育活动不仅需要学习者、教育者以及其他健康服务者的共同参与，也需要动员社会和家庭等支持系统的参与，如父母、子女、朋友等的支持参与，以帮助学习者采纳并养成健康的行为习惯。合

Note:

作与支持系统运用得越好，健康教育的目标越容易实现。

（九）行政性

健康行为并非完全是个人的责任，还需政府部门的领导与政策支持、以推动孕产妇健康促进活动。对于医疗卫生部门而言，其职能不仅包括提供临床与治疗服务，还涵盖开展健康教育和健康促进活动，因此，健康教育应该被包含在整个医疗卫生计划内，并应由专人负责管理和专项经费支持，以有效地推动健康教育的开展。

四、助产健康教育程序

助产健康教育是一项系统工程，是一个连续不断的过程，包括评估学习者的学习需要，设立教育目标，拟定教育计划，实施教育计划及评价教育效果五个步骤。

（一）评估

评估是助产士健康教育准备的阶段，助产士要了解孕产妇、家属、照顾者的知识需求、学习准备状态、学习能力及学习资源，是制订健康教育目标和计划的先决条件。

1. 评估学习者的需求及能力 在开展健康教育前，首先需要了解学习者对其健康问题的认识、态度及其所拥有的基本知识和技能。例如学习者是否了解其主要的健康问题或学习需求，有无不良的行为与生活方式或不健康的观念等危险因素。同时了解学习者的基本情况，如年龄、性别、教育程度、学习能力、对健康知识和健康技能的掌握及需求情况，对健康教育的兴趣及态度等，以根据不同的学习需要及特点来安排健康教育活动。

2. 评估学习资源 评估实现健康教育目标所需的时间、参与人员、教学环境、教育资料及设备（如小册子、多媒体、教具）等。

3. 评估准备情况 助产士在为孕产妇提供健康教育前，应对自身的健康教育准备情况进行评估，如计划是否周全、备课是否充分、对象是否了解及教具是否齐全等，以确保自身做好充分的准备。

（二）设立目标

助产健康教育的总体目标是帮助孕产妇了解助产健康知识，充分发挥自己的潜能。设立教育目标是助产健康教育中的一项重要内容，明确教育的具体目标有助于教育计划的实施，也是评价教育效果的依据。助产士应该根据每个人或社区群体的不同情况、学习动机及愿望、学习条件等制订一系列的行为目标，并遵循以下原则：

1. 目标应具有针对性和可行性 制订目标时需要清楚以下情况，如学习者对学习的兴趣与态度、知识与技能的掌握和需求情况、学习的能力和支持系统情况等，从而制订符合学习者需要并切实可行的目标。

2. 目标应具体、明确、可测 目标的书写应表明具体需要改变的行为，以及要达到目标的程度及预期时间等，目标越具体、明确、可测量，越具有指导性和可及性。

3. 目标应以学习者为中心 健康教育目标的书写应以学习者为中心，清楚表明教育的具体对象。制订目标要充分尊重学习者的意愿，并鼓励学习者参与目标的制订，发挥其主观能动性、通过共同讨论，达成共识，以期取得较好的教育效果。

（三）制订计划

计划是为了实现健康教育目标而事前对措施和步骤做出的部署。计划可以使工作变得有序、减少不确定性和变化的冲击，同时可以减少重叠性和浪费性的活动。因此，一个好的计划是实现目标的行动纲领。在拟定教育计划时，应注意以下问题：

1. 明确实施计划的前提条件 制订计划时应根据目标，列出实现计划所需的各种人力、物力等资源，考虑到可能遇到的问题和阻碍，找出相应的解决办法，确定计划完成的日期。

2. 将计划书面化、具体化 健康教育计划应有具体、详细的安排，对每次教育活动应参加的人员，教育地点及教育环境、内容、时间、方法、进度、教育所需的设备和教学资料等都应有详细的

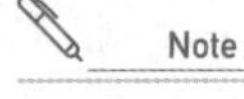

计划。

3. 完善和修订计划　完成计划初稿后，进一步调查研究，提出多种可供选择的方案，最好邀请有关组织和学习者参与修订。经过比较分析，确定最优或最满意方案，使计划更加切实可行。

（四）实施计划

在实施计划前，应对实施健康教育的人员做相应的培训，使其详细了解目标、计划和具体的任务。在实施计划过程中，应有相应的健康教育监督评价机制，定期进行阶段性的小结和评价，并重视与各部门及组织之间的密切配合与沟通，根据需要对计划进行必要的调整，以保证计划的顺利进行。计划完成后，应及时进行总结。

（五）效果评价

评价是整个健康教育活动中不可或缺的一环，贯穿活动的全过程，评价的目的在于了解教育效果，根据评价结果及时修改和调整教育计划、改进教育方法，以取得最佳的教育效果，满足人群的健康需要，并为随后的教育活动计划及决策提供依据。

第二节　助产健康教育的相关学科

助产健康教育作为一门新兴的应用学科，涉及诸多学科领域，是多学科概念、原则和实践的综合。它所利用的基本原理来自医学、护理学、教育学、传播学、行为学、人类学和社会学等相关的学科领域。根据世界卫生组织（WHO）对健康的定义和生物 - 心理 - 社会医学模式的要求，助产健康教育的研究领域应涉及生理、心理和社会健康三个层面。在诸多的相关学科中，预防医学、健康行为学、健康传播学、教育学、社会医学是助产健康教育学的主要基础学科，也是助产士开展助产健康教育必须掌握的基本理论中的重要内容。

一、预防医学

预防医学（preventive medicine）是以群体为研究对象，依据预防为主思想，应用基础医学、环境医学等有关学科的理论和流行病学、统计学、毒理学等方法，研究自然和社会因素对健康和疾病的影响及作用的规律，采取卫生措施以达到预防疾病、增进健康、提高生命质量的目的的一门综合性医学科学。助产健康教育实质上属预防医学的范畴，在助产健康教育的实践中特别强调流行病学及统计学方法的应用，并且健康教育学科与环境、劳动、营养、妇幼、青少年卫生等学科的专业理论和实践相互渗透。

预防医学在疾病预防方面提出的“三级预防”模式对助产人员开展健康教育有很强的指导作用。一级预防（primary prevention）又称病因预防，即在发病前期，针对致病因素（生物因素、心理因素、社会因素等）所采取的根本性预防措施，助产健康教育提供婚姻指导、生育指导，提倡适龄生育、做好孕产保健，进行遗传咨询，使孕产妇能主动自觉地对自身健康负责，提高自我保健能力，以达到预防疾病、增进健康的目的。二级预防（secondary prevention）又称临床前期预防，在疾病的临床前期做好早期发现、早期诊断、早期治疗，也称为“三早”预防，通过产前检查和诊断、新生儿疾病筛查等手段，早期发现、早期干预、减少孕产妇与胎儿并发症和先天缺陷。三级预防（tertiary prevention）又称临床预防，是针对已明确诊断的患者进行对症治疗、防止伤残和积极康复，对疾病诊断明确的孕产妇和新生儿及时诊断、及时治疗，防止疾病恶化，减少并发症和后遗症的发生，促进功能恢复，提高生活质量。

二、健康行为学

健康行为学（health ethology）是研究健康相关行为发生、发展规律的科学。健康相关行为指人类个体和群体的与健康和疾病有关的行为。健康行为学是行为科学的一个分支，健康教育和健康促进

Note:

着眼于个人、群体行为的改变。因此,健康行为学是健康教育和健康促进的基础学科。健康行为学运用行为科学的理论和方法研究人类个体和群体的与健康和疾病有关的行为,探索其动因、影响因素及其内在机制,为健康教育策略和方法提供科学依据,从而满足孕产妇维护和促进健康的需要。

助产健康教育的根本目标在于培养服务对象的健康行为。作为开展健康教育的助产士,应具备充实的行为科学理论,不仅要熟悉如何解释行为的存在,而且要知道如何改变个体、群体和社会的行为。在实施健康教育时,综合应用护理程序和行为科学理论对受教育者的行为进行分析和诊断,确定影响健康行为的倾向因素、促成因素和强化因素,并依此确立健康教育的目标,为健康教育计划的实施和评价提供依据。对教育对象合理的、正确的健康行为,应给予鼓励并促使其积极维持,反之对于不合理、不正确、不健康的行为,应加以引导,促使其将不利于健康的消极因素转变为有利于健康的积极因素。

三、健康传播学

健康传播学(health communication studies)是研究人类社会信息交流现象及其规律的一门科学。传播学的研究对象是人的传播行为,主要研究人类信息传播的内容、方式,传播的社会作用,传播者与受传者的各自特点及其相互之间的关系等,既包括传播活动现象,也包括传播意识现象、传播规范现象。传播学为助产健康教育的顺利开展提供了科学的依据和行动指南。传播学作为助产健康教育的基础课程,为推动助产健康教育的发展发挥了十分重要的作用,在健康教育中影响教育效果的因素、教育策略的选择与拓展等需要助产士借鉴传播学的理论、方法和技巧。

助产健康教育的对象为受传者,包括孕产妇及其家属或照护者。助产士在开展健康教育工作中扮演着“传播者”的角色,要进行有效的健康知识传播,掌握和运用传播学理论和方法可以帮助我们了解受传者的特点及教育需求,根据需求特点选择适宜的传播媒介和传播方法,达到知晓健康信息、健康信念认同、健康信念转变、采纳健康行为等传播行为应达到的效果。

四、健康教育学

健康教育学(health pedagogy)是以教育现象、教育问题为研究对象,归纳总结人类教育活动的科学理论与实践探索解决教育活动产生、发展过程中遇到的实际教育问题,从而揭示出一般教育规律的一门学科。教育是一种广泛存在于人类社会生活中、有目的培养人才的活动。助产健康教育是孕产妇健康与教育的有机结合,孕产妇从接受健康信息到行为改变,本质上就是一个教育过程。掌握教育学的理论、教学手段和方法有助于指导助产士科学地开展健康教育活动,提高健康教育效果。教育学中的理论与实践结合的原则、直观性原则、启发性原则、循序渐进原则、因材施教原则等,都是助产士对孕产妇及其家属或照护者等人群实施健康教育实践中所必须遵循的重要原则。

助产士作为健康教育的主力军,应该学习教育学的基本理论和方法、掌握教学过程的规律、了解教育对象的需求、研究不同教育对象的特点、接受信息的能力等,只有这样才能科学地安排教学内容,运用适宜的教育方法,有效地开展助产健康教育活动。

五、社会医学

社会医学(social medicine)是从社会的角度研究医学和卫生问题的一门交叉学科。它主要研究社会因素与个体及群体健康和疾病之间的相互作用及其规律,制订相应的社会卫生策略和措施,以改善社会卫生状况,促进和提升人群的身心健康和社会活动能力,提高人群的健康水平。助产健康教育借鉴社会医学在研究医学问题时所侧重的理论性、方向性、战略性的思维观念,从社会学角度研究和分析孕产妇的主要健康问题,制订宏观与微观结合的适合不同层次的干预措施,提高孕产妇的生活

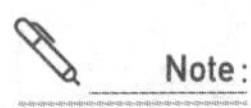

质量。

助产健康教育不仅涉及整个卫生体系和卫生服务的开展，还涉及如农业、教育、交通和住房等许多有关卫生问题的非卫生部门。因此，实施助产健康教育的助产士需要了解国家的大政方针和卫生政策，积极争取当地和社区相关部门的支持，主动与相关人员合作，从社区的自然环境、社会环境以及社区人群的健康方面实施管理，充分发挥社会功能，提高健康教育和健康促进的成效。

第三节　助产士在健康教育中的地位和作用

随着社会的进步和人们健康意识的转变，健康教育贯穿于孕产期护理工作全过程，在助产士工作中越来越占有举足轻重的地位。

一、助产士在健康教育中的地位

助产士不仅能为孕产妇提供定期的产前检查、孕期卫生、营养指导、母乳喂养咨询、保健指导、康复指导等知识，还能为产妇提供产后情绪评估和心理辅导等方面的服务。除生理保障外，孕妇能在产前、产时、产后得到助产士专业的健康教育和干预，可以消除她们对陌生环境所产生的不安全感，这又从心理层面保障了生产前后母婴的安全和健康。

助产健康教育使助产士将所知所学得到充分发挥，提高助产士的自身价值和社会认同；同时，助产健康教育对提高孕产妇自我保健意识，避免健康危险因素，保障母婴安全等具有重要意义。

二、助产士在健康教育中的作用

随着国家生育政策调整，高龄、多产次产妇比例增加，妊娠期并发症、合并症和出生缺陷发生风险增大，新生儿安全和儿童保健需求进一步增加，为深入贯彻落实《国家卫生健康委关于贯彻 2021—2030 年中国妇女儿童发展纲要的实施方案》，推进妇幼健康事业高质量发展，推动健康中国建设，提高妇女儿童健康水平，需充分发挥助产士在健康教育中的作用。

1. 提高生育质量　助产士通过全面评估育龄女性的生理情况、心理状态及社会行为，筛查和早期发现对妊娠结局有不良影响如出生缺陷高风险的危险因素，倡导科学备孕和适龄怀孕，提供相应的健康促进、优生指导，加强出生缺陷防控咨询，提高妊娠安全、降低出生缺陷。

2. 改善分娩方式与结局　助产士为围产期妇女在孕前、孕中、孕晚期及分娩期、产褥期提供持续的教育指导，满足孕产妇分娩体位、饮食、减痛等需求，提高阴道分娩率，降低剖宫产率，降低孕产妇和新生儿死亡率。

3. 降低并发症　助产士指导孕妇正确进行孕期保健及自我监护，科学管理饮食、运动、体质量，增强自我效能感，促进孕妇孕期体重合理增长、降低巨大儿和低体重儿的发生率。

4. 提高母乳喂养率　助产士指导孕产妇正确的母乳喂养知识和技能，有效解决母乳喂养和具体行为存在的一些问题，增强母乳喂养信心，提高母乳喂养率。

5. 降低或预防产后抑郁　以助产士为主导的服务模式重点关注孕产妇的心理需求，及时给予产妇和家属心理评估和疏导，取得家庭全体成员对孕产妇的关爱和支持，有效降低或预防产后抑郁的发生，提高满意度。

三、助产士健康教育技巧

（一）形象良好，语言亲切

第一印象在很大程度上决定着进一步交往的效果，助产士留给孕产妇的第一印象应是如沐

Note:
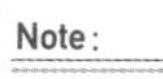

春风般的。在多数孕产妇心目中,助产士这个职业是神圣而崇高的,如果态度傲慢或者衣冠不整,容易颠覆在孕产妇心中的美好形象,让人觉得不可亲近。因此,仪表和态度必须得到助产士的重视。

语言的运用则更为重要。首先,面对的对象不同,应选择适宜的语气。对助产士而言,态度和蔼,语言有感染力,能让孕产妇及家属感觉到舒适和温暖,从而产生尊重、信任和依赖。给孕产妇做健康教育时,应用温和的语气,让孕产妇觉得容易亲近。当干预不良行为或习惯时,在语调适当的基础上,语气需变得坚定、严肃而且诚恳,切忌声嘶力竭地阻止。若语气太过激烈,易使孕产妇心生畏惧。其次,语言要通俗准确,在普及健康知识时,如果全是专业术语,会让孕产妇及家属产生理解上的障碍。在沟通中,需考虑到孕产妇的文化程度和理解能力,尽量保持语言通俗易懂,将难以理解的专业术语口语化、生活化,也可以适当运用肢体语言帮助其理解。在沟通中,辅以一定的肢体语言,往往能事半功倍,和蔼可亲的微笑,诚恳专注的眼神,沉稳庄重的体态,以及得体优雅的动作都能加深与孕产妇之间的关系,带来更好的健康教育效果。

助产士的谈吐修养,要温和耐心,主动负责,让孕产妇及家属掌握必需的保健知识和技能,提高自我管理能力,自主进行自我监测、积极参与医疗行为管理达到健康教育的目的。

(二) 时机恰当,沟通顺畅

在孕妇入院时进行健康教育。良好的入院教育对以后的助产工作大有裨益,对新来的孕妇,首先要提供良好的休息环境,因为,此时孕妇身心疲惫,情绪不稳定,如果强行进行健康宣教,往往会适得其反。应待其休息适应后,再寻找合适的时机与其交谈,需对其休息时间有准确把握,以 30min 为佳,过长则会让孕妇心生孤独之感。此时,方可与孕妇长久沟通,将住院规则、管理制度等详尽嘱咐。此外,还可对病房设施使用之法加以说明,既可拉近彼此关系,又可减少孕妇的陌生感,为后期临床工作顺利开展奠定基础,使孕妇尽快得以适应病区环境。在探视时间进行健康教育,在此期间,应加强与家属沟通,了解孕妇所需,勉励孕妇,同时,鼓励家人、亲属支持孕妇。

(三) 设身处地,寓情于景

在进行教育之前,应对健康教育对象做仔细观察,明确其接受能力,再进行有针对性的教育。如果健康教育对象心烦意乱,忌强行灌输,需待其心平气和,再做教育;或健康教育对象情绪低落,宜简单安慰,不可强谈,以免引起反感。传播知识,需连续不断,长久进行,故每天应保持 1~2 次。教育切忌单向传输,在此期间,助产士除传授孕期保健、产后康复知识外,还需多加倾听,根据孕产妇所缺,予以所需。

四、助产士健康教育涉及的范围

1. 产前健康教育 在孕妇分娩前对孕妇进行产前健康教育,能够使孕妇对分娩的过程有详细的了解,并使孕妇掌握正确的分娩方法,在分娩过程中有助于缓解孕妇的疼痛。产前健康教育能够促进孕妇自我调节能力的提升,减少孕妇在分娩过程中存在的恐惧心理,有助于其缩短分娩产程,促进顺利分娩。

2. 产时健康教育 是帮助产妇经历愉快而健康的分娩过程,并得到产时各种干预措施及用药利弊的信息。同时,根据产妇的需要提供各种服务,使产妇心理状态相对稳定、忍耐力增强,对疼痛的耐受性提高,从而可以很好地利用宫缩间隙休息,减少体力消耗,使其产生有效宫缩,缩短产程,减少产后出血,降低新生儿窒息,最大限度保障母婴安全,提高分娩期优生率。

3. 产后健康教育 指导产妇保持平和的心态,积极配合产后护理和恢复引导家属进行亲情护理,保证产妇拥有良好的产后恢复心理,解答产妇对分娩后的各项疑问,有利于消除产妇及家属在迎接新生儿时的紧张、焦虑和无助等负面情绪,不仅强化了产妇与家属的产后知识掌握,而且也提高了他们对助产士工作的满意度。

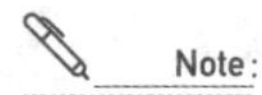

知识拓展

孕妇学校

孕妇学校是由妇幼医疗保健机构针对特定人群实施的一种健康教育模式，是开展孕期教育的重要场所。通过规范、系统的孕期教育，有助于提升孕产妇的健康认知水平、树立健康行为、顺利度过围生期。

在国外，孕妇学校的开办主要以医院和个人机构为主，多数孕妇都会参加孕妇学校学习，收费和免费的课程兼有。20世纪80年代，继北京、上海等城市率先创办孕妇学校后，全国各地凡开展助产技术服务的各级各类医疗保健机构均设置了孕妇学校，孕妇学校在我国得到迅速发展。

1. 国内孕妇学校的教学形式

(1) 传统的教学模式：以教材为中心，采用以说教为主的教育模式，按事先设定的课程，以固定的教材为内容，采用小班课、大班课的形式。主要内容包括老师讲课、看录像示范等，学员主动学习意识低，不容易达到预期的授课效果。

(2) 个性化互动式教学模式：依据孕妇个性化需求，采用一系列生动形象的教学形式，如录像播放、真人示范、角色扮演，宣传手册的发放，鼓励提问、讨论、以互动式的教学方法指导孕妇增强自我护理能力，提升育儿技能，使每名孕妇都能掌握操作，以促进教学质量的提升。

(3) 新媒体教学模式：强调孕产妇从备孕开始到产后哺乳期不同阶段的需求，关注孕产妇热点问题以新媒体的手段进行教学，如网络传播和网友现场互动、建立微信公众号传播科普知识等，使孕产妇的接受度、掌握度、获得知识、满意度均明显提高。

(4) 多媒体视频模拟教学模式：以模拟手教法、模拟型演示训练、虚拟产房现场、模拟分娩进程等方式对孕妇讲述与操作演示，角色互换模拟，更加直观地进行学习，可以提高孕产妇学习主动性及有效性。

(5) 问题导向式教学模式：以问题激发孕妇学习动机、引导孕妇掌握学习内容、满足不同层次孕产妇的需求、促使参与者主动学习，其优点是课堂气氛放松、学习目的性强，以及容易激发学员学习兴趣。

2. 孕妇学校的教学内容　主要包含孕期营养与体重控制、胎教、孕期心理卫生、高危孕妇的孕期管理、模拟分娩过程、分娩镇痛技术、产褥期护理、母乳喂养及乳房护理、新生儿疾病筛查意义和方法、新生儿护理、儿童保健的重要性等内容。

3. 孕妇学校对孕妇的影响

(1) 通过孕妇学校系统、规范的学习，有针对性地解决不同时期的困惑，确保更好地掌握围生期保健知识，提高了孕产妇围生期保健知识的知晓率和自我保健能力。

(2) 通过系统、规范的孕妇学校学习，可使孕妇能够充分认识到自然分娩的好处，有效应对分娩产生的不适感；同时，减轻或消除紧张、恐慌心理，保持乐观的心态，提高自然分娩率、降低非指征剖宫产率等。

(3) 通过孕妇学校教育使孕妇及家属认识到母乳喂养的好处，得到技术上的指导，增强母乳喂养的自我效能，从而促进母乳喂养率的提高。

(4) 通过规范的孕妇学校教育，提供包括产褥期饮食、卫生、活动等日常生活指导及婴儿护理知识，改变传统陋习，使产妇愉快、科学、顺利度过产褥期。

（周　静）

Note:

思 考 题

1. 简述助产健康教育针对的人群。

2. 初孕妇,26 岁,妊娠 40 周临产入院,入院时助产士该运用何种沟通技巧对其开展健康教育?如何开展?

3. 开展助产健康教育应遵循“三级预防”模式中的哪些内容?

Note:

URSING

第八章

助产质量管理与职业防护

08章 数字内容

学习目标

知识目标：

1. 掌握质量、职业健康安全风险、职业暴露定义；质量管理原则；助产士职业风险因素与标准预防措施。
2. 熟悉助产质量指标构建及评价体系。
3. 了解助产职业风险管理办法。

能力目标：

1. 能正确完成手卫生及外科洗手。
2. 能正确实施标准防护。
3. 能规范使用并处理锐器。

素质目标：

1. 建立正确的职业风险认知。
2. 具备慎独精神，能认真执行职业防护要求。

导入情境与思考

孕妇刘某,35岁,经产妇,孕2产1,宫内孕39^{+3}周,孕期规律产前检查,因规律宫缩4h于晚间11时急诊入院,检查宫口已开全,产房助产士立即上台接产,5min后胎儿娩出,见会阴Ⅰ度裂伤,准备缝合。

请思考:

此类情况下,应如何预防助产士的职业暴露和产后感染的发生?

随着国家生育政策、助产服务理念及生育理念的改变,要求助产士不仅关注孕产妇及新生儿的生存率及结局,还应关注产前、产时及产后整个周期的质量,并使孕产妇能有良好的分娩体验。助产服务对象大部分属于健康人群,不同于普通医疗质量体系;构建规范且具备助产特色的,可持续的质量管理体系显得尤为重要。

第一节 助产质量管理

一、质量管理相关定义

质量(quality)在管理学是指产品或服务的优劣程度,一般包含规定质量、要求质量与魅力质量三层含义,即达到标准、满足顾客需求与超出顾客期待。国际标准化组织(International Organization for Standardization,ISO)将质量定义为:客体的一组固有特性满足要求的程度,客体包含可感知或可想象到的任何事物,要求包括明示的、通常隐含的或必须履行的需求或期望。

质量管理(quality management)是指组织为使产品、过程或服务满足质量要求,达到顾客满意而开展的策划、组织、实施、控制、检查、审核及改进等有关活动的总和。包括制订质量方针和质量目标,以及通过质量策划、质量保证、质量控制和质量改进实现这些质量目标的过程。

质量管理体系(quality management system)指组织建立质量方针和质量目标以及实现这些目标的过程的相互关联或相互作用的一组要素,其规定了组织的结构、岗位和职责、策划、运行、方针、惯例、规则、理念、目标及实现目标的过程。质量管理体系需准确地反映组织的需求,是通过周期性改进,随着时间的推移而进化的动态系统。

全面质量管理(total quality management,TQM)指一个组织以质量为中心,以全员参与为基础,目的在于通过顾客满意和本组织所有成员及社会受益而达到长期成功的管理途径。

二、质量管理原则

1. 以顾客为关注焦点 质量管理的首要关注要点是满足顾客要求并且努力超越顾客期望,如助产质量管理应首要关注孕产妇及家庭的需求。

2. 领导作用 各级领导建立统一的宗旨和方向,并创造全员积极参与与实现组织的质量目标的条件,助产质量管理应基于医院总体规划,设定总体方针和目标,能使过程更加有效及协调。

3. 全员积极参与 整个组织内各级胜任、经授权并积极参与的人员,是提高组织创造和提供价值能力的必要条件,可促进个人发展、主动性和创造力,提升人员满意度及相互协作性,如建立助产功能小组,协助临床管理。

4. 过程方法 即将质量管理活动作为相互关联、功能连贯的过程组成的体系来理解和管理时,可更加有效和高效地得到一致的、可预知的结果,如将人员培训、临床质量与安全管理相关联,建立人员安全意识即管理思维。

Note:

5. 持续改进 质量管理过程中需要持续关注改进,它对组织保持当前的绩效水平,对其内、外部条件的变化做出反应，并创造新的机会，都是非常必要的，如持续关注第二产程外周静脉通道的管理，根据关注结果即最新循证及时修订穿刺的流程与管理等。

6. 循证决策　基于数据和信息的分析和评价的决策，更有可能产生期望的结果，如根据临床数据收集与分析，修订各产程时间及助产理念。

7. 关系管理　为了持续成功，组织需要管理与相关方（如供方）的关系，如助产士门诊的建立，助产士与孕妇形成伙伴关系，可有利于临床决策及工作的开展。

三、助产质量指标构建与评价体系

质量的提高应基于正确、科学、有效的指标及评价体系，因助产服务人群及工作性质的特殊性，不同于其他医疗质量指标，助产质量指标不仅要考虑服务对象的整体利益诉求，还应反映出助产专业理念。国内助产质量指标的建设体系主要参考 Donabedian 的三维质量模型理论，包括结构指标、过程指标、结果指标。

1. 结构指标　是评价服务项目合理性的指标，主要指医疗机构中各类资源的配置和投入，包括医院工作模式、环境资源配置、服务人员配比及人员职能等方面，是确保助产质量的前提，能反映提供服务的基础、规模和潜在能力等。主要参考依据为各级医院评审标准，如质量管理体系与制度流程、助产人员配置、产房设置、其他重症监护科室设置等。因我国助产专业现状及明显的地域性差异，关注重点多为分娩管理评价，风险管理及专科实践发展等评价次之，如助产人员结构及职能等。

2. 过程指标　是测量实践活动中发生事件的指标，反映医疗服务的具体实践活动，直接关系到结果指标的优劣，也是反映助产职业范畴的重要指标。可分为产前、产时、产后三个阶段，受我国助产模式及地域影响，各机构评价重点存在差异。

(1) 产前指标：主要包括产前检查相关指标及入院后产前的相关护理指标，能体现助产人员对妇幼健康的促进作用，以及对孕妇整体群体的健康管理，而非仅仅重视高危人群。此部分国内助产士受执业范围及助产模式的影响，关注度较少，但随着助产士门诊的开设及产房安全、风险管理等理念的提倡，助产士对产前检查质量、入院后的全面评估及风险评估已逐渐重视。

(2) 产时指标：是现阶段助产质量管理的重点环节，关注较多。随着助产理念的改变及孕产妇对分娩的认知，区别于病理产科质量指标，主要强调助产服务实施的整体效果、质量的动态评价及减少负面体验等。

(3) 产后指标：按照国内产房模式，可分为产后 2h（第四产程）、产后病房护理及出院后护理（产后 42d 内）。产后 2h 为助产质量管理关注重点，主要强调分娩后母婴接触、新生儿晚断脐、1h 内开始母乳喂养、产后出血等相关指标。随着孕产妇死亡原因构成中内外科疾病比例的变化，产妇及新生儿的基础评估、动态评估及风险评估逐渐被重视，进一步完善了产后质量管理指标，如深静脉血栓、新生儿血糖监测等。

3. 结果指标　指实施医疗服务行为后，服务对象呈现的反应和结果，即对结构、过程指标的反应，易于测量，可直接反映助产质量。国内关注较多，相关指标较为成熟，主要基于各级医院评审标准即医院设置，主要包括孕产妇健康指标、新生儿健康指标、服务性指标及不良事件等，如会阴侧切率、新生儿窒息率、患者满意度等，部分关注助产士职业安全及职业认同感等。

四、助产质量管理过程

1. 建立助产质量管理体系　助产质量管理体系是医院质量管理体系的一部分。基于医院规模及管理模式，建立护理部管理—妇产科护理管理—产房护理管理三级管理结构，根据需求设立相关质量管理部门、小组或专岗，明确各部门、人员职责与任务，有序开展质量管理；基于医院开展项目及助产模式，实施贯穿于产前—产时—产后的全面质量管理，明确并监控各周期质量指标，以全员、全程、

Note:

全面参与为基础，搭建质量管理体系及安全管理文化。

2. 制订质量指标 质量指标是实施助产活动及质量管理的基础，基于国家、部门及行业标准，以服务对象需求为导向，以助产模式及理念为方向，制订适合医院助产实际情况的质量指标，并基于循证实时调整与更新，使其科学、可实施、可持续，以促进助产质量体系不断完善与提升。

3. 助产质量跟进 主要为人员培训及质量指标监控。质量管理鼓励全员参与，而助产服务相关人员对质量的认知、意识直接影响其行为，最终影响助产质量。因此，对于人员的质量相关培训是必不可少的，一方面可以调动人员的积极性；另一方面可以使助产人员的理念及服务模式与助产专业发展相一致。质量管理的实施有赖于临床数据的收集和分析，临床指标的有效监控是其重要组成部分，一方面可以基于监控数据及结果实时调整管理方针，最大程度保障助产质量；另一方面可为助产质量指标体系的构建、修订提供依据。

4. 持续性改进 是提高绩效和改进目标的循环活动。质量管理需进行全程监控，利用质量管理方法与工具，定期统计与分析质量及安全指标，有落实持续改进措施的记录，以保证质量管理体系的适宜性、充分性和有效性。常用管理方法包括 PDCA 循环、追踪法、六西格玛、临床路径等，常用管理工具包括根本原因分析法（RCA）、层别法、控制图、帕累托图等。

第二节　助产风险管理

职业风险的评估与管理逐渐成为国家卫生部门的一项重要工作，国家标准将职业健康安全风险（occupational health and safety risk）定义为：与工作相关的危险事件或暴露发生的可能性与由危险事件或暴露而导致的伤害和健康损害严重性的组合。伤害和健康损害即对人的生理、心理或认知状况的不利影响。呼吁各组织重视工作人员和可能受其活动影响的其他人员的职业健康安全并采取有效的管理。

助产职业风险（midwifery occupational risks）是 18 世纪由意大利医生 Bernardino Ramazzini（贝尔纳迪诺·拉马齐尼）首次提出，在其撰写的《De Morbis Artificum Diatriba（Diseases of workers）》中首次提出了与助产相关的职业风险因素，他认为风险主要来源于女性的血性分泌物及助产士尴尬的姿势，会导致助产士发生炎症或感染传播性疾病。助产士作为妇幼健康服务的主要参与人群，承担孕产妇及新生儿基本保健及急救工作，提供分娩全程的近距离照护及支持。分娩室的工作性质要求助产士理论扎实、技能娴熟、反应快速、急救高效，增加了其直面各类危险因素的风险，影响其健康及生命质量。质量安全管理缺陷及助产专业教育培训缺乏，会大大增加临床风险环节，增加安全隐患及不良事件发生率。因此，对职业风险正确认知，启动规范的管理程序，对促进助产士的健康及保障母婴安全意义重大。

一、助产职业风险因素

（一）职业暴露风险因素

1. 生物因素 是助产职业风险因素中最主要因素之一。如血源性传播、飞沫传播及接触传播等，乙型肝炎、丙型肝炎、梅毒、HIV 患者或病毒携带者是主要的暴露源。

2. 物理因素 是助产职业风险因素中最主要因素之一。主要包括针刺伤、不良姿势、噪声等。

3. 化学因素 主要包括各类消毒剂、紫外线、臭氧空气消毒机、橡胶与滑石粉及外科电刀设备产生的烟雾等。

（二）心理社会因素

生育政策的改革及生活质量的改善，分娩需求增加与模式转变的同时，高危孕产妇的比例也显著增加。同时，基于临床安全需要，要求助产士具有良好的理论技能储备、个人能力及职业素养，同时，心理社会风险（PSR）已逐渐成为职业健康安全管理的新课题。

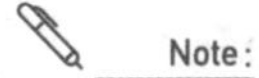

（三）个人行为及认知因素

分娩室人员构成包含助产士、医生、工勤、其他协作科室工作人员及家属等，个人知识技能水平参差不齐、操作不规范、制度流程执行不到位、防护意识薄弱及安全风险意识欠缺等是造成临床助产士发生职业暴露、安全隐患及临床不良事件的主要原因。

（四）管理因素

分娩室是一个高风险的科室，未采用科学的管理体系及方法是助产职业风险的主要因素之一，主要包括：①科室环境布局不合理，如采光不良，颜色不利于患者情绪舒缓，空间布局不利于操作实施等；②防护用物准备不充分，如数量不足、规格不全，放置不合理、获取困难等；③流程制度不完善，如缺乏标准操作程序（SOP）、标准预防制度流程、上报流程及应急处理预案等；④人员培训不到位，如培训质量不佳，培训效果不到位，致使依从性低及防护意识薄弱；⑤不合理的排班或人力资源分配；⑥不具备职业发展支持系统。

二、风险管理方法

助产风险管理应该利用科学的管理工具，从人、机、料、法、环等方面形成风险管理体系，获得支持并持续改进，消除危险源，降低危险性，以提供健康安全的工作场所，防止对相关人员的健康损害，实现最佳的人员健康、安全保障。

1. 科学、人性化的布局及设置 按照各级妇产医院评审标准及医院感染管理要求合理规划分娩室的各功能区域，操作线流畅，有独立的感染待产室、分娩间、手术间及转运路线。以人为本，充分体现人文关怀，包括环境颜色、灯光、声音等，配置一键报警及充足的消防设备，配置良好、舒适、便利的生活区域，建立良好的组织氛围。满足现代化分娩室建设要求，优化人力资源，合理人员配置及排班。

2. 合理的仪器设备与物资配备 基于地域及科室需求配置。①分娩室的仪器设备除保证临床工作的有序开展外，还应考虑实用性、安全性、准确性，使用流程合理，利于清洁消毒，方便维护维修，符合人体力学；②根据科室分娩量、高危孕产妇数量及工作人员数量准备充足的防护用物，标识明确，条件允许的建议以房间或区域为单位准备，同时还应配置应急状态的防护用物箱，使用时可快速获取；③采用安全性的穿刺工具，如安全性留置针、采血针，无针输液接头，带针尖保护器或可自动回弹的穿刺针，传染疾病专用缝合针等，锐器盒规格与环境、风险级别匹配；④减少刺激，配备多种手套、消毒剂，配备安全无刺激性的消毒设备。

3. 规章制度的制定和实施 基于分娩室风险的制度、流程、预案，参考医院评审标准、医院感染管理要求、助产十大安全质量目标及患者十大安全目标，获得多科室协作支持，包括行政部门、临床科室、后勤部门及院感部门。维度主要包括：①身份识别；②医嘱查对；③标准操作流程（SOP）；④标准防护流程及职业暴露应急预案（应急处理、上报、登记、随访等）；⑤用物处理（包含锐器与医疗垃圾等）；⑥不良事件处理及上报；⑦排班原则及应急人员调配；⑧奖励机制；⑨监管制度；⑩工作人员健康管理制度（如体检）等。

4. 相关人员的培训

（1）提供培训、学习资源：专题培训由对口部门协助完成，如医院感染管理部门，科室内部培训成立医院感染管理小组专人负责，相关培训资料应及时存档、更新，标识条理清晰，存放于方便获取的位置（线上线下均可），重要资料可在墙上张贴。相关类型事件（院内、院外）可做警示教育并存放于方便获取的位置。

（2）确保助产士具备风险识别、防范及处理的能力：①具备基本的理论、技能，如病情评估，传染性疾病诊断、防护与处理，职业暴露的应急处理及上报流程，人体力学，情绪管理等；②知晓科室应急物资、防护用物、报警装置分布；③正确使用锐器，规范进行锐器管理与处理；④其他个人能力，如沟通、教学、科研。

（3）重视助产士风险与防护意识的培训：践行知、信、行模式，形成良好的风险管理信念，才

Note:

能更好地改变临床行为。包括:①主要职业风险因素、职业暴露源;②科室职业安全管理体系的出发点及具体措施;③职业风险因素及防护失效对自身健康安全的不利影响或潜在后果;④良好的风险管理所致效益及对自身健康安全的有益影响。基于院内外警示教育的培训方式是不错的选择。

(4) 保持沟通:①外部沟通,保持和相关部门的有效沟通,以便获取支持及信息更新,保证培训的有效性、合法性及适用性;②内部沟通,建立反馈机制,保证沟通、上报流程通畅,明确需沟通或上报的内容、时限及对接人员。

(5) 重视个人能力培养,拓展专业宽度:助产专业发展前景是非常广阔的,拓展助产士职业方向是转移临床焦虑及倦怠的有效方法之一,如参加助产士门诊工作、接受助产士在职教育、参加专科助产士培训等。医院及科室作为最主要的支持系统,应该提供相应培训以促进助产专业的可持续发展。

5. 团队组建

(1) 分娩室快速反应团队(RRT):分娩室危急重症多,孕产妇及新生儿病情变化快,需要建立麻醉科、新生儿科、ICU、急诊科等多科协作的快速反应团队,以便孕产妇与新生儿在病情变化初期即可快速组建急救团队,进行有效的风险预警及紧急处理,最大限度保障母婴安全及抢救质量。

(2) 临床功能小组:根据科室规划、个人能力、助产士职业发展方向,组建不同的功能小组。一是协助管理小组参与科室的风险识别、管理与行为跟进,如临床质量小组、医院感染管理小组等;二是整合人力资源,针对助产士晋升、职业发展规划提供指导与帮助,如教学组、科研小组、急救小组等;三是针对特殊节日安排(助产士节),或需要提供生理、心理、生活支持的人员,给予集体的帮助,如医德医风小组、活动筹备小组等。充分发挥助产士的主观能动性。

6. 持续质量改进

(1) 促进实施:利用科学的理论支持及管理工具,如知、信、行模式,格林模式等,促进风险管理及相关措施的有效实施。

(2) 跟进质量:利用PDCA、行为观察法、个案跟踪法等,及时发现缺陷环节,消除风险因素,终止不安全行为。

(3) 保持沟通:保持内部、外部沟通畅通,不安全事件应及时反馈并完成警示教育或学习。

(4) 保留资料:风险管理体系内相关资料均应保留存档,作为体系实施及持续改进的证据。

知识拓展

助产十大安全质量目标

目标一:严格执行查对制度,提高助产人员对母婴身份识别的准确性。

目标二:执行在特殊情况下助产人员之间有效沟通的程序,正确执行医嘱。

目标三:严格执行交接班制度,保证产妇安全。

目标四:加强产程观察,评估产程进展情况,及时识别异常产程。

目标五:严格执行分娩(手术)安全核查制度和流程,防止手术、手术部位及术式错误。

目标六:严格执行手卫生规范,落实医院感染控制的基本要求。

目标七:提高用药安全。

目标八:建立产房危急情况报告制度。

目标九:主动报告医疗安全(不良)事件。

目标十:鼓励孕产妇及家属参与分娩过程及医疗安全。

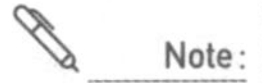

第三节 助产职业暴露与防护

一、医务人员职业暴露

(一) 基本概念

《血源性病原体职业接触防护导则》(GBZ/T 213—2008)定义职业接触(occupational exposure)为劳动者在从事职业活动中,通过眼、口、鼻及其他黏膜、破损皮肤或非胃肠道接触(通过针刺、咬伤、擦伤和割伤等途径穿透皮肤或黏膜屏障接触血源性病原体的状态)含血源性病原体的血液或其他潜在传染性物质的状态。医务人员职业暴露(occupational exposure of medical personnel)是指医务人员在从事诊疗、护理等活动过程中,意外受到危险因素与病原体或含病原体污染物的沾染、损伤、意外吸入、食入病原体污染物,从而有可能损害健康或危及生命的情况。

(二) 基本分类

医务人员职业暴露共分为四类:感染性职业暴露(主要指血源性病原体引起的职业暴露),放射性职业暴露,化学性职业暴露(如消毒剂,某些化学药品)及其他职业暴露。

(三) 主要危险因素

医院是一个特殊的高危环境,由于医务人员职业特点,常面临着多种危险因素的暴露或损害,常见的主要生物性因素(如细菌、病毒等)、物理性因素(如噪声、锐器伤等)、化学性因素(如甲醛、含氯制剂等)、心理因素等。

二、助产士职业暴露现状

(一) 高暴露风险

职业暴露发生的主要方式为针刺伤或锐器伤、血液体液喷溅、黏膜损伤及抓咬伤。助产士工作贯穿整个分娩期,工作包括日常护理诊疗及部分外科操作,是发生职业暴露的高危人群。专科检查、人工破膜、接产、会阴切开和缝合、医疗废物处理等增加血液、体液暴露及锐器伤风险。

(二) 低上报率

助产士对职业暴露的防范意识及正确认知度较低,包括免疫接种预防意识欠缺、防护用物使用不当或不适用、暴露后处理不及时、暴露后上报率及随访执行率低。同时因临床工作性质,如急产、急救等,职业暴露后低察觉性、暴露源未知性,均会导致上报的延迟及处理的延误。

三、标准预防

(一) 基本含义

根据《医院感染管理规范(试行)》与《医院隔离技术规范》(WS/T 311-2009),标准预防(standard precaution)指针对医院所有患者和医务人员采取的一组预防感染措施。其基本内涵包括:①认定患者的血液、体液、分泌物、排泄物均具有传染性,须进行隔离,不论是否有明显的血迹污染或是否接触非完整的皮肤与黏膜,接触上述物质者,必须采取防护措施;②既要防止血源性疾病的传播,也要防止非血源性疾病的传播;③强调双向防护,既防止疾病从患者传至医务人员,又防止疾病从医务人员传至患者;④根据疾病的主要传播途径,采取相应的隔离措施,包括接触隔离、空气隔离和微粒隔离。

(二) 具体措施

1. 实施手卫生

(1) 定义:根据《医务人员手卫生规范》(WS/T 313-2019),指医务人员在从事执业活动过程中的洗手、卫生手消毒和外科手消毒的总称。

Note:

1）洗手：医务人员用流动水和洗手液（皂液）揉搓冲洗双手，去除手部皮肤污垢、碎屑和部分微生物的过程。

2）卫生手消毒（antiseptic hand rubbing）：医务人员用手消毒剂揉搓双手，以减少手部暂居菌的过程。

3）外科手消毒（surgical hand antisepsis）：外科手术前医护人员用流动水和洗手液揉搓冲洗双手、前臂至上臂下 1/3，再用手消毒剂清除或者杀灭手部、前臂至上臂下 1/3 暂居菌和减少常居菌的过程。

（2）实施时机：①接触患者前；②清洁、无菌操作前，包括进行侵入性操作前；③暴露患者体液风险后，包括接触患者黏膜、皮损皮肤或伤口、血液、体液、分泌物、排泄物、伤口敷料等之后；④接触患者后；⑤接触患者周围环境后，包括接触患者周围的医疗相关器械、用具等物体表面后。

（3）注意事项

1）戴手套不能代替手卫生。

2）与传染病患者接触或进行诊疗后应先洗手，再行卫生手消毒。

3）无肉眼可见污染可行卫生手消毒，有肉眼可见污染行洗手。

4）外科手消毒应先洗手，后消毒。

5）不同患者手术之间、手套破损或手被污染时，应重新进行外科手消毒。

2. 根据预期的暴露情况，正确使用防护用品

（1）防护用品：包括帽子、口罩、护目镜、防护面罩、手套、隔离衣、防护服、防水围裙、鞋套，根据不同传播途径及暴露风险，选择单独或多种的防护用品配合使用。

（2）注意事项

1）非一次性使用用品，每次使用后均应进行清洁消毒。

2）医用口罩用于一般防护，外科口罩用于飞沫隔离的防护，医用防护口罩能阻止经空气传播的直径≤5μm 感染因子或近距离（≤1m）接触经飞沫传播的疾病而发生感染的口罩。

3）N95 口罩不等于医用防护口罩。

4）穿防护服时应检查是否遮蔽完全，无裸露，脱防护服时应注意顺序和方法，外卷轻柔脱下，避免产生气溶胶及污染自身。

3. 呼吸道卫生 / 咳嗽礼仪 适用于所有具备呼吸道症状和体征的人员，包括医务人员、患者和探视者。包括：①患者佩戴医用外科口罩；②在咳嗽或打喷嚏时用纸巾盖住口鼻；③接触呼吸道分泌物后实施手卫生；④与其他人保持 1m 以上距离。

4. 患者安置

（1）条件允许时，把具有传播风险的患者安置在单人病房，标识明确，标准预防的基础上根据传播途径采取相应防护措施。

（2）条件受限时，同种病原体感染的患者可安置于一室。

（3）不能将多重耐药菌感染患者或者定植患者与有开放性创口或免疫功能抑制者安置在同一房间，包括气管插管、深静脉留置导管、有开放伤口等。

5. 清洁消毒

（1）环境及物品表面清洁消毒：包括日常清洁消毒、终末清洁消毒与即刻清洁消毒，特殊传染性疾病适当增加消毒次数及消毒剂浓度。

（2）重复使用的医疗器械、设备：①一般情况下先清洁，再消毒，当被患者的血液、体液等污染时，先去除污染物，再清洁消毒；②选择合适的消毒 / 灭菌方法；③清洗过程中注意个人防护。

（3）织物：按照规定进行处理，收集过程中避免抖动，以免污染空气或其他物品表面。

6. 安全注射

（1）侵入性操作时，采用安全性装置，保证光线充足。

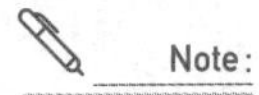
Note:

（2）正确传递锐器。

(3) 禁止双手回套针帽，禁止用手分离注射器针头和徒手打开安瓿。

(4) 用后锐器及时放入锐器盒内，禁止手持锐器随意走动。

(5) 保持锐器盒封闭，及时更换。

四、职业暴露处理程序

参照国家、医院感染管理要求及《血源性病原体职业接触防护守则》，发生职业暴露后，应该按照局部紧急处理、报告与记录、评价源患者与接触者、采取暴露后预防措施、暴露后的随访与咨询。

(一) 局部紧急处理

1. 被污染的皮肤用肥皂液和流动水清洗。

2. 被污染的黏膜用生理盐水冲洗；被接触的黏膜，应当反复用生理盐水冲洗干净。

3. 如有伤口　①由近心端向远心端轻轻挤压，避免挤压伤口局部，尽可能挤出损伤处的血液，再用肥皂水和流动水进行冲洗；②用消毒液，如 75% 乙醇溶液或者 0.5% 聚维酮碘溶液进行消毒，并包扎伤口；③禁止进行遮盖伤口的局部垂直挤压，以免污染血液回流进入体内。

(二) 报告与记录

报告科室负责人，确定暴露源，并按照要求填写《职业暴露个案登记报告表》，并经科室领导核实后，上报医院感染管理部门。

(三) 评价源患者与接触者

1. 根据现有信息评估被传染的风险，包括源患者的液体类型(例如血液、可见体液、其他潜在的传染性液体或组织和浓缩的病毒)和职业接触类型(即经皮伤害、经黏膜或破损皮肤和叮咬)。

2. 已知源患者评估其相关实验室指标。

3. 评估接触者免疫状态，如乙肝疫苗接种史及接种效果评估。

4. 不应检测被废弃的针具或注射器的病毒污染情况。

(四) 采取暴露后预防措施

1. 呼吸道传染性疾病及新发或不明原因传染病暴露后，根据《经空气传播疾病医院感染预防与控制规范》，应进行隔离或定点安置。可疑暴露者完善相关实验室检查，根据检查结果进行监测和处理；确认暴露者按疾病处理流程进行免疫接种和 / 或预防性用药等，并至专科医院进行。

2. 血源传播病原体的暴露者，在进行现场局部处理后，应根据病原体的种类及接触者免疫状态，尽快采取暴露后预防措施。

(1) HIV 的损伤性暴露：参照国家卫生部下发的《医务人员艾滋病病毒职业暴露防护工作指导原则(试行)》及《艾滋病诊疗指南》有关规定执行。根据暴露级别和暴露源病毒载量水平实施预防性用药方案，育龄妇女应确认是否怀孕，并根据其妊娠现状或妊娠意愿进行用药方案选择。预防性用药应：①在发生 HIV 职业暴露后尽早开始，最好在 4h 内实施，最迟不应超过 24h；②即使超过 24h，也应当实施预防性用药；③接触后 72h 内应当考虑对接触者进行重新评估，尤其是获得了新的接触情况或原患者资料时；④在接触者可耐受的前提下，给予 4 周的接触后预防性用药；⑤如果证实源患者未感染血源性病原体，则应当立即中断接触后预防性用药。具体用药方案见表 8-1。

表 8-1　HIV 职业暴露级别、病毒载量水平与预防性用药

暴露级别	病毒载量水平		
	轻度	重度	不明
一级	不使用	基本用药程序	
二级	基本用药程序	强化用药程序	基本用药程序
三级		强化用药程序	

Note:

(2) 乙型肝炎病毒(HBV)的损伤性暴露:判定暴露源为HBV抗原指标阳性后,与接触者接种疫苗的状态紧密相关。具体方案见表8-2。

表8-2 HBV职业暴露后预防措施

接触者免疫状态	未接种疫苗	已完成疫苗接种并产生抗体	正接受疫苗接种未产生抗体
HbsAg或Anti-HBs(+)		不需处理	
HbsAg/Anti-HBs(-)	HBIG+疫苗接种	HBIG+再接种疫苗	HBIG+继续接种疫苗

(3) 丙型肝炎病毒(HCV)的损伤性暴露:目前,国内尚无HCV疫苗和确切有效的预防性治疗措施,因此,只能重视局部伤口的处理和定期随访,以便早期发现或跟踪观察是否发生感染。如果在发生暴露源暴露2~4周后检测HCV-RNA阳性,应立即咨询感染科专业医师,考虑抗病毒治疗。

(4) 梅毒螺旋体的损伤性暴露:若暴露源梅毒螺旋体血清学试验阳性,医务人员预防注射长效青霉素,定期进行血清梅毒抗体检测。

3. 未知源患者,根据现有信息及区域感染水平评估接触者被HBV、HCV或HIV感染的风险,优先按照高风险暴露源处理。

(五) 暴露后的随访与咨询

暴露后监测与随访根据病原体的不同,确定监测期及检测频率,监测期内如果再发生同种病原体暴露,监测期应从新发生暴露的时间计算。常见血源性暴露后监测周期见表8-3。

表8-3 常见血源性暴露后监测周期

病原体	监测周期	监测频率
HBV	一般6个月,最长1年	当时、1个月、3个月、6个月、12个月检测HBsAg等标志物有条件时可做HBV-DNA检测,如果仅有抗-HBs阳性,且滴度≥50U/ml时,则可停止监测
HCV	一般6个月,最长1年	当时、1个月、3个月、6个月、12个月检测抗-HCV 有条件时可做HCV-RNA检测
HIV	一般6个月,最长2年	当时、4周、8周、12周、6个月检测HIV抗体 有条件可作HIV-P24抗原和HIV-RNA检测
梅毒	一般1年,最长2年	当时、3个月、6个月、9个月、12个月各检测RPR和TPHA 以后每半年复查1次,连续2~3次

五、血源性传染病职业暴露及预防

(一) 定义

血源性传染病职业暴露又称为血源性病原体职业暴露,血源性病原体(blood-borne pathogens)是指存在于血液和某些体液中的能引起人体疾病的病原微生物。体液是指精液、脑脊液、阴道分泌物、滑囊液、胸腔液、心包液、腹腔液、羊水、口腔科操作时的唾液、其他被污染的体液或不能区分的液体等(不包括汗液)。主要防控重点为HBV、HCV和HIV。

(二) 主要发生场所

医疗机构是发生血源性职业暴露的主要场所,重点是手术室、妇产科病房、重症监护病房、普通病房的外科操作、血液透析室、口腔科、骨科和消毒供应室等。采供血机构及对医疗废物进行收集、处理、运输的部门亦是高风险场所。

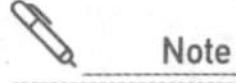
Note:

（三）主要暴露人群

医疗机构工作人员，包括医师、护士（助产士）、药师、医技人员以及在医疗机构工作的其他人员，其中护士（助产士）是暴露风险最高的人群。

（四）主要感染途径

1. 操作过程中皮肤、黏膜直接接触患者血液或体液　主要在进行侵入性操作、人工破膜、接产、新生儿处理等环节感染。

2. 针刺伤　主要在穿刺、会阴切开和缝合、锐器传递与处理等环节感染。

3. 抓咬伤　主要发生在患者情绪波动较大或疼痛时。

（五）主要预防措施

1. 做好风险识别与评估

（1）医疗机构应该完善布局，明确主要传染源及高风险场所、操作、环节、人群，识别可能存在的风险因素，重视相关理论培训，了解医务人员的职业卫生需求，并配置减少暴露风险的仪器设备。

（2）助产士在工作过程中应该明确血源性病原体职业暴露的主要暴露源、感染途径，根据风险水平做好预防措施，包括评估布局、防护用品数量与功能、人员操作规范性等。

2. 做好风险控制

（1）消除风险：如将患者转运至传染病医疗机构，避免不必要的注射，单间安置患者避免拥挤或光线不足，使用无针系统静脉注射等。

（2）工程控制：如使用锐器处置容器（也称为安全盒），立即回收、插套或钝化使用后的针具，各项用物标识明确等。

（3）管理控制：如移走不安全装置或根据人体力学设计锐器处理容器位置，洗手、消毒设施便利，包含黏膜清洗。完善制度、流程及预案，制订职业防护措施及风险控制计划，定期进行专题培训并考核合格。

（4）操作规程控制：如安全注射（指注射时不伤及患者和护士，并且保障注射所产生的废物不对社会造成危害），要确保提供安全注射所需要的条件。明确区域划分并按要求管理，医疗废物按国家有关标准执行，防刺破、防渗漏。严格落实地面、物表清洁消毒措施等。

（5）个人防护用品使用：配备足够类型、型号的防护用品，随手可取并处于功能备用状态。强化医务人员使用防护用品的意识，定期培训。主要包括护目镜、口罩、手套、围裙、腿套、鞋套、防护服等。

1）手套：接触血液或体液、有创伤的皮肤黏膜、进行体腔及血管的侵入性操作、接触和处理被体液污染的物品和锐器时，有伤口时应戴双层手套。

2）口罩或护目镜：在处理的血液、分泌物及体液等有可能溅出的操作时，特别是在行气管内插管、支气管镜及内镜等检查时。

3）围裙、腿套、鞋套或防护服：在身体有可能被血液、体液、分泌物和排泄物污染，或进行特殊操作时。

知识拓展

人类免疫缺陷病毒职业暴露分级

发生以下情形时，确定为一级暴露：

1. 暴露源为体液、血液或者含有体液、血液的医疗器械、物品；
2. 暴露类型为暴露源沾染了有损伤的皮肤或者黏膜，暴露量小且暴露时间较短。

发生以下情形时，确定为二级暴露：

Note：

1. 暴露源为体液、血液或者含有体液、血液的医疗器械、物品；

2. 暴露类型为暴露源沾染了有损伤的皮肤或者黏膜，暴露量大且暴露时间较长；或者暴露类型为暴露源刺伤或者割伤皮肤，但损伤程度较轻，为表皮擦伤或者针刺伤。

发生以下情形时，确定为三级暴露：

1. 暴露源为体液、血液或者含有体液、血液的医疗器械、物品；

2. 暴露类型为暴露源刺伤或者割伤皮肤，但损伤程度较重，为深部伤口或者割伤物有明显可见的血液。

（王国玉）

思考题

1. 助产质量指标及评价体系包括哪些？
2. 如何做好个人职业风险防护？
3. 标准预防的基本内涵是什么？

Note:

URSING

第九章

伦理学与助产伦理

09章 数字内容

学习目标

● 知识目标:

1. 掌握助产伦理的概念;助产士工作中的伦理原则。
2. 熟悉伦理学的概念与基本问题;生育控制、优生和人类辅助生殖技术中的伦理问题。
3. 了解生命伦理学的主要研究内容;国际助产士伦理准则。

● 能力目标:

能理解和运用助产士工作中的伦理原则分析助产中常见的伦理问题。

● 素质目标:

具有运用伦理学相关知识分析生育控制、优生和人类辅助生殖技术等助产工作实践中的伦理规范。

医学的进步和现代科技的发展提供了越来越多的能有效干预人类自然生育的手段，使从医者可以利用医学技术和手段控制人的受孕、生育和死亡。这些与生育有关的医学技术和手段既给人类带来了福祉，也引发了诸多令人困惑的伦理问题。助产士需要具备伦理敏感性，提高分析、研究和解决伦理问题的能力，对存在争议的伦理问题进行各方面不同价值的分析，在伦理学相关理论和准则的指导下，选择合乎伦理的问题解决办法和最有益于服务对象的伦理决策。

第一节 伦 理 学

一、伦理学概念与伦理学的基本问题

（一）伦理学概念

道德（morality）是人们在社会生活实践中形成的，由一定社会的经济基础所决定的社会意识。它以善恶为评价标准，依靠社会舆论、传统习俗、内心信念作为完善人格和调节人与人、个人与社会、人与自然关系的行为规范的总和。

伦理学（ethics）是指专门以人类道德为研究对象，揭示道德的起源、本质、作用及其发展规律的学科或科学。从一定意义上说，伦理学是对道德生活的哲学思考，故伦理学也称道德哲学。“道德”和“伦理”是两个相互联系又相互区别的概念，前者侧重于反映人们求善的个人实践，常用以表述具体的道德行为、道德规范和道德表现等，而后者侧重于反映人们求善的社会理念，常用以表述道德思想、道德理论和道德原则等。伦理是对人类行动的规范性研究，其目的在于规范人们的行为，形成适应社会发展所需要的道德风尚和精神文明。伦理学可以分为理论伦理学和应用伦理学，前者涉及道德的意义和目标，后者关乎道德的实践。

（二）伦理学的基本问题

伦理学的基本问题是道德和利益的关系问题。它包括两个方面，一是经济利益和道德的关系问题，即经济利益决定道德还是道德决定经济利益，以及被决定者有无能动作用的问题。对这个问题的不同回答，决定着对道德的起源、本质、作用和发展规律等一系列问题的不同解决方案。二是社会整体利益和个人利益的关系问题，即个人利益服从社会整体利益，还是社会整体利益服从个人利益的问题。对这个问题的不同回答，决定着各种道德体系的性质、道德原则等内容，也决定着道德行为选择、道德评价、道德品质形成的途径和方法的差别与对立。

道德和利益的关系问题构成了伦理学的基本问题：其一，它反映了人类道德生活领域里各种现象中最简单、最普遍、最根本和最经常存在的事实，提炼和概括了伦理学的基本内容，是伦理思想体系中最基本的范畴。其二，任何阶级的伦理思想家和伦理学派都必须对此做出这样或那样的解答，形成了学派之间的对立和斗争，从而产生了历史上各种各样的伦理学流派。

道德冲突（moral conflict）是个人或集体在进行道德选择时所发生的一种矛盾形式，它既可以发生在集体和个人之间，又可以发生在个体本身，表现为观点、信念或动机的冲突。现代医疗卫生活动中，医务人员不仅仅是自我利益的载体，而且是国家利益、社会利益和集体利益的代表，必须维护国家、社会和集体利益。同时，医务人员也必须维护患者的利益。当患者的利益与国家、社会或集体的利益发生冲突时，医务人员既不能简单套用“个人服从集体”的道德公式而牺牲患者的利益，也不能简单服从“患者第一”的道德原则而牺牲国家、社会和集体的利益。这类问题没有现成的道德原则或规范可用，常常需要在一定的伦理原则下针对个案进行研究和讨论，找到合理的解决方案。

Note:

二、职业道德与生命伦理学

(一) 职业道德

职业道德(professional ethics)也称为行业道德,是从事一定职业的人们必须遵循的与特定职业工作和职业活动相适应的道德原则、道德规范和道德准则的总和。它包括职业态度、职业理想、职业责任、职业纪律、职业良心、职业情感和职业作风等。职业道德形成于特定的职业活动中,涵盖了职业人员与服务对象之间、职工与领导之间、职工与职业之间、职业与职业之间等多重关系的调整和处理,并在职业生活中发挥调节作用。它具有以下特点:首先,职业道德是社会道德的一个特殊领域,是一定社会道德在职业活动中的具体体现和应用,具有从属性,始终受社会道德的制约和影响;其次,职业道德反映了各种职业的特殊活动内容和活动方式,具有专业性,每一种职业道德只适用于特定的专业领域。在内容上,职业道德是同行人员在职业行为上的规范。它规定了同行人员共同的职业责任和职业义务,体现了他们共同的职业权利和职业利益,以保证本行业的正常运行和发展;最后,职业道德是具体职业活动中的道德,具有很强的实践性和针对性。它常常存在一套具体化的规章制度、行为细则或服务标准,用于规范实际工作和调整实际利益,使职业人员能够做到易知易行。

职业道德可以分为两类:一类是把各种职业道德作为整体来认识的一般职业道德,如《公民道德建设实施纲要》中提出的职业道德规范,包括爱岗敬业、诚实守信、办事公道、服务群众、奉献社会,属于一般职业道德;另一类是某种职业特有的职业道德。每个行业都有各自的道德,而且随着社会分工的发展和社会生活的多样化,职业种类越来越多,职业道德的种类也越加丰富。例如,医学道德是一般职业道德在医学领域中的具体表现,是人们在长期的医疗实践中产生、积累和发展起来的职业素质和职业习惯,是用来调节医疗卫生领域中人与人之间、医学与社会之间以及人与自然之间关系的行为规范的总和。医务人员的行动是救人于危难之中,具有道德意义,但任何行动之前都有一个决策,即该做什么和怎么做。医学科学技术解决的是“怎么做”,而医学伦理道德解决的是“该做什么”,涉及价值取向。

伦理困境(ethical dilemma)是指一种内在冲突,发生在两种或多种不同的道德要求或几种似乎都是正确的行动方案之间。医务人员在做出决策时常常会面临伦理困境,有时候,伦理困境可能需要在“对”和“错”之间做出选择,选择“对”意味着违背“错”,但“错”的选择也可能会有一个“好”的结果。因此,医务人员在面临伦理困境时常常会出现各种表现:

1. 行动的不确定性 当没有正确或错误的答案,或有多种方法来处理和解决某一个特定问题时,采取的行动即存在不确定性,这种不确定性被视为道德困境的本质。医务人员常常将“倡导知情选择、共同决策和自决权”这一职业价值观的挑战视为进行临床决策时常见的道德困境;例如,医生面对病情危急的产妇对其家属提出剖宫产的建议而被拒绝时,医生是尊重产妇和家属的意愿,还是不顾他们的意愿,对产妇实施剖宫产;当孕妇和胎儿的利益发生冲突时,医生会优先考虑孕妇的利益还是优先考虑胎儿的利益;当产妇因分娩疼痛难忍而要求剖宫产时,若医生认为该产妇不具备剖宫产的适应证,他是拒绝还是顺应产妇的要求等。

2. 行动中的妥协 助产士对自己应该采取的行动有明确的认识,但由于相关规定尚需完善,她们无法采取行动。这通常涉及助产士应是为女性争取最大利益或促进自然分娩的开展,还是在特定医院、社区或法规规定的情况下助产士应该可以做什么的冲突。当助产士采取正确行动的想法与她执行行动的能力、环境或条件不一致时,就会出现与行动妥协有关的不安。

3. 对行动的反思 一些助产士很难在事情发生时对道德困境做出准确的定义,只有当她事后对自己的行为和残留的不安进行反思时才明白自己曾处在道德困境中。

Note:

(二)生命伦理学

随着生命科学技术水平的发展,辅助生殖、生育控制、遗传和优生、生命维持、基因治疗技术等对传统伦理道德观念提出了新的挑战。人工授精、体外受精等打破了传统的婚姻、血缘和家庭观念,出现了婚姻与生育、性与生育的分离,引起了诸多伦理争论;由于没有一种普遍的道德原则可以被采用,于是,生命伦理学诞生并发展起来。

生命伦理学(bioethics)是指运用伦理学的理论和方法,对生命科学、生物医学和生物技术以及医疗卫生中的伦理学问题进行系统研究,并加以规范,使人们有所遵循。它是一门把生物学知识和人类价值体系知识结合起来的新学科,是从生物学科学和技术及其应用于人类社会和生物圈中提出的哲学的、伦理学的、社会的、经济的、民族的、法律的、环境的和其他问题的跨学科研究。生命伦理学主要关注针对生命科学、生物医学和生物技术的发展而提出的伦理问题,生命、人、生与死的本体论和价值论都属于它的研究范围,其目的是通过对生命神圣论、生命质量论、生命价值论、胚胎的道德地位等问题以及这些问题相关政策法规的研究和哲学反思;解决生命科学、生物医学、生物技术和医疗卫生中的伦理问题,从而做出解决道德难题的合适选择。

生命伦理学的研究范围可以概括为理论生命伦理学、临床伦理学、研究伦理学、政策和法治生命伦理学、文化生命伦理学五大领域。主要研究内容可归纳为:①生命控制:包括避孕、流产、人工授精、体外受精和无性繁殖等。②遗传和优生:包括产前检查、遗传咨询、基因诊疗、DNA 重组、优生等。③死亡控制:包括脑死亡及心肺死亡标准、临终关怀和有缺陷胎儿的处理等。④行为控制:主要指对精神病患者的行为控制。⑤人体试验:主要指面临受试者利益与科学利益的矛盾时,需要以知情同意为前提。⑥医疗卫生资源的分配:包括宏观分配和微观分配。

第二节 助产伦理学

一、助产伦理

助产工作的目标是保护孕妇、产妇、胎儿和新生儿免受伤害,同时提供有利于她们健康的照护。然而,助产士在实践中常常面临生殖控制和生殖技术服务方面的挑战、有关人权和生死决策的挑战、不同文化对优生优育的挑战、保护女性自主和知情同意的挑战、应对助产士执业范围之外的工作挑战,以及经历道德困境而产生的情感创伤等。虽然有一些伦理理论和伦理准则可以用于指导助产士处理他们所面临的伦理困境和挑战,但并不总能得到明确的答案。例如,当孕产妇因自身的信仰而阻止她们接受维持生命或促进健康的治疗和护理时,可能会与自主原则、尊重原则相违背,导致助产士面临伦理困境。多元文化背景下,伦理困境会更加突出,可能会导致助产士产生情感创伤、共情疲劳或职业倦怠,影响其职业幸福感和职业发展。

助产伦理(midwifery ethics)是以助产道德为研究对象,主要研究助产道德的产生、发展、变化规律及如何运用助产道德原则与规范协调护理人际关系,解决助产实践中的伦理道德问题。它是运用一般伦理学原理,研究和指导助产领域的道德现象、道德关系和道德建设的理论,也就是说,助产伦理是用来制约助产行为的一系列道德原则。其主要目的是帮助助产士从生命本身、生命质量、生命价值、生命的社会意义、人与生态环境的关系等方面分析助产士的道德性质,充分了解专业标准和医疗法律,帮助助产士树立全方位的道德观念、职业价值观和责任感,维护孕妇、产妇、胎儿和新生儿的安全,并且,在面临伦理困境时能够运用和贯彻助产伦理理论、原则和规范,从伦理的角度来思考问题、确定护理目标、拟定和选择护理方案,做出恰当和符合伦理的决策。

Note:

知识拓展

护理伦理的评估工具

护理伦理决策能力问卷：该问卷由护士发现自己处于伦理困境中的6个故事和2个场景组成，包括伦理理论和伦理行动共2个维度96个条目。采用Likert 5级计分，从“非常同意(5分)”至“强烈反对(1分)”，总分越高代表护理伦理决策能力越强。

中国注册护士核心能力量表：该量表内含伦理/法律维度，共有8个条目，如尊重患者或委托人的隐私权、在护理实践中尊重服务对象的自我选择和决定的权利等。采用Likert 5级计分法，从“没有能力(0分)”至“很有能力(4分)”，总分越高表示伦理/法律能力越强。

二、助产伦理准则

国际助产士联盟(International Confederation of Midwives，ICM)制定的《国际助产士伦理准则》从助产士人际关系、助产士实践、助产士的职业责任、助产士知识与实践的发展四个方面概述了助产士应遵守的伦理准则，用于指导助产士的教育、实践和研究。该准则承认女性是享有人权的人，寻求为所有人伸张正义和公平以获得医疗保健，并以相互尊重、信任和社会所有成员的尊严为基础。

1. 助产士人际关系

(1) 助产士应尊重女性的知情选择权，促进女性承担对其选择结果的责任。

(2) 助产士应积极参与有关护理决策的权利，并赋予她们在其健康问题上的发言权利。

(3) 助产士应与其他机构或部门合作，了解女性对保健服务的需求，并确保根据其优先事项获得公平分配的资源。

(4) 助产士应在职业角色中相互支持，积极培养自己和其他助产士的自我价值感。

(5) 当护理需求超出助产士的能力范围时，助产士应与其他专业人员合作，对服务对象进行必要的会诊和转诊。

(6) 助产士应认识到人类相互依存的规律，并积极寻求解决固有冲突的办法。

(7) 作为一个有道德价值的人，助产士应对自己负责，包括道德自尊和维护完整性的义务。

2. 助产士实践

(1) 助产士应在尊重文化多样性的前提下为服务对象及其家庭提供照护，同时也努力消除其所在社会文化中的有害习俗。

(2) 助产士应鼓励女性对分娩抱有现实的期望，最低限度地期望女性不因怀孕或分娩而受到伤害。

(3) 助产士应利用其专业知识确保孕妇在环境和文化安全中分娩。

(4) 助产士应对寻求帮助的服务对象生理、心理、情感和精神需求做出反应，及时发现和解决现存和潜在的健康问题。

(5) 助产士应在服务对象及其家庭成员的整个生命周期的健康促进中发挥有效的榜样作用。

(6) 助产士应在职业生涯中积极寻求个人和专业的发展，并将这种发展融入自己的助产实践中。

3. 助产士职业责任

(1) 助产士应对服务对象的信息保密，以保护其隐私权。

(2) 助产士应对自己的决定和行动负责，并对服务对象的相关照护结果负责。

Note:

(3) 助产士可以拒绝参加与道德相悖的活动，然而不应剥夺服务对象的基本保健服务。

(4) 助产士应了解违反道德和人权可能对女性及其胎儿的健康造成不利的后果，并努力消除这些违反道德和人权的行为。

(5) 助产士应参与制定和执行促进所有女性及其家庭的健康的卫生政策。

4. 助产士知识与实践的发展

(1) 助产士需要评估知识的进步是否以保护女性的权利为基础。

(2) 助产士应通过各种途径发展和分享助产相关的知识。

(3) 助产士应参与助产学专业学生的教育。

以上准则提供了一个框架，有助于提高助产士的道德决策和反思能力，能够为助产士的职业行为提供指导。该准则还可以提供外部商定的标准，根据这些标准可以质疑或证明某一特定行动方针的适当性。助产士在使用这些道德规范时应关心他人，具有批判性思维和决策能力，能够充分理解自己和他人的价值观，也能够为自己的行为和决策承担责任。

三、助产伦理问题

选择是一个重要的问题，然而，现实中助产士从道德规范出发去实践，常常存在着选择困境。例如，孕妇存在严重疾病可能会危害母儿健康时，何时终止妊娠的问题，终止太早则影响早产儿的存活，即使存活也可能会有潜在伤残的可能性，终止太晚则孕妇可能会发生致命的严重并发症，甚至影响孕妇生命。助产士在工作实践中常常面临三种选择，以母亲利益为主、以胎儿利益为主或权衡两者之间的利益权重。在选择过程中助产士还应考虑由谁来做决定，是孕妇本人、孕妇的配偶或其他家庭成员等。另外，助产士在分娩方式选择中也存在选择困难问题，是相信科学还是顺应孕妇及其家人的意愿去决策助产方式都是值得探讨的问题。

四、人类生育生殖的伦理道德

生殖是人类自身的再生产，是人类生活的重要部分。通过维持自身的繁衍，人类才能够实现延续和更新。生育体现着人的权利、尊严和自由，它既是一种个人行为，是一种人权，又具有社会后果，必要时需对其进行一定的控制。生育行为选择及其所凸显的道德、责任和伦理问题，是人类不断探索的一个永恒主题，由生育控制带来的伦理问题也需要重视。人类生育控制(fertilization control)是对人的生育权利的限制，包括对正常人生育权利的限制和特定人群生育权利的限制。人类生育控制的伦理价值观念在不同社会文化背景和社会条件下有不同的判断标准。

1. 避孕伦理 避孕(contraception)是指采用药物、器具及利用女性的生殖生理自然规律，使女性暂时不受孕。避孕是人类进行生育控制的重要手段，但同时也引发了一些伦理争议。

反对避孕的人认为，避孕切断了性行为与生育之间自然的联系，是不道德的，避孕技术或方法还存在无效或低效、不安全、有不良反应等问题，会影响人类的健康。并且，广泛使用便利、经济的避孕工具，会改变人们的性观念，导致性关系更加自由，易引起性关系混乱，甚至导致婚姻关系或家庭的破裂。

支持避孕的人则认为，生育是人的权利，但适应社会发展而节制生育更是义务。个体的生育具有社会的后果，人口的数量和质量应与经济、社会、资源和环境相协调，才能保证社会的可持续发展。生育尽管是婚姻和性生活的结果，却不是其唯一目的，婚姻和性生活的目的是多方面的。是否避孕是人们的自主权，女性不想要孩子或不想要更多的孩子，或者想等一段时间再生下一个孩子，或根据女性的健康和父母抚养孩子的能力来考虑怀孕，都是可以被接受的。任何人都不应该有一个他们不愿意或不能照顾的孩子，每个孩子的身体、情感和精神都有被照顾的权利。并且，支持避孕的人认为，人类

Note:

如果不避孕，易导致人口爆炸。至于避孕是否会导致性关系的混乱，应从社会环境、文化氛围以及人们的生理、心理的变化中去寻找性关系混乱的原因，并建立相应的性道德与法律规范，加强性健康教育，进行正确的道德观念引导，从而避免性关系混乱。

2. 终止妊娠伦理　人工流产（induced abortion）是指因意外妊娠、疾病等原因而采用人工方法终止妊娠。一般可以分为治疗性人工流产和非治疗性人工流产。前者通常是因为孕妇患有某种疾病不能继续妊娠，或妊娠危及孕妇的生命而终止妊娠；后者涉及的原因较多，例如在妊娠期被诊断出患有严重遗传性疾病或严重畸形的胎儿等原因而终止妊娠。支持人工流产的人认为，受精卵和胚胎尽管是生命，但还不具有生存能力，因而对其进行人工流产在伦理上是可以被接受的。为了孕妇的生命和健康、避免严重出生缺陷儿的诞生等原因，进行治疗性的人工流产是孕妇的权利。反对人工流产的人则认为，受精卵在形成后以及胎儿具有生存能力后就拥有了生命权，因而反对任何形式、任何阶段的人工流产。

3. 绝育伦理　绝育（sterilization）是指通过药物或手术等医学方法使人长久或永久失去生育的能力。绝育的目的有治疗、避孕、控制人口的社会需要、优生等。支持绝育的人认为，如果父母患有严重的遗传性疾病，怀孕可能会给孕妇和/或胎儿带来严重伤害，在获得知情同意的情况下对该女性进行绝育从而避免其怀孕，是合乎伦理的。另外，出于控制人口的社会需要和已婚夫妇的避孕需要，自主选择绝育也是符合伦理的。反对绝育的人则认为，绝育剥夺了人类神圣的生育权，破坏了人的整体性，使人类物种的自然繁衍受到了影响，使婚姻成为不能或不再能生育的婚姻。对严重痴呆或智力障碍者进行绝育，或为了避免有严重出生缺陷的婴儿出生，以及为了惩罚性犯罪而对罪犯实施绝育，限制这些人的生殖权利或生育权利，都是不符合伦理的。

人类生育控制使人类对自身的生育从自然选择转向人工选择，它不仅仅是一个单纯的技术问题，还影响到生命的延续、家庭的稳固、社会的发展、国家的兴旺和人类的进步。因此，在生育控制中必须遵循以下伦理原则：①有利原则：应有利于育龄男女的身心健康，有利于人的全面发展，有利于家庭的幸福和生活质量的提高。②知情同意原则：对于接受生育控制服务的服务对象，医务人员有义务向其告知有关生育控制措施的原理、风险、利弊和具体方法等信息，通过健康教育帮助个人和家庭做出理性的决定，在实施生育控制服务前签署书面知情同意书。③尊重原则：尊重男女双方在生育问题上的自主权，对所有的个体一视同仁，对其不进行任何道德评价。④保密原则：在提供技术服务的过程中，重视对个人隐私的保护，对服务对象的情况不议论、不宣扬，帮助其减轻后顾之忧，安心接受生育技术服务。

第三节　助产中常见的伦理问题

导入情境与思考

孕妇，张某，42岁，自己曾生育有一个女儿。在丈夫的强烈要求下，张某借助人类辅助生殖技术帮助其怀上了一对双胞胎。在张某孕24周行四维B型超声检查时，发现其中一个胎儿存在严重的先天性心脏病（法洛四联症），另一个胎儿存在严重的肾积水；张某决定终止妊娠，但张某丈夫觉得两个孩子来之不易，孩子出生后如有问题可以再寻求治疗，因而坚决不同意张某进行中期引产术。

请思考：

1. 张某实施中期引产存在的伦理问题有哪些？
2. 该如何处理？

Note:

一、人类优生优育中的伦理问题

优生是人类应用遗传学的知识和原理，采取适当措施，防止在子孙后代中发生遗传病，改善遗传素质，提高人口质量。我国每年约有100万出生缺陷儿，因此，提倡优生和开展优生研究是我国人口政策中的一项重要内容。优生分为：①消极优生：又称预防性优生，是指采用社会和医学干预的方法，尽可能降低直至消除不良基因在人群中的发生率，预防和终止有严重遗传性疾病或先天性缺陷的个体出生。例如，《中华人民共和国民法典》规定，禁止直系血亲或者三代以内旁系血亲者结婚，患有性传播疾病、精神分裂症等疾病的患者在发病期间、尚未治愈期间应暂缓结婚；《中华人民共和国母婴保健法》规定，经产前检查，对诊断患医学上认为不宜生育的严重遗传性疾病的育龄夫妇，医务人员应当向男女双方说明情况，并提出是否需要终止妊娠的医学意见。②积极优生：也称演进性优生，是指利用现代生殖技术限制、改造不良基因，促使更加优秀的个体出生。近年来，分子水平的遗传学研究、基因探针、染色体切割和原位杂交、辅助生殖技术、基因增强技术等为开展积极优生开辟了广阔的前景。

人类为了实现优生的目的，就必须采取一定的方法和措施。目前采取的主要措施包括婚姻管理、生育控制、生育保健(包括婚前保健、孕期保健、分娩期保健、产后保健)、遗传咨询、产前诊断(又称为宫内诊断或出生前诊断)、提高产科技术等。然而，采取什么样的措施是伦理上可接受的，是生育伦理需要考虑的问题。优生涉及的伦理问题有：①婚配选择中的价值冲突。近亲结婚并生育，容易导致有遗传性疾病和出生缺陷的个体出生，因此，很多国家都有禁止近亲结婚的法律或政策规定。然而，现实生活中仍然存在着“近亲联姻亲上加亲，打断骨头还连着筋”的错误观念。②育龄选择中的价值冲突。不适龄生育是导致女性不良生育后果的原因之一，但适龄生育又常常同个人事业或利益相矛盾；这一矛盾在知识型女性中主要表现为生育与事业的矛盾、为社会尽优生义务和为社会尽其他义务的矛盾、优生与个人享乐的矛盾。在非知识型劳动女性中，这一矛盾则主要表现为优生与家庭经济的矛盾。③禁止有害基因携带者生育中的价值冲突。按照消极优生的要求，凡是患有严重遗传性疾病的个人都必须限制甚至禁止其生育子女，其中最彻底的手段就是对其施行绝育手术，即使这种限制或剥夺生育能力的做法往往是被实施者所不情愿的。如果禁止这些人生育，虽然有利于提高群体的遗传健康水平，但却损害了他们的生育权利。可是，如果承认其生育权利，则会造成有害基因的扩散。面对这一两难选择，很多国家在法律和政策中都规定禁止其婚配或生育后代。④进行选择性人工流产的价值冲突。是否可以对孕妇进行人工流产以阻止有严重遗传性疾病或存在严重畸形的患儿的出生，是存在争议的。有些人会否定这些患儿的生物学生命价值，选择终止妊娠。但是，有严重遗传性疾病或存在严重畸形的患儿仅仅是人的生物学生命的一种特殊形态，是否可以被终止妊娠，尚存在争议。如案例中张某实施中期引产存在的伦理问题有：孕24周的双胞胎孩子是否具有生命权，尚存在伦理争议；医生基于B型超声检查结果而做出的产前判断是否科学和准确；张某作为此次人类辅助生殖技术中提供卵子的个体以及孕育胎儿的主体，是否对实施人工流产具有决定权，也存在伦理争议。⑤什么是好的基因。基因决定论认为，人类所有的疾病、特性和行为等都是由基因决定的。优生学致力于改善人类的基因，剔除或减少不利基因，筛选优秀基因。但是，基因决定论是否正确？人的基因有无优劣之分？什么基因才是好的基因？有时有害基因也不是一无是处，如一个人携带两条HBs基因就是镰状细胞贫血患者，而有一条这种基因的携带者比普通人更能在疟疾猖獗的环境中生存。⑥夸大了遗传因素。由于精子与卵子在结合前需要经过两次分裂，结合后的基因又要重新组合，因而，并不能保证“好的基因”就能遗传给子代。而且，基因的表达具有动态性，它的负面突变率为3%~5%，也就意味着仍然有遗传缺陷儿出生的风险。更重要的是，现代科学研

Note:

究结果表明，出生人口的素质是遗传物质与社会环境相互作用的结果。并不是哪一个单一因素的影响。

提高人口素质，在重视优生的同时，也要重视优育。优生优育是现代人的生育选择和生育责任，优生是提高人口素质、实现人种优化的重要手段，而优育是优生的进一步加强和发展，是提高人口素质的一个重要环节，也是社会对生育者提出的伦理要求。生育伦理既包括生的伦理，又包括育的伦理，前者主要是要实现优生和防止劣生，后者主要是要实现优育和科学教养子代。然而，优生与优育到底孰重孰轻也一直存在争论。一方面，优生论者认为，一个人的成长特别是智力的形成和发展主要取决于父母的遗传，同时也取决于卵子受精时父母的情绪、体力和智力的状况，以及胎儿出生前的母腹环境，出生后环境因素的影响不是至关重要的。另一方面，优育论者认为，人出生时的天资是基本相同的，对智力起决定作用的因素是环境影响，因为环境决定对遗传因素的改造程度。任何正常的人，只要给以正确的教育再加上他自己的努力，就可以成为人才。

二、人类辅助生殖技术中的伦理问题

人类辅助生殖技术主要包括人工授精、体外受精、单精子卵胞浆内显微注射、精子 / 卵子 / 胚胎的冷冻保存、胚胎移植和胚胎植入前的遗传学诊断等。此类技术可以帮助不孕不育的夫妇以达到怀孕和生育的目的。然而，人类辅助生殖技术是一把“双刃剑”，既有积极作用也有消极作用，是否需要实施和怎样实施也引起了伦理争议。人类辅助生殖技术是解决人类“能不能”生育的问题，而生殖生育伦理是解决“该不该实施”和“如何实施”的问题。

人工授精、体外受精的伦理问题：

（1）自然生殖法则受到挑战：在人类遗传学和生殖生物学中，迄今为止遵守一条法则，即由父母通过生殖细胞中遗传物质DNA的结合而产生子代。质疑人类辅助生殖技术的人认为，生儿育女是爱情、婚姻的永恒体现，而人类辅助生殖技术切断了生儿育女和婚姻的联系。

（2）错用或滥用的可能：“错用”是指人类辅助生殖技术的实施者的动机原本是好的，但使用该技术带来的后果却存在一些问题。例如，在实施人类辅助生殖技术时，医务人员对精子、卵子的捐献者的信息通常是保密的，这样就有可能出现捐精者、捐卵者、人工授精的后代、试管婴儿的后代相互之间出现近亲婚配的可能，而近亲通婚则容易将双方的生理缺陷遗传给后代。“滥用”是指由于人类辅助生殖技术的实施者的动机不良而造成的一些问题。

作为医学专业技术人员，助产士应明确和积极承担起在助产工作中的道德责任，严格遵守国家制定的相关伦理准则和法律法规，如《人类辅助生殖技术规范》《人类辅助生殖技术管理办法》《人类精子库管理办法》《基因工程安全管理办法》《人类遗传资源管理暂行办法》《人胚胎干细胞研究伦理指导原则》《人类辅助生殖技术和人类精子库伦理原则》等。

三、助产士工作中的伦理原则

1. 有利原则　有利原则也可以理解为行善原则，这一原则在中西方文化中被认为是最重要的医学伦理原则。狭义的有利原则是指助产士的护理行为对孕产妇确有助益，既能减轻其痛苦，又能促进其康复。广义的有利原则是指助产士的护理行为不仅对孕产妇有利，而且对医学事业和医学科学的发展有利，有助于促进人类的健康。在助产实践中，有利原则应具体体现在：树立全面的利益观，真诚关心孕产妇的身心健康；始终把母儿健康置于首位，并将其作为选择护理行为的首要标准，从有利于母儿健康的角度出发，在多种可取的护理方案中衡量利弊，选择受益最大、伤害最小的护理方案，努力使孕产妇和胎儿受益。同时，助产士应坚持公益原则，将有利于孕产妇利益和有利于国家、社会、他人利益有机统一起来。

Note:

2. 尊重原则 是指助产士对孕产妇的人格尊严及其自主性的尊重。包括:①尊重孕产妇的人格尊严和权利。孕产妇具有基本的人格尊严,表现为:在接受诊疗服务时享有同健康人一样平等的人格尊严,不能因患病而受到歧视;身体、风俗、信仰和生活习惯等应受到尊重;就医时不应受到怠慢。因此,助产士应尊重孕产妇的生命权、健康权、身体权、隐私权、名誉权、姓名权和肖像权等,在为其提供服务时做到平等对待,并且对涉及孕产妇利益的护理措施应事先征求孕产妇的意见。②尊重孕产妇的自主权。孕产妇的自主权是指具有行为能力并处于医疗关系中的孕产妇,在与医护人员沟通后,经过慎重考虑,对自己疾病及健康相关问题的理性决定及采取负责的行动。在临床实践中,孕产妇的自主权主要表现为孕产妇对自己所患疾病及拟采取的护理措施相关问题的知情同意、知情选择、要求保守秘密和隐私,这些都是孕产妇自主性的体现。例如,在实施人类辅助生殖技术时,助产士需要全面综合考虑服务对象的生理、病理、心理和社会文化因素,告知其目前可供选择的治疗方法与手段及其利弊和所存在的风险,夫妻双方必须签署书面知情同意书后,才可以对其实施人类辅助生殖技术,而且,对使用人类辅助生殖技术的所有参与者实施匿名和保密。需要注意的是,助产士尊重孕产妇的自主权,并不意味着放弃或减轻自身的道德责任,也不意味着完全听从于孕产妇的任何意愿和要求。当孕产妇或其家属错误地行使自主权,由此可能对孕产妇或胎儿的健康和生命造成严重伤害时,或家属的代理决定明显违背了孕产妇自己的意愿时,助产士有权加以劝导、抵制和干涉。

3. 不伤害原则 不使孕妇、产妇、胎儿和新生儿受到不应有的伤害的伦理原则,是所有助产伦理原则中的底线原则。不伤害原则的具体要求是:树立以孕妇、产妇、胎儿和新生儿的健康为中心的服务意识,杜绝有意和责任伤害;努力预防或减少难以避免的伤害;避免为了个人利益而滥用护理手段,或由于技术不精或粗心大意对孕产妇造成身体、精神上的伤害和经济上的损失;对有危险或可能造成孕妇、产妇、胎儿和新生儿伤害的护理措施,应严格评估是否具有应用指征,并进行伤害与受益的分析,权衡利弊,审慎考虑,选择利益大于伤害的护理措施,并在实施中尽最大努力,把不可避免但可控伤害控制在最低限度之内。例如,应严格掌握实施人类辅助生殖技术的适应证,不受经济利益驱动而滥用该技术。需要注意的是,不伤害原则的真正意义在于树立为孕产妇高度负责、保护其健康和生命的伦理理念和作风,正确对待医疗和护理伤害现象,在实践中努力使孕妇、产妇、胎儿和新生儿免受不应有的伤害。

4. 公正原则 助产士应公平、正直地对待每一位孕产妇,确保有同样护理需求的孕产妇得到同样的护理待遇。在助产实践中,公正原则应体现在人际交往公正和资源分配公正两个方面,前者对助产士的要求是:对同样情况的孕产妇应一视同仁、同等对待,后者对助产士的要求是:以公平优先、兼顾效率为基本原则,优化配置和利用医疗卫生资源,对有同样需求的服务对象在医疗、护理和保健服务上做到相对公正。

助产工作常常面临新的技术、新的工作职责、新的人际关系、新的价值观念、新的社会环境和新的文化等影响,尤其是,助产实践常常同时涉及多个伦理学原则。助产士应以对孕产妇及其家庭负责的强烈责任感为基础,关注孕产妇的生理、心理和社会需求,不断提高专业素质,分析具体情况,选择合适的解决方案,使孕产妇及其家庭和人类社会均受益。必要时,把伦理问题提请所在单位的伦理委员会进行讨论和决策,由伦理委员会对生殖控制、优生和生殖技术的实施与相关研究进行监督,对相关问题进行审查、咨询、论证和建议。

(周利华)

Note:

思 考 题

1. 为什么道德和利益的关系问题是伦理学的基本问题？
2. 生育控制必须遵循哪些伦理原则？
3. 优生涉及的伦理问题有哪些？
4. 如何理解人类辅助生殖技术是一把双刃剑？

Note：

URSING

第十章

助产专业相关法律法规

10章　数字内容

学习目标

● 知识目标：

1. 掌握《母婴保健法》中助产士服务内容的法律规定及助产实践中常见的法律问题。
2. 熟悉生育女性的权利和妇产科常见医疗纠纷原因。
3. 了解我国卫生法的基本准则和医疗事故等级及处理方式。

● 能力目标：

根据产科临床工作特点，能运用助产相关法律法规指导临床实践。

● 素质目标：

具有良好的语言表达能力、沟通协调能力和自我心理调适能力。

随着社会的进步和经济文化建设的快速发展，人们的健康需求和法律维权意识不断增强，助产士在临床工作中所涉及的法律问题日益凸显。作为一名助产士必须学习相关法律知识，做到知法、懂法、守法，不断提高产科服务质量，最大限度维护服务对象和自身的合法权益，有效地规避助产护理工作中的法律风险。

第一节　法 律 概 述

法律具有强制约束人们各种行为的作用。随着我国法律建设的不断完善和健全，越来越多的人已经懂得运用法律知识来维护自己的合法权益。我国三孩政策的逐步实施后，助产士肩负的责任更加重大。因此，助产士应认真学习相关法律知识并用于指导临床实践，确保自己的执业行为符合法律法规要求，用法律知识保护服务对象的权利及维护自己正当执业的权利。

一、法律的概念

法律（law）是国家制定或认可的、由国家强制力保证实施的、以规定当事人权利和义务为内容的具有普遍约束力的社会规范。法律有狭义及广义之分，狭义的法律专指由拥有立法权的国家机关依照立法程序制定的规范性文件。广义的法律除了国家立法机关制定的规范性文件之外，还包括国家行政机关制定的行政法规、地方国家权力机关制定的地方性法规等，即各种法律、法规和规范。

二、法律的分类

根据不同的标准，可以将法律分为不同的种类。

1. 国内法与国际法　根据法律的主体、创制方式、效力范围，将法律分为国内法和国际法。国内法指一个主权国家制定的、适用于本国主权管辖范围内的法律，如我国的法律包括宪法、民法、刑法、行政法、诉讼法等。国际法是由国际社会公认的、调整国家关系或处理许多国家共同关心的问题的国际公法，主要由国际条例和国际社会公认的惯例、和约、宣言、规范等构成，如《联合国宪章》《国际法原则宣言》等。

2. 根本法与普通法　根据法律的效力、内容和制定程序的不同而划分。根本法即宪法，规定了国家基本的政治制度和社会制度、公民的基本权利和义务、国家机关的设置和职权等内容，是一国具有最高法律效力或地位的法律。普通法是除宪法以外的其他法律，是根据宪法或宪法精神制定的，规定国家的某项制度或调整某些社会关系，法律效力和地位低于根本法。

3. 一般法与特别法　根据法律适用的范围不同而划分。一般法是在全国范围内对全体居民和所有社会组织普遍适用的法律，如民法、刑法。特别法是指仅对特定的人、特定的事、在特定地域、特定的时期内有效的法律，如医师法、兵役法、戒严法等。

4. 实体法与程序法　根据法律所规定的具体内容不同而划分。实体法指规定人们在政治、经济、文化等方面的社会关系中所享有的权利与义务或犯罪与刑罚的法律，如宪法、刑法、民法等。程序法是规定诉讼程序、实现实体法的法律，也称诉讼法，如行政诉讼法、民事诉讼法、刑事诉讼法等。程序法是正确实施实体法的保障。

5. 成文法与不成文法　根据法律的创制方式和表达形式不同而划分。成文法又称制定法，指由立法机关或授权的国家机关按照程序制定的各种形式的法律规范性文件。不成文法又称习惯法，由国家机关认可的不具备条文形式的法律。

此外，法律还有其他的分类方法，如根据法律的调节手段不同，分为民法、刑法和行政法；根据法律所调节的社会关系不同，分为经济法、劳动法、教育法和卫生法等。在不同类型的法律中，民法、刑法及卫生法与助产职业关系密切。

Note:

三、法律的特征和作用

（一）法律的特征

法律体现国家统治阶级的意志，主要特征表现为：

1. 规范性和普遍性 法律规范不是针对具体事或具体人，而是一种一般的、抽象的行为规则，是为人们规定一种行为模式或行为方案，在相同的条件下可以反复适用。法律规范在国家权力所及的范围内具有普遍的约束力，对社会全体成员有效，人人必须遵守。

2. 严格的结构和层次 法律的每个法律规范在逻辑上都由假定、处理和制裁三个部分组成，不同规范之间有紧密的联系，不同法律部门和法律制度构成紧密联系的整体。法律有法定的创制方法和表现形式，不同等级的规范文件之间有严格的效力从属关系。

3. 具有国家意志性 法律是由国家制定或认可的行为规范。制定是指由国家机关在某职权范围内按照法定的程序创制规范性法律文件的活动，一般是指成文法创制的过程。认可是指国家承认某些社会上已有的行为规则具有法律效力。法律是一种特殊的社会规范，体现国家的意志，具有国家意志性。

4. 由国家强制力保证实施 国家强制力包括军队、警察、监狱、法庭等国家暴力机关，这些机关的执法活动使法律实施得到直接保障。国家强制力使法律获得了对全社会的普遍约束力。

5. 以权利和义务双向规定为调整手段 在法律上，把一定生产方式要求的行为自由规定为法律权利，把与之相对应的社会责任规定为法律义务，使一定社会形态中人们的相互关系转化为法律上的权利和义务关系。法律规定人们在一定情况下可以做什么，必须做什么，禁止做什么，并通过国家强制力保证这些权利和义务的实现，以此来确认、保护和发展对统治阶级有利的社会关系与社会秩序。法律所规定的权利和义务，不仅是指公民、社会组织、国家的权利和义务，而且包括国家机关及其公职人员的职权和职责。

（二）法律的作用

法律的作用也称法律的功能，是法律对社会发生影响的体现，表现为应用法律手段调节各种社会关系。

1. 规范作用 包括指引、评价、教育、预测及强制作用。指引作用指法律通过对授权性行为模式及义务性行为模式的规定，指导人们做出或不做出某些行为。评价作用指法律作为一种行为标准及尺度，在对他人行为进行评价时所起的作用。教育作用指法律在调整人们的行为时，对于人们的行为起着一种潜在的影响作用，包括对受制裁人的影响，对企图违法人的威慑和对一般人行为的示范。预测作用指人们根据法律可以预先估计相互间的行为方式及行为将产生的法律后果。强制作用是指对于违法者，法律以国家强制力予以制裁、惩罚。

2. 社会作用 包括法律的政治作用、经济作用及社会公共作用。政治作用是指维护国家统治、保障国家正常运行、规范政权组织形式和社会根本制度等。经济作用是指法律通过规定国家的经济制度、制定国家经济运行政策等一系列方式，规范国家经济的运行，包括各种商法、经济法等。社会公共作用指法律在社会公共事务管理方面，维护人类基本生活条件、确认技术规范等方面的作用。

四、法律责任与法律制裁

（一）法律责任

法律责任指人们对自己的违法行为所应承担的带有强制性、否定性的法律后果。

1. 分类 根据内容不同可分为财产责任和非财产责任；根据程度不同可分为有限责任和无限责任；根据人数不同可分为个人责任和集体责任；根据行为人是否有过错可分为过错责任和无过错责任；根据引起责任的行为性质不同，分为刑事责任、民事责任、行政责任、违宪责任。

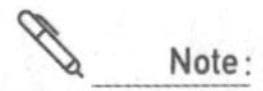
Note:

2. 特征　法律责任有以下四个特征:①法律是一定国家机关代表国家对违法者实行法律制裁的根据,法律责任的产生以法律有明确的规定为前提。②法律责任究其根本为一种承担不利后果的责任方式。③法律责任存在违法与法律后果的逻辑关系。④法律责任的追究是由国家强制力实施的,只能由国家司法机关和国家授权的专门机关来追究法律责任,其他任何组织和个人都无此项权力。

3. 归责　法律责任的归责是指由特定的国家机关或国家授权的机关依法对行为人的法律责任进行判断和确认。责任是归责的结果,不同的法律责任具有不同的责任构成要件。责任的成立与否,取决于行为人的行为及其后果是否符合相应的责任构成要件。

(二) 法律制裁

法律制裁指由特定的国家机关对违法者根据其所应负的法律责任而实施的强制措施,是国家保证法律实施的重要形式。根据违法行为及法律责任的性质、实施法律制裁的主体和手段的不同,法律制裁可分为刑事制裁、民事制裁、行政制裁和违宪制裁。

1. 刑事制裁　是司法机关对于犯罪者根据其刑事责任所确定并实施的强制性惩罚措施,以刑罚为主要组成部分,是我国最严厉的法律制裁。承受刑事制裁的主体既可以是公民,也可以是法人或非法人组织。

2. 民事制裁　由人民法院所确定并实施的,对于民事违法者或者应当承担民事责任的民事主体,依其所应承担的民事责任而给予的强制性惩罚措施。该措施以财产关系为核心,主要目的在于补偿受损方的损害。

3. 行政制裁　是指根据法律或机关、企事业单位的规章制度,对犯有轻微违法失职行为但尚不够刑事处分,或违反内部纪律的人员所采取的一种强制性惩罚措施。

4. 违宪制裁　指依据宪法的特殊规定对违宪者实施的强制性措施。违宪制裁权由监督宪法实施的国家机关行使。在我国,行使违宪制裁权的机关是全国人民代表大会及其常务委员会。制裁形式主要有:撤销或改变同宪法相抵触的法律与决定、行政法规、地方性法规,罢免违宪的国家机关领导成员和人大代表等。

(三) 法律责任与法律制裁之间的关系

法律责任与法律制裁有着紧密的联系。一方面,法律责任是前提,法律制裁是结果或体现。法律制裁的目的是强制责任主体承担否定的法律后果,惩罚违法者,恢复被侵害的权利和法律秩序。另一方面,法律制裁与法律责任有明显的区别。在追究违法者的法律责任时,可视其违法情节、危害程度、主观方面等具体情况,依法减免或从重、加重制裁。这表明,在行使法律制裁时,法律责任的承担方式可以有轻重之分。

第二节　我国法律体系及卫生法规

我国的法律体系贯彻社会主义原则及民主原则,体现公民权利与义务的统一,依靠国家强制实施及个人自觉遵守来保障国家政权的稳定以及社会秩序的良好状态。卫生法规的建立和发展,对医疗卫生事业的发展、人民健康水平的提高具有重要的意义。

一、我国的法律体系及立法程序

(一) 我国的法律体系

法律体系(legal system)是指一个国家全部现行法律规范按一定逻辑顺序分类组成不同的法律部门而形成的有机联系的统一整体,是依据一定的标准与原则所归纳的同类法律规范的总称。法律体系的分类:

Note:

1. 部门法律体系 亦称部门法或法律部门，是以法律调整的社会关系的不同性质作为主要划分标准所形成的法律规范总称。我国现行的部门法包括：宪法、政治法、行政法、刑法、民法、经济法、劳动法、社会保障法、科教文卫法、自然资源与环境保护法、婚姻家庭法、军事法、诉讼法、特别行政区法。

2. 法的效力等级体系 是以法的不同效力位阶作为主要划分标准所形成的法律规范统一整体。我国法律的效力等级大体分为七个层次：第一位是宪法；第二位是全国人大和人大常委会制定的法律；第三位是国务院制定的行政法规；第四位是省级人大制定的省级地方性法规，国务院各部委制定的部门规章；第五位是省级人民政府制定的省级政府规章；第六位是省会城市和国务院批准的较大市人大制定的地方性法规；第七位是省会城市和较大市人民政府制定的政府规章。

（二）我国的立法程序

立法程序是指具有立法权限的国家机关创制规范性法律文件所遵循的制度化的正当过程，是国家通过立法手段协调利益冲突、规制社会秩序及配置社会资源的合法路径和正当法律程序。我国的立法程序包括四个步骤：提出法律草案，讨论及审议法律草案，表决通过法律草案，公布法律。

二、卫生法规

（一）卫生法的概念

卫生法是由国家制定或认可、由国家强制力保证实施的关于医疗卫生方面法律规范的总和，是我国法律体系的一个重要组成部分。卫生法的表现形式既有国家立法机关正式颁布的规范性文件，也有许多单行的卫生专门法律、卫生行政法规、地方性卫生法规及卫生规章等，如《中华人民共和国执业医师法》《中华人民共和国侵权责任法》《医疗事故处理条例》及《护士条例》等。

（二）卫生法的基本原则

1. 卫生保护原则 保护公民生命健康是我国一切医疗卫生工作和医疗卫生立法的根本宗旨和最终目的。根据这一原则，我国每个人都依法享有改善卫生条件、获得基本医疗保健的权利。

2. 预防为主原则 此原则有以下几个基本含义：①任何卫生工作都必须立足于防；②强调预防，并不是轻视医疗；③预防和医疗都是保护人体健康的方法和手段。无病防病，有病治病，防治结合，是预防为主原则的总要求。

3. 保护社会健康原则 是指个人在行使自己的权利时，不得损害社会健康利益。这种对社会整体利益的保护有可能是对个人权利的限制，如对某些传染病患者的隔离、法律规定患有某些疾病的人不得参加接触直接入口食品的工作等。

4. 依靠科技进步原则 卫生事业是科技含量很高的一个领域，生命科学是当今世界科技发展最活跃、最重要的领域之一。卫生事业的发展、健康目标的实现、归根到底有赖于科技的发展。

5. 权利自主原则 是指对有关自己疾病的医疗问题做出合理的、负责的自我决定权，包括：①自己决定选择医疗机构、医生及其医疗服务的方式；②除法律、法规另有规定外，有权自主决定接受或不接受某一项医疗服务；③有权拒绝医疗机构的非医疗性服务等。

（三）卫生法的特点

1. 保护公民的健康权为宗旨 公民的健康权是指自然人依法享有保持身体功能正常及其健康状况不受侵犯的权利。卫生法通过保证公民享有国家规定的健康权和治疗权、惩治侵犯公民健康权利的违法行为来保护公民的健康。

2. 技术规范和法律相结合 卫生法将防治疾病、保护健康的客观规律加以法律化，使其成为人人必须遵守的规范，以求最大限度地趋利避害。对不遵从卫生法中的医疗卫生技术规范并造成严重后果者实行严惩。

3. 调整手段多样化 维护健康是一项非常复杂的工程，涉及复杂的社会关系及一系列技术问题，包括生活环境的状况、防治疾病的技术、爱国卫生运动等。因此，卫生法吸收并利用其他部门法律

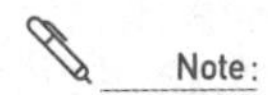

多样化的调节手段，如行政制裁、民事制裁、刑事制裁等。

（四）卫生法律关系的构成

法律关系是法律规范在调整社会关系的过程中形成的人们之间的权利和义务关系，包括主体、客体及以权利和义务为主要内容的三个要素。

1. 主体　法律关系的主体是指法律关系的参与者，即在法律关系中一定权利的享有者和一定义务的承担者。根据主体权利能力和行为能力的具体情况，将公民划分为完全行为能力人、限制行为能力人和无行为能力人。卫生法律关系的主体是卫生法律关系的参与者，包括享受权利、承担义务的卫生行政部门、医疗卫生保健机构，与医疗卫生单位发生直接或间接关系的企事业单位，我国的公民及境内的外国人。

2. 客体　法律关系客体是指法律关系主体之间权利和义务指向的对象，包括物、精神产品和行为结果。卫生法的最终目的是保护人的生命和健康，因此卫生法律关系的客体包括：①公民的生命健康权利：这是卫生法律关系最高层次的客体。②行为：医药企业生产药品的计量标准，医疗、护理服务等。③物：进行各种医疗和卫生管理工作中需要的生产资料和生活资料，如药品、食品、医疗器械等。④智力成果或精神产品：主体从事智力活动所取得的成果，如医疗卫生技术发明、专利、学术著作等。

3. 内容　是指卫生法律关系的主体依法享有的权利及承担的义务，如护士的权利是依法实施护理服务，并获得相应的报酬；其义务是为服务对象提供及时、准确的护理服务。如果护士不履行或没有按要求履行其义务，将承担相应的后果。

（五）卫生违法行为及法律责任

卫生违法行为是指个人、组织违反现行卫生法律法规的行为，既包括做出了法律所禁止的行为，也包括不做出法律所要求的行为。卫生法律责任是指行为人（自然人、法人）由于不履行或拒绝履行卫生法律法规所确定的义务，侵犯了他人的合法权益，而对其违法违约行为应承担的带有强制性的不利法律后果。根据违法行为的性质、情节、动机和社会危害程度的不同，卫生法律责任可分为行政责任、民事责任、刑事责任。

1. 行政责任（administrative liability）　是指医疗卫生机构及其工作人员或从事与卫生事业有关的企事业单位工作人员或公民，违反卫生法中有关卫生行政管理方面的规范，尚未构成犯罪所应承担的法律后果。卫生行政责任的主要形式有行政处罚和行政处分。行政处罚的种类有：警告、罚款、没收违法所得、没收非法财物、责令停产停业、暂扣或吊销卫生许可证和生产许可证或营业执照等。行政处分包括警告、记过、记大过、降级、降职、撤职、留用察看和开除 8 种形式。

2. 民事责任（civil liability）　是指医疗卫生机构及其工作人员或从事与卫生事业有关的机构违反了卫生法律规定，侵害了公民的生命健康权、财产权，依法应向受害人承担的以财产为主的损害赔偿的法律责任。根据《中华人民共和国民法典》第八章第一百七十九条：承担民事责任的方式主要有：停止侵害；排除妨碍；消除危险；返还财产；恢复原状；修理、重作、更换；继续履行；赔偿损失；支付违约金；消除影响，恢复名誉；赔礼道歉 11 种。

3. 刑事责任（criminal liability）　是指行为人实施了违反卫生法律法规的行为，严重侵害了卫生管理秩序及公民的生命健康权益，构成犯罪，依刑法所应承担的法律后果。我国刑法对违反卫生法的行为所应承担的刑事责任包括：生产、销售假药罪，生产销售有毒有害食品罪，妨害传染病防治罪，非法组织卖血罪，医疗事故罪，非法行医罪等。根据最新法律规定：医务人员由于严重不负责任，造成就诊人死亡或者严重损害就诊人身体健康的，处三年以下有期徒刑或者拘役。

三、医疗纠纷与医疗事故

（一）医疗纠纷

1. 概念　医疗纠纷（medical disputes）是泛指医患双方对诊疗护理过程中发生的不良后果及产生

Note:

原因认识不一致而引起的纠纷。从逻辑学角度看，医疗纠纷是上行概念，它包括医疗事故、医疗过错、医疗损害、医疗意外和医疗合同等方面的纠纷，但不限于这些纠纷。医疗纠纷只代表着一种责任不确定的争议状态，而真正体现法律意义的应该是其下行概念，如医疗合同纠纷，医疗事故纠纷和医疗损害纠纷等。

2. 医疗纠纷分类 根据我国目前的司法实践，将引发医疗纠纷的原因概括为六大类：①诊疗行为存在过失并造成损害结果，如各种医疗事故；②虽有诊疗过失但未造成损害结果，如手术中误伤相邻组织但及时处理愈合；③不存在诊疗过失但确有损害结果，如麻醉意外，手术并发症，药品不良反应等；④生物药品、器械设备、耗材敷料等医疗供应品发生意外，包括涉嫌产品质量责任的；⑤患方对医疗风险认识不足，单方面误解，如一些重病后期不断恶化是疾病本身的自然转归，而非只是医疗不当行为所致；⑥与诊疗行为本身无关的其他纠纷，如患者自残自杀或非医疗行为导致的人身财产损失等。

3. 医疗纠纷处理 医疗纠纷的法律依据：医疗纠纷是一种特殊的民事纠纷，积极预防和正确处理医疗纠纷、最大限度减少医疗损害，对于维护医患双方的合法权益、保障正常的医疗秩序与社会稳定具有重要意义。1987 年 6 月 29 日，国务院颁布了《医疗事故处理办法》。2002 年 4 月 4 日，国务院颁布了《医疗事故处理条例》。随后，当时的卫生部根据该条例制订了《医疗事故分级标准（试行）》《医疗事故技术鉴定暂行办法》《医疗机构病历管理规定》等配套规章。2020 年 5 月 28 日第十三届全国人民代表大会第三次会议审议通过了《中华人民共和国民法典》（以下简称《民法典》），并于 2021 年 1 月 1 日起正式施行。《民法典》中关于医疗损害责任部分作了全新的法律规定，11 条内容规范了医疗损害中主要的基本问题，包括医疗纠纷处理法律适用问题、医疗损害鉴定问题、多头赔偿问题等。

（二）医疗事故

1. 概念及构成要素 2002年国务院颁布的《医疗事故处理条例》第二条指出：医疗事故（medical malpractice）是指医疗机构及其医务人员在医疗活动中，违反医疗卫生管理法律、行政法规、部门规章和诊疗护理规范、常规，过失造成患者人身损害的事故。医疗事故构成要件包括：

（1）医疗事故的责任主体是经过考核及卫生行政部门批准或承认取得相应资格的各级各类合法的医疗机构及其医务人员。

（2）发生在医疗活动中，是医疗机构和医务人员在合法的医疗活动中发生的事故，对医疗场所和活动范围有一定的规定。

（3）医疗行为具有违法性，即医疗机构及其医务人员的从医行为违反了医疗卫生管理法律、法规和诊疗护理规范、常规。

（4）医疗事故责任人存在主观过失，即医务人员由于疏忽大意或过于自信而不负责任或违反操作规程，造成患者的人身损害。

（5）造成了患者人身损害的不良后果，包括患者死亡、残疾、组织器官损伤导致功能障碍等。

（6）医疗行为与损害后果之间存在因果关系，这是判定是否属于医疗事故的一个重要方面。虽然存在过失行为，但是并没有给患者造成损害后果；或者虽然存在损害后果，但是医疗机构和医务人员并没有过失行为，都不能判定为医疗事故。

不属于医疗事故的情形 具有下列六种情况之一的，不属于医疗事故：①在紧急情况下为抢救危重患者生命而采取的紧急医学措施造成了不良后果的；②在医疗活动中由于患者病情异常或患者体质特殊而发生医疗意外的；③在现有医学科学条件下，发生无法预料或者不能防范的不良后果的；④无过错输血感染造成不良后果的；⑤因患者原因延误诊疗导致不良后果的；⑥因不可抗力造成不良后果的。

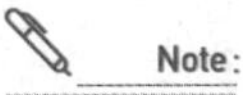

2. 医疗事故分级 为了保护患者的合法权益，妥善解决医疗事故争议，《医疗事故处理条例》第四条规定：根据对患者人身造成的损害程度，将医疗事故分为四级：

(1) 一级医疗事故：造成患者死亡、重度残疾的，分为甲、乙两等。一级甲等是指患者死亡的。一级乙等是指重要器官缺失或功能完全丧失，其他器官不能代偿，存在特殊医疗依赖，生活完全不能自理的情形。如植物人状态；临床判定不能恢复的昏迷；临床判定自主呼吸功能完全丧失，不能恢复，靠呼吸机维持；四肢瘫痪，肌力 0 级，临床判定不能恢复等。

(2) 二级医疗事故：造成患者中度残疾、器官组织损伤导致严重功能障碍，分为甲、乙、丙、丁四个等级，具体分级在《医疗事故分级标准》中有详细说明，如小肠缺失 90% 以上，功能完全丧失；肾脏功能缺失，需要透析治疗；吞咽功能严重损伤，依赖鼻饲管进食等。

(3) 三级医疗事故：造成患者轻度残疾、器官组织损伤导致一般功能障碍，分为甲、乙、丙、丁、戊五等，如面部轻度毁容、发音或言语不畅、拇指缺失、双足缺失或部分肌瘫等。

(4) 四级医疗事故：造成患者明显人身损害的其他后果的医疗事故。如面部轻度色素沉着或脱失，拔除健康恒牙、一拇指末节 1/2 缺损，软组织内异物滞留等。

3. 医疗事故处理　在医疗护理工作中，由于医务人员的业务技术水平、判断能力以及医疗机构的管理制度不健全等方面的原因，可能造成医疗事故。医疗机构应当制定防范、处理医疗事故的预案，预防医疗事故的发生，减轻医疗事故的损害。

(1) 报告：医务人员在医疗活动中发生或者发现医疗事故、可能引起医疗事故的医疗过失行为或者发生医疗事故有争议的，应当按照规定逐级报告。医疗服务质量监控负责部门或负责人员应当立即进行调查、核实，将有关情况如实向本地医疗机构的负责人报告，并向患者通报、解释。发生重大过失行为的，如导致患者死亡或可能二级以上的医疗事故、导致 3 人以上人身损害后果等情形，医疗机构应当在 12h 内向所在地卫生行政部门报告。

(2) 证据封存：医疗机构应该妥善保存病历资料和现场实物等证据材料。发生医疗事故争议时，死亡病例讨论记录、疑难病例讨论记录、上级医生查房记录、会诊意见、病程记录应当在医患双方在场的情况下封存和启封，由医疗机构保管；疑似输液、输血、注射、药物等引起不良后果的，医患双方应当共同对现场实物进行封存和启封，封存的现场实物由医疗机构保存；患者死亡，医患双方当事人不能确定死因或对死因有异议的，应当在患者死亡后 48h 内进行尸检；具备尸体冷冻保存条件的，可以延长至 7d。尸检应有死者近亲属同意并签字。

(3) 技术鉴定：对于需要进行医疗事故技术鉴定的事故，卫生行政部门或者医患双方共同委托负责医疗事故技术鉴定工作的医学会进行鉴定。医学会组织专家鉴定小组，依照相应法律法规，运用医学、法医学等专业知识，综合分析患者的病情和个体差异，实事求是地作出鉴定结论。

(4) 赔偿处罚：医疗机构发生医疗事故的，由卫生行政部门根据医疗事故等级和情节，给予警告；情节严重的，责令限期停业整顿、吊销执业许可证等处罚；对负有责任的主管人员或其他责任人依法追究刑事责任或行政处分，一般同时承担民事责任，为受害者提供一定的经济补偿。

四、妇产科常见医疗纠纷

(一) 常见原因

1. 不依法执业　如未取得执业资质的医护或助产人员及学生等无资质执业；已取得执业资质，但跨类别、超范围及异地执业或非法多地点执业；诊疗行为违反技术规范和医疗常规；未尽安全防范和警示义务导致新生儿安全问题或身体伤害；以产妇配偶或其他亲友签字(即见证签字)代替产妇本人签字(自决签字)而实施“保产妇”或“保胎儿”的处置；或以未成年签字(即无效签字)代替其监护人签字(有效签字)而实施人工流产等引发的医疗纠纷。

2. 知情告知不当　如未就 B 型超声检查对胎儿畸形判断的局限性或不确定性导致畸形胎儿出生的风险告知；未在第一时间履行确认程序致新生儿抱错之争；未向患者说明病情、医疗措施、医疗风险、替代医疗方案并取得其书面同意而实施手术、特殊检查、特殊治疗；未取得患方书面授权而销毁死

Note:

婴或患者尸体;患者死因不明时未告知家属尸检权利致尸体火化、缺乏尸解结论、不能判定死因;医学告知违反保护性医疗制度导致患者轻生自杀等引发的医疗纠纷。

3. 不求精钻研 如敬业精神不够,或基础知识、基本理论、基本技能不足,或新业务、新技术、新材料不熟,以至于未尽到与当时的医疗水平相应的诊疗义务,出现疗效不佳或患者损害等引发的医疗纠纷。

4. 不注意保护隐私 如未经患者知情同意而安排实习学生见习人工流产或接生;未经患者同意擅自将其病历资料提供给配偶、亲友及非法定调查机构或公开发表等引发的医疗纠纷。

5. 违规出具医学文书 如未亲自诊查、调查或资料不全而出具《出生医学证明》等医学文件,或出具医学文书不及时、不规范,或超出执业类别、执业范围出具医学文书等引发的医疗纠纷。

6. 其他 ①隐匿、拒绝提供、伪造、篡改或者销毁与纠纷有关的病历资料等引发的医疗纠纷。②以医疗条件不足或亲属不同意等为由拒绝抢救急危患者等。③使用无资质或资质不全的药品、消毒药剂和医疗器械等。④非医疗目的违规使用麻醉、毒性、放射性和精神药等。⑤违反诊疗常规或诚信及合理原则,实施不必要的检查治疗,或缺乏人性关怀和诚信沟通等。⑥利用职务之便,索取、非法收受患者财物或者牟取其他不正当利益等。发生医疗事故、传染病疫情、涉嫌伤害事件或者非正常死亡时,不按规定时间向有关机构、部门报告等。

(二)防范基本对策

1. 提高"三个意识" ①风险意识:对医疗纠纷的防范保持高度的自觉性、敏锐性、预见性,并谨言慎行。②守法意识:严格依法行医、克服主观随意、确保诊疗合法。③服务意识:关注患者感受、提高服务满意度。

2. 强化"三项培训" ①医德修养教育:严格遵守《医务人员医德规范及实施办法》《关于加强卫生行业作风建设八项行业纪律》等规范,加强自我修正,时刻注意医务人员的举止、仪表、品德、情操等。②专业技能培训:以"三基"为重点的多层次、多形式的专业技能培训,不断提高医疗从业人员业务水平。③人文知识与沟通技能培训:通过细微周到的人性化关心和真诚沟通提高患者满意度,以增进理解的方式消除医疗纠纷的人际根源。

3. 落实"三项制度" ①三级检诊与会诊制度。②规范医疗文书与管理制度。③人文关怀与医患沟通制度。

知识拓展

什么是医疗不良事件

医疗不良事件是指临床诊疗活动中以及医院运行过程中,任何可能影响患者的诊疗结果、增加患者的痛苦和负担并可能引发医疗纠纷或医疗事故及影响医疗工作的正常运行和医务人员人身安全的因素和事件。当前医疗不良事件分为四个级别:

Ⅰ级:有过错事实并且造成后果的事件:如果两者有因果关系,可构成医疗事故或医疗差错。

Ⅱ级:无过错事实但造成后果的事件:主要由药物、医疗器械、植入物等造成的医疗意外,或不可避免的医疗并发症和疾病的自然转归,其后果可能比较严重。

Ⅲ级:有过错事实但未造成后果的事件:不需任何处理可完全康复。

Ⅳ级:无过错事实也未造成后果的事件:由于及时发现错误,形成医疗行为的过错事实。

Note:

第三节　我国助产相关法律法规

我国目前尚未有一部专门针对助产专业技术人群的相关立法，与助产专业相关的现行政策法规主要涵盖在《中华人民共和国母婴保健法》《中华人民共和国人口与计划生育法》和《中华人民共和国人口与计划生育法修正案(草案)》(2016年1月1日实施)3部法律和《中华人民共和国母婴保健法实施办法》《计划生育技术服务管理条例》《计划生育技术服务管理条例实施细则》《产前诊断技术管理办法》《孕前保健服务工作规范》(试行)、《孕产期保健工作管理办法》《孕产期保健工作规范》《医疗机构新生儿安全管理制度》(试行)、《禁止非医学需要的胎儿性别鉴定和选择性别人工终止妊娠的规定》《医疗机构管理条例》《医疗机构管理条例实施细则》《母婴保健专项技术服务许可及人员资格管理办法》(2019年修订)以及关于《出生医学证明》管理的补充规定等条例规章中。这些法律、法规、条例、规章所涉及的助产服务范畴从母婴保健整体到具体的产前诊断及相关医疗机构设置管理，覆盖面较为宽泛。与助产士准入、培训、执业相关的法规大多由各级地方政府制定。

一、母婴保健法律法规体系

1.《中华人民共和国母婴保健法》的颁布及其意义　《中华人民共和国母婴保健法》(简称"母婴保健法")，1994年10月27日第八届全国人民代表大会常务委员会第十次会议通过，自1995年6月1日起实施。2009年8月27日第十一届全国人民代表大会常务委员会第十次会议进行第一次修正，2017年11月4日第十二届全国人民代表大会常务委员会第三十次会议第二次修正。这是中华人民共和国成立以来我国第一部保护妇女儿童健康权益的法律，是依据《宪法》对人民的健康和对妇女、儿童保健原则的具体化，是我国妇幼卫生史上的一个重要里程碑。该法共七章三十九条，主要围绕妇女结婚、生育和婴幼儿成长发育这些生理时期，规定了政府对母婴提供保健服务的法律职责，界定了母婴保健服务的法定内容、对象和管理方式。其立法目的是保障母亲和婴儿健康，提高出生人口质量。母婴保健的工作方针是：以保健为中心，以保障生殖健康为目的，实行保健与临床相结合，面向群体、面向基层和预防为主的工作方针。为了更好地贯彻落实《母婴保健法》，2001年6月20日国务院正式发布了《中华人民共和国母婴保健法实施办法》，该"实施办法"共八章四十五条。主要涉及婚前保健、孕产期保健、婴儿保健、技术鉴定、监督管理和罚则。《母婴保健法》的颁布及实施，充分体现了党和政府对妇女儿童身心健康的关怀和重视，对发展母婴保健事业、提高出生人口素质和促进社会进步具有重要意义。

2. 母婴保健机构和从业人员的法律规定

(1) 母婴保健服务机构：承担母婴保健技术服务的机构是经卫生行政部门批准并登记注册的各级妇幼保健机构以及相关医疗机构。各级妇幼保健机构负责本行政区域内母婴保健技术的监督和指导；医疗保健机构按照卫生行政部门的规定，负责其职责范围内的母婴保健技术服务工作。《母婴保健法》确立了母婴保健技术服务机构的审批许可制度。凡从事母婴保健专项技术服务的机构必须符合卫生健康委员会(简称"卫健委")规定的条件和技术标准，并都要经过卫生行政部门的考核批准，取得相应合格证后方可开展工作。医疗保健机构和其他提供母婴保健服务技术的机构，开展婚前医学检查、助产技术、产前诊断、遗传病诊断、施行结扎手术和终止妊娠手术等的医疗机构，必须经卫生行政部门的批准，获得《母婴保健技术服务执业许可证》。其中助产技术、结扎手术和终止妊娠手术，必须经县级以上卫生行政部门的审批；开展婚前医学检查的必须经设区的市级以上卫生行政部门审批；开展产前诊断和遗传病诊断、新生儿疾病筛查以及涉外婚前医学检查的必须经省级卫生行政部门审批。

Note:

(2) 母婴保健服务人员：国家实行母婴保健技术人员资格考核制度。从事助产技术服务、婚前医学检查、遗传病诊断、产前诊断、施行结扎和终止妊娠手术的人员，必须符合《母婴保健专项技术服务标准》，经考核合格，取得《母婴保健技术考核合格证书》；从事家庭接生技术服务的人员必须经过考核并获得《家庭接生技术合格证书》；从事遗传病诊断和产前诊断的人员，由省级卫生行政部门考核并颁发许可证；从事婚前医学检查的人员由设区的市级以上卫生行政部门考核并颁发合格证书；从事助产技术服务、施行结扎手术和终止妊娠手术的人员和从事家庭接生的人员，由县级以上地方卫生行政部门考核并颁发许可证。未取得合格证书施行终止妊娠手术或者采取其他方法终止妊娠，致人死亡、残疾、丧失或者基本丧失劳动能力的，依法追究刑事责任。

3. 婚前保健中助产士服务内容的法律规定 医疗保健机构应当为公民提供包括婚前卫生指导、婚前卫生咨询和婚前医学检查在内的婚前保健服务。为准备结婚的男女双方提供与结婚和生育有关的生殖健康知识，并根据需要提出医学指导意见。

(1) 婚前卫生指导：婚前卫生指导，是指对准备结婚的男女双方进行的以生殖健康为核心，与结婚和生育有关的保健知识的宣传教育。主要包括：①有关性卫生的保健和教育；②新婚避孕知识及计划生育指导；③受孕前的准备、环境和疾病对后代的影响等孕前保健知识；④遗传病的基本知识；⑤影响婚育有关疾病的基本知识；⑥其他生殖健康知识。

(2) 婚前卫生咨询：婚前卫生咨询，指有关婚配、生育保健等问题的咨询。进行婚前卫生咨询时，应当为服务对象提供科学的信息，对可能产生的后果提出适当的建议。让准备结婚的男女了解性生理、性卫生，以及受孕、避孕的科学知识和方法，为婚后性生活打下基础，为计划受孕增加成功机会，减少计划外妊娠和人工流产，为妇女生殖健康提供保障。

(3) 婚前医学检查：婚前医学检查是指对准备结婚的男女双方可能有影响结婚生育的疾病进行医学检查。婚前医学检查项目主要包括询问病史、体格检查、常规辅助检查和其他特殊检查。检查疾病的范围：①严重遗传病，主要是指由于遗传因素而先天形成的疾病；②指定传染病，主要是指传染病防治法中规定的艾滋病、淋病、梅毒、麻风及医学上认为影响结婚和生育的其他传染病在传染期内的；③有关精神病，主要是指精神分裂症、躁狂抑郁性精神病以及其他重型精神病。经婚前医学检查，医疗保健机构应当出具婚前医学检查证明或提出医学意见。

4. 孕产期保健中助产士服务内容的法律规定

(1) 服务内容：①母婴保健指导：对孕育健康后代以及严重遗传性疾病和碘缺乏病等地方病的发病原因、治疗和预防方法提供医学意见。②孕、产妇保健：为孕、产妇提供卫生、营养、心理等方面的咨询和指导以及产前定期检查等医疗保健服务。③胎儿保健：为胎儿生长发育进行监护、提供咨询和医学指导等。④住院分娩指导：使所有孕产妇能够平等享有安全、有效、规范、便捷的住院分娩服务，确保安全分娩，减少孕产妇及婴儿死亡。⑤新生儿保健：为新生儿生长发育、哺乳和护理提供的医疗保健服务等。

(2) 新生儿出生医学证明：新生儿出生医学证明是依据《母婴保健法》出具的，证明新生儿出生状态、血亲关系以及申报国籍、户籍取得公民身份的法定医学证明。医疗保健机构和从事家庭接生的人员应当按照国务院卫生行政部门的规定，出具统一制发《出生医学证明》并做好签发登记。《母婴保健法》规定，医疗保健机构和从事家庭接生的人员，应当按照原卫生部的规定向卫生行政部门报告产妇、新生儿死亡以及新生儿出生缺陷的情况。

(3) 过失责任：取得相应合格证书的助产士，在工作中违反母婴保健法律、法规和部门规章及医疗护理规范、常规，过失造成就诊人员人身损害的，应当根据《医疗事故处理条例》和《侵权责任法》有关规定承担民事责任。

Note:

二、人口和计划生育法律

人口与计划生育是综合治理人口，推行生育计划与管理和计划生育服务技术，调整人口和经济、社会资源的协调发展活动中产生的各种社会关系的法律规范的总称。助产士在医疗机构中承担了部分有关计划生育的工作，包括计划生育宣教与指导。2001 年 12 月 9 日第九届全国人民代表大会常务委员会第二十五次会议通过《中华人民共和国人口与计划生育法》，于 2002 年 9 月 1 日开始实施。该法律是我国现行的人口与计划生育的基本法，也是中国第一部以人口与计划生育工作为主要内容的专门法律。

《中华人民共和国人口与计划生育法》共有七章四十七条。从人口规划发展、生育调节、奖励与社会保健、计划生育服务、法律责任等方面对实行计划生育这一基本国策制定出法律规定。国家采取综合措施，控制人口数量，提高人口素质是制定人口与计划生育法的主要目的。第五章规定了“计划生育技术服务”的有关内容。第三十三条规定：计划生育技术服务机构和从事计划生育技术服务的医疗、保健机构，应当在各自的职责范围内，针对育龄人群开展人口与计划生育基础知识宣传教育，对已婚育龄妇女开展孕情检查、随访服务工作，承担计划生育和生殖保健的咨询、指导和技术服务。计划生育人员应当指导实行计划生育的公民选择安全、有效、适宜的避孕措施。计划生育技术服务人员违章操作或者延误抢救、诊治，造成严重后果的，依照有关法律、行政法规的规定承担法律责任。

随着我国人口老龄化现象越趋严重，计划生育政策已从控制人口数量转变为调整人口结构，适度放宽生育。2015 年 12 月 27 日第十二届全国人民代表大会常务委员会第十八次会议通过了《中华人民共和国计划生育法修正案（草案）》，2016 年 1 月 1 日开始实施。修改的主要内容是：①关于实施全面二孩政策明确全国统一实施全面二孩政策，提倡一对夫妻生育两个子女，地方结合实际对允许再生育子女的情形制定具体办法。②关于调整完善奖励保障等计划生育配套制度根据实施全面二孩政策的新形势，规定符合政策生育的夫妻可以获得延长生育假的奖励或者其他福利待遇。夫妻自主选择避孕节育措施。

2021 年 5 月 20 日第十三届全国人民代表大会常务委员会第三十次会议表决通过了关于修改人口与计划生育法的决定。修改后的人口计生法规定，国家提倡适龄婚育、优生优育，一对夫妻可以生育三个子女。国家采取财政、税收、保险、教育、住房、就业等支持措施，减轻家庭生育、养育、教育负担。

三、助产士的执业资格与临床实践中常见的法律问题

（一）助产士的执业资格

根据我国现有法律法规，助产士被归为护士群体，纳入护士管理程序和职称序列，遵照护士的相关法律法规。在临床工作中，产科医生、助产、产科护士三者分工合作，其工作内容存在一定程度的交叉融合，但由于在相关法律中并未对三者之间的职责、权限进行明确统一的界定，造成各地区助产士执业范围各有不同。2008 年国务院颁布《护士条例》和《护士执业注册管理办法》，作为规范护理行为的基本法规，规定了护士的执业标准、权利和义务，但对于助产士的准入标准、职责范围、权利和义务没有明确的规定，不能体现出助产士队伍的适用性及特殊性。

《母婴保健专项技术服务许可及人员资格管理办法》是中华人民共和国国家卫生和计划生育委员会妇幼司于 1995 年发布的关于提供妇幼保健技术服务的医疗保健机构和从事母婴保健技术人员的相关管理办法。2019 年 2 月第一次修订。办法规定从事妇幼保健相关服务的人员，必须符合《母婴保健专项技术服务标准》的有关规定，经考核合格，取得由卫生健康委员会统一印制的《母婴保健技术考核合格证书》。母婴保健技术人员资格考核内容由卫生健康委员会规定。考核办法由各省、自

Note:

治区、直辖市卫生健康主管部门规定。

（二）助产实践中常见的法律问题

随着我国法制的逐步健全，人们的法治观念日益增强，助产实践中遭遇的纠纷与法律问题越来越多，法律与助产的关系也越来越受到重视。针对助产实践中法律纠纷高发的现状，在提高助产技术、规范诊疗操作的同时，学习医疗相关法律法规、强化医院感染防控观念至关重要。

1. 传染病防治相关法律、法规 1989年第七届全国人大常委会第六次会议通过了《中华人民共和国传染病防治法》，于同年9月1日起施行。经国务院批准，1991年卫生部发布了《中华人民共和国传染病防治法实施办法》。2004年8月28日，第十届全国人大常委会第十一次会议通过了修订，自2004年12月1日起施行。2013年6月29日第十二届全国人民代表大会常务委员会第三次会议修正。除了这部传染病防治基本法之外，我国有关传染病防治的法律、法规还包括：《传染病信息报告管理规范》（2015年版）、《医疗机构传染病预检分诊管理办法》《职业暴露感染艾滋病病毒处理程序规定》《疫苗流通和预防接种管理条例》等和助产实践相关的法律、法规。

2. 胎盘处置和管理 胎盘是人体特殊的附属器官，也是一种较特殊的医疗废物。原卫生部颁布了《关于产妇分娩后胎盘处理问题的批复》（卫政法发［2005］123号）来规范胎盘的管理，规定产妇分娩后胎盘应当归产妇所有。产妇放弃或者可能造成传染病传播的胎盘，医疗机构应当及时告知产妇，按照《中华人民共和国传染病防治法》《医疗废物管理条例》的有关规定进行消毒处理，并按照医疗废物进行处置。胎盘管理的实施包括：

（1）制定和执行相关管理制度：制定胎盘管理制度、登记及消毒隔离制度、人员职责，组织相关人员（分娩室人员及后勤人员）认真学习分娩室医疗垃圾的收集、分类、运送等具体的实施方法、医疗垃圾的危害性、医疗法规及自我防护知识。

（2）签署书面文件并存档：与医疗垃圾站签订关于胎盘焚烧处理的协议书，明确收集、交接、转运、处理方式等。建立胎盘登记本，内容主要包括接产时间、产妇姓名、床号、住院号、接产者、处置方法等。制定胎盘处置知情同意书，对胎盘的处置权进行书面签字确认，该同意书可归入产科病历存档。

（3）建立健全管理机构：由分管院长—护理部—院内感染科—护士长—分娩室组长层层监督管理。组长负责督促工作，护士长每天检查，护理部不定期检查，发现问题及时提出整改措施。

（4）规范胎盘包装：包装胎盘采用坚韧、耐用、不渗漏的双层黄色医用垃圾袋，外层包装袋上贴上标签，注明产妇姓名、床号、日期、接生者；感染性胎盘采用红色医用垃圾袋密封盛装在专用桶中；异常胎盘放入病理专用标本袋中。

3. 医疗废物的处理和管理 《医疗废物管理条例》第二条规定，医疗废物是指医疗卫生机构在医疗、预防、保健以及其他相关活动中产生的具有直接或间接的感染性、毒性及其他危害性的废物。另外，在该条例第55条还规定，计划生育技术服务、医学科研、教学、尸体检查和其他相关活动中产生的具有直接或者间接感染性、毒性以及其他危害性废物的管理，依照本条例执行。也就是说，在这些非医疗活动中产生的有毒、有害的废弃物，也考虑按照医疗废物来处理。分娩室是医院产生医疗废物的重点科室，每天可产生大量废物，分娩室废物主要包括：①医疗废物：注射器、针头、输液器等；②感染性废物：血液、胎盘、羊水、检查手套、冲洗液、产垫、一次性产包布等；③被污染物：产床、橡胶单、被单等；④部分生活垃圾。除了胎盘外，分娩室其他医疗废物的处理和管理根据国务院发布的《医疗废物管理条例》和原卫生部颁布的《医疗卫生机构医疗废物管理办法》的要求实施。

4. 新生儿护理的特殊法律问题 国家提倡住院分娩。医疗、保健机构应当按照国务院卫生行政部门制定的技术操作规范，实施消毒接生和新生儿复苏，预防产伤及产后出血等产科并发症，降低孕产妇及围产儿发病率、死亡率。医疗、保健机构应当按照国家有关规定开展新生儿先天性、遗传性代谢病筛查、诊断、治疗和监测；应当按照规定进行新生儿访视，建立儿童保健手册（卡），定期对其进行

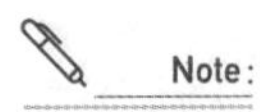
Note:

健康检查，提供有关预防疾病、合理膳食、促进智力发育等科学知识，做好婴儿多发病、常见病防治等医疗保健服务；应当按照规定的程序和项目对新生儿进行预防接种。国家推行母乳喂养，助产士应当为实施母乳喂养提供技术指导，为住院分娩的产妇提供必要的母乳喂养条件。医疗、保健机构及其助产士不得向孕产妇和其家庭宣传、推荐母乳代用品。母乳代用品产品包装标签应当在显著位置标明母乳喂养的优越性。母乳代用品生产者、销售者不得向医疗、保健机构赠送产品样品或者以推销为目的有条件地提供设备、资金和资料。助产士有责任为新生儿提供保健服务，如为新生儿开展疾病筛查，对新生儿进行体格检查、预防接种、多发病及常见病防治等。

（三）人类辅助生殖技术中的相关法律规定

1. 法律界定 人类辅助生殖技术（assisted reproductive technology，ART）是指运用现代医学科学技术和方法对配子、合子、胚胎进行人工操作以达到受孕目的的技术，分为人工授精和体外受精 - 胚胎移植技术及其各种衍生技术。

（1）人工授精（artificial insemination，AI）：是指用人工方式将精液注入女性体内以取代性交途径使其妊娠的一种方法；根据精液来源不同，分为夫精人工授精（artificial insemination by husband，AIH）和供精人工授精（artificial insemination by donor，AID）。

（2）体外受精胚胎移植技术（in vitro fertilization and embryo transfer，YF-ET）：是指从女性体内取出卵子，在器皿内培养后，加入经技术处理的精子，待卵子受精后，继续培养，到形成早期胚胎时，再转移到子宫内着床，发育成胎儿直至分娩的技术，也称试管婴儿技术，出生的婴儿称为“试管婴儿”。

2. 相关规定

（1）人类辅助生殖技术必须在经过批准并进行登记的医疗机构中实施并应当符合卫健委制定的《人类辅助生殖技术规范》的相关规定。

（2）开展夫精人工授精技术由省、自治区、直辖市人民政府卫生行政部门审查批准，开展供精人工授精和体外受精 - 胚胎移植技术及其衍生技术由省卫健委审批。

（3）实施供精人工授精和体外受精 - 胚胎移植技术及其各种衍生技术的医疗机构应当与卫健委批准的人类精子库签订供精协议，严禁私自采集精子。

（4）实施人类辅助生殖技术必须以医疗为目的，并符合国家计划生育政策、伦理原则和有关法律规定。

（5）获准开展使用辅助生育技术治疗不育症服务项目的机构和技术人员，应当按照使用辅助生育技术治疗不育症的技术规范开展服务。

（6）实施人类辅助生殖技术时应当索取精子检验合格证明，不得进行性别选择，应当为当事人保密并建立健全技术档案管理制度，供精人工授精相关技术档案和法律文书应当永久保存。

（7）实施人类辅助生殖技术应当遵循知情同意原则，并签署知情同意书。涉及伦理问题的，应当提交医学伦理委员会讨论。

（8）医疗机构和医务人员不得实施任何形式的代孕技术。

（9）禁止以任何形式买卖配子、合子、胚胎。

（10）现行法律禁止未经批准擅自开展人类辅助生殖技术，禁止买卖配子、合子、胚胎，禁止实施代孕技术，禁止使用不具有《人类精子库批准证书》机构提供的精子，禁止擅自进行性别选择等。

（四）生育女性的权利和义务

权利是法学的一个基本概念，是指人们在法规和道德允许的范围内应该享受的利益；义务是指法律上或道德上应尽的责任。

1. 权利 保护助产实践中生育女性的法律权利，需遵循以下几个原则：

（1）自主原则：指生育女性在接受助产服务的过程中有独立的、自愿的决定权。助产实践中生育

Note:
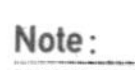

女性在不伤害社会和他人利益的前提下，有权自行决定是否接受或拒绝某些检查、治疗或临床试验。因此，助产士在施行各种检查、治疗和护理前，应当向患者解释操作的目的、益处及可能产生的不良后果，征求生育女性的意见，听取并尊重其决定。即使生育女性的拒绝对本身不利，也应当耐心解释，争取其同意。新颁布的《中华人民共和国民法典》第二章第十七、十八条：18周岁以上的自然人为成年人。成年人为完全民事行为能力，可以独立实施民事法律行为。16周岁以上的未成年人，以自己的劳动收入为主要的生活来源，视为完全民事行为能力人。因此，在我国，判断服务对象是否具备医疗决策能力主要参照其是否具有民事行为能力。

(2) 不伤害原则：指不将生育女性置于可能会受伤害的危险情况中，不使其身体、心灵或精神受到伤害。在助产实践活动中，对生育女性造成身体伤害有时是无法避免的。因而，不伤害原则只能是相对的。助产士在进行伤害性操作前，应当先谨慎地评估、权衡这种伤害对生育女性的利弊得失，然后决定是否实施。同时，在操作中应当减少损伤程度，减少对生育女性造成的痛苦。

(3) 有益原则：即生育女性利益至上原则，指助产士应当以生育女性利益为一切工作的出发点，尽量帮助，采取有利的行为，不伤害，并积极去除各种危险因素，预防伤害的发生。生育女性利益至上原则是判断是否采取某些医学手段的标准。

(4) 公平原则：即对有同样需要的人给予同样的待遇。每个人都享有平等使用医疗卫生资源的权利，在服务生育女性时，助产士应力求做到以同样的服务态度、助产服务水平对待有同样需要的女性，使每个人都享有均等的权利，但也不能脱离实际，实行绝对的平均主义。

(5) 知情同意原则：也称知情承诺原则，指助产士应当有效告知服务对象所应知道的事实和风险。包括所建议和实施的相关诊疗方案的性质和目的；可能出现的预期效果和预见风险；是否有其他可替代、可选择的方案；其他可选方案的预期效果和风险；采取某种诊疗方案或行为的建议和依据，使生育女性及家属经深思熟虑后自主作出选择，并以相应方式表达其接受或拒绝此种方案的意愿和承诺，在得到生育女性方面明确承诺后，才可最终确定和实施。在《中华人民共和国宪法》中第八条有相关规定：中华人民共和国公民的人格尊严不受侵犯。此外，在《中华人民共和国侵权责任法》第五十五条、《医疗事故处理条例》第十一条、《中华人民共和国执业医师法》第二十六条、《医疗机构管理条例》第三十三条、《医疗机构管理条例实施细则》第六十二条中均有关于知情同意原则的相关立法。

2. 义务 生育女性应当承担的义务和责任主要有以下几个方面：①尽可能及时就医的义务。②准确提供医疗资料的义务。③遵从医嘱的义务。④遵守医院各项规章制度及规定的义务。⑤尊重助产士及其他医务人员的义务。⑥按时、按数支付医疗费用的义务。⑦及时出院的义务。⑧协助助产士进行随访工作的义务。

（魏碧蓉）

思考题

1. 助产士执业应取得哪些资格？
2.《母婴保健法》规定助产士在孕产期保健中应做好哪些服务？
3. 助产实践中常见的法律问题有哪些？如何防范对策？

Note:

URSING

第十一章

助产士职业生涯规划

11章　数字内容

学习目标

知识目标：

1. 掌握相关职业生涯的概念。
2. 熟悉职业生涯的形成与发展。
3. 了解职业生涯的相关理论指导。

能力目标：

1. 能熟练运用职业生涯规划，制订个人助产方向发展计划。
2. 能运用职业生涯规划分析影响助产士职业发展的因素。

素质目标：

1. 树立职业生涯规划意识，具备规划能力及学习能力，从思想上认识职业生涯规划的重要性。
2. 清晰制订助产士职业发展的实现路径。

导入情境与思考

护士张某，22岁，护理学本科毕业后，在一家三甲综合医院的妇产科做护理工作，近期因产房工作很忙，且助产士中有人员调动，护士长找张某谈话，要将她调入产房工作，对于自己工作的改变及今后的发展张某有些顾虑和担忧。

请思考：

1. 助产士工作中，个人职称晋升、专业技术如何发展？应具备哪些条件？

2. 助产士在职业发展方面都有哪些路径呢？

人的一生中，职业伴随着人的大半生，它是人生价值的重要体现，拥有成功的职业生涯和出色的职业成就是缔造完美人生的重要基础。助产士职业生涯规划通过明确其概念、意义、类型及发展路径，可以帮助助产专业学生在助产职业的不同发展阶段制订科学、合理的职业生涯规划，并对认识自我、分析形势、明确目标、制订计划和采取行动等方面具有重要的引导作用。

第一节 职业生涯规划概述

职业生涯规划需要遵循一定的原则，对自我职业认知和定位是非常重要的。随着人们对追求职业的稳定性和持久性向满足人生需求和自我价值实现转变，根据自己的职业倾向确定职业奋斗目标，可通过职业生涯规划来完成自我实现、自我超越。

一、职业生涯的相关概念

1. 职业(career) 是一个人在他(她)生涯历程中选择从事工作的行为过程。职业生涯是一个人在其一生中所承担工作的相继历程，主要指专业或终身工作的历程；职业生涯(professional career)是个体获得职业能力、培养职业兴趣、职业选择、就职，到最后退出职业劳动的完整职业发展过程。职业生涯概念包括个体、职业、时间、发展和动态几方面的含义。

2. 职业生涯规划(career planning) 职业生涯规划是个人制订所从事的工作目标、确定实现目标手段的不断发展过程。其核心为个人职业目标与现实可得到的机会相匹配。从时间的角度划分，职业生涯规划包括短期规划(3年以内)、中期规划(3~5年)、长期规划(5~10年)和人生规划四种类型。

3. 职业动机(career motivation) 指个体希望从事某种职业的态度倾向性，即个体对某一职业的愿望和向往。

4. 职业生涯发展(career development) 是指为了达到职业生涯规划的各种目标进行的包括知识、能力和技术的发展性培训及教育活动，也是个体为了实现其职业生涯目标，不断制订和实施新目标的过程。

助产专业的学生在毕业后选择助产工作，要获得个人发展前途的机会，首先要树立正确的职业价值观，制订出明确的助产职业生涯规划，通过不断进行助产士核心能力和综合素质的培养，在掌握助产技能的同时，还要具备良好的专业思想品德，为职业生涯发展奠定良好的基础。

二、职业生涯规划起源与发展

职业生涯规划在19世纪初期起源于美国，也是发展职业指导工作最为普及的国家。1908年美国波士顿大学教授弗兰克·帕森斯(Frank parsons)成立了世界上第一个职业咨询机构——波士顿地方就业局，首次提出职业咨询的概念，并逐步将职业指导系统化。在职业生涯规划初始阶段，工作是职业生活的主要核心，人职匹配是职业指导的工作重点，实现人职匹配，即个人特性与职业所需的素质

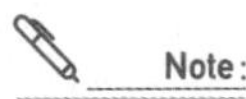
Note:

与技能(因素)之间的协调和匹配。1953年美国职业管理学家唐纳德·萨帕(Donald E Super)通过对自己的"生涯发展形态研究"结果,将生涯发展划分为成长、探索、建立、维持和衰退五个阶段,并逐步完善形成生涯发展阶段理论。1957年萨帕又将生涯规划的范畴扩大,提出了"职业生涯"的概念,将初期的"协助人择业"演变为"协助个人发展,接受适当、完整的自我形象和职业角色形象",使"职业指导"完成向"职业生涯规划"的转变。为了适应社会发展对人才的需要,1980年萨帕又以个人发展为着眼点,将职业生涯规划上升到更高的层面,以个体发展和整体生活的高度来考察个人与职业、个人与社会的关系,将树立个人自我形象与职业角色形象作为职业生涯规划的目标,以生活广度、生活空间的生涯发展观,为现代职业生涯规划指出了新的方向。

三、职业生涯发展理论

1. 斯蒂芬职业生涯发展阶段理论 美国管理学和组织行为学专家斯蒂芬(Stephen P. Robins)将人的职业生涯分为:职业探索、职业建立、职业稳定发展、职业成熟、职业衰退5个阶段。职业探索阶段是从学校的学习到毕业后走上工作岗位,新员工开始对职业生涯形成一种预期。进入职业建立阶段后人员开始对职业真正地认识和磨炼,在工作岗位上开始尝试错误、成功或失败的职业内涵,反思分析挫折和错误,进而调整自我,使工作表现得到逐步改进,以适应岗位的职业要求。职业稳定阶段人员要根据个人努力程度,使绩效水平可能持续改进或保持稳定。职业成熟阶段人员在获得组织信任后,承担起更大的责任,有的人通过对自身能力的再评价后开始接受短期培训或继续教育,以适应环境变化的需要。资深专业人员在不同岗位上发挥着骨干作用。职业衰退阶段人员主要是努力维持自己现有的职业成就,发挥自己的能力指导新员工,并作好退休准备。

2. 职业锚理论 由美国著名的职业指导专家施恩(Edgar H. Schein)教授提出的,是施恩领导的美国麻省理工学院斯隆管理学院的专门小组,从对斯隆管理学院毕业生的职业生涯纵向研究中而产生的。通过结果分析总结出职业生涯发展实际上是一个持续不断的探索过程,每个人都在根据自己的天资、能力、动机、需要、态度和价值观等逐渐形成较为明晰的与职业有关的自我概念。随着个人对自己的分析了解,个人就会越来越明显地形成一个占主要地位的职业锚。

职业锚(career anchor)是指人们选择和发展自己职业所需围绕的中心,当一个人要做出选择时,他(她)无论如何都不能放弃职业中至关重要的东西或价值观,是自我意向的一个习得部分。职业锚强调个人能力、动机和价值三方面的相互作用与整合,是个人同工作环境相互作用的产物,在实际工作中要不断调整。根据自己的研究结果施恩提出职业锚包括八种类型:①技术/功能能力型,此型人员往往不愿选择带有一般管理性质的职业,总是倾向选择能够保证自己在既定的技术/功能领域中不断发展的职业。②管理能力型,此型人员表现出成为管理人员的强烈动机,必须承担较高责任的管理职位是他们的最终目标。③安全型,此型人员追求职业稳定和有保障性的工作,对组织的依赖性较强,个人缺乏职业生涯开发的驱动力和主动性,此型人员不利于自我职业生涯的发展。④自主型,此型人员追求自由自在、不受约束或少受约束的工作生活环境,而且追求在工作中享有自身的自由,有较强的职业认同感,认为工作成果与自己的努力紧密相连。⑤创造型,此型人员具有强烈的创造需求和欲望,意志坚定和勇于冒险。⑥服务型,此型人员追求自己认可的价值观,并一直追寻这种机会,即使变换工作单位,他们也不会放弃自己的意愿。⑦挑战型,此型人员喜欢挑战强硬的对手,克服各种新奇、变化的困难障碍,如果事情非常容易,他们马上会变得厌烦。⑧生活型,此型人员喜欢将个人、家庭与工作有机结合、工作环境平衡的职业,他们需要一个能够提供足够弹性的职业环境来实现这一目标。

当个人进行职业规划和定位时,运用职业锚理论思考自己具有的能力,可以确定自己发展的方向,并审视自己的价值观是否与当前的工作相匹配,当个人的定位和要从事的职业相匹配时,才能在工作中发挥自己的长处,实现自己的价值。在从事各种具有挑战性的工作时,以及在不同的专业和领域中进行工作轮换时,对自己的资质、能力、喜好进行客观的评价,是个人的职业锚具体化的有效路径。

Note:

3. 霍兰德类型理论 霍兰德(John. L. Holland)是美国著名的职业指导专家,他从帕森斯的理论中得到启迪,建立起人格和环境之间相匹配的职业类型理论,也称职业兴趣理论。

霍兰德的理论使生涯领域发展出最广泛使用的工具和材料,他认为人格形成受个人的遗传因素和生活经历的影响,特定人格的个体将会选择与之相适应的职业生涯发展道路。人格类型、学习兴趣和将来的职业准备密切相关,职业兴趣是影响职业选择的重要因素。他将性格划分为六种类型:社会型、研究型、现实型、艺术型、贸易型和传统型,每一种性格类型的人,对相应的职业感兴趣。例如,现实型的人由于具有实际和安定的特点,适合从事技术操作性强的职业;艺术型人格特点是喜欢以各种艺术创作来表现自己的才能,比较适合文学和艺术创作方面的职业;企业型人格特点喜欢竞争,具有领导才能,表现欲较强,比较适合组织与影响他人共同完成组织目标的职业,如企业管理、营销等。

在做出对助产士职业的选择前,可以利用职业锚做好职业定位,分析和确定自己的职业锚非常关键。通过自我分析,考虑自身性格、爱好、特长与专业方面是否和助产职业相匹配,以进行职业定位。制订助产职业生涯发展各阶段所要实现的目标实施方案,在实现过程中进行正确的自我评价,完成职业生涯规划的效果检验。

第二节 护理职业生涯规划与助产士职业发展

我国助产学目前与护理学专业同属于护理学类,其职业发展路径及晋升路径与护理学专业基本相同,通过助产专业和学科的内涵建设,助产职业发展将逐步完善;临床工作中可以根据助产士的学历教育情况,结合个人兴趣以及学科发展动态,使助产士认识自我、正视专业、规划未来,有效地整合个人资源,确定职业目标,进行助产职业生涯的规划与管理。

一、护理职业生涯规划概述

(一) 相关概念

1. 护理职业发展(nursing career development) 是护士在护理实践中不断探索和建立职业道路、提高和改善专业水平,并通过多种途径适应职业角色、提高职业能力、实现职业成功的过程,其本质是个体自我概念与外界现实环境合为一体的过程。

2. 护理职业生涯规划(nursing career planning) 是个体根据专业发展和自身需求,计划自己在护理专业生涯中获取相关的知识与技能,拟定需要达到的目标,设计达到目标的活动,并通过自身努力达到既定目标的过程。

3. 护士职业路径(career pathway of nursing) 是组织为本单位护理人员设计的自我认知成长通道的管理方案,护理职业路径在于帮助护理人员了解自我的同时,让组织掌握护士的职业需求,以便从组织和部门的角度为护士提供和创造发展的条件,帮助护士满足需要,有利于双方的共同发展。

(二) 护理职业发展路径

目前我国护士的职业发展传统路径包括:职称晋升路径、职务晋升路径。职称晋升路径是指护士从护理专门院校毕业后,通过国家的统一考试,从注册护士、护师、主管护师、副主任护师晋升为主任护师。职务晋升路径即承担护理管理岗位职务,从护士长、科护士长至护理部主任甚至到护理院长。近年来护士能级管理,也逐渐成为护士职业发展的路径。即要依据责任、风险、知识、技术、承担教学、管理、科研等要素,制订基于职称结构、与职称体系及临床岗位相适应的护理人员岗位能级分层管理模式。临床护士可分为N0到N4五级,N0为新手护士,由其他各级别护士指导安排工作;N1为初级护士,负责一般患者护理;N2为称职护士,负责重症患者护理;N3为精通护士,负责重症患者护理及教学;N4为专家护士,负责科学研究及专科护理。《全国护理事业发展规划(2016—2020年)》中明确

Note:

提出，要加大专科护士培训力度，不断提高专科护理水平，随着专科护士的规范化培训，将很好地体现助产士的专业能力。

二、助产士职业发展

（一）国际助产士职业发展现状

国际上大部分国家和地区实施的助产士独立注册准入制度，助产士有相对独立的国家管理机构和组织，注册后享有基本的检查和 / 或处方权，提供常规的孕期及产后随访服务，并且全程独立管理正常分娩。助产士可以在家庭、社区、医院、诊所或在其他任何允许的医疗服务机构工作。

英国作为欧洲助产士制度较完善的国家之一，助产士注册后可以单独承担产前、产时和产后的护理，根据资质和岗位，可以出诊助产士门诊，有一定的处方权等，提升了助产士的专业价值和发展空间。助产士具有多元化的专业发展方向，以及清晰的职业发展规划，可在医院、诊所、健康体检中心、居家或任何其他机构服务。

美国高级助产士通常为中 - 低风险妇女提供从青春期到绝经期的全面护理，实践范围包括初级卫生保健、妇科和计划生育服务、产前护理、产时护理、产后护理、出生 28d 内的新生儿护理，为性传播感染男性伴侣的治疗。同时还提供健康推广、疾病预防及个性化健康教育服务。其主要执业地点为医院，也可流动于医疗诊所、社区和公共卫生系统、家庭和分娩中心。

瑞典助产士的角色职能主要体现在保障生殖健康和提供公共卫生服务两大方面。主要职能包括：①围产期护理：负责孕前健康咨询，正常妊娠期、分娩期和产褥期的管理以及新生儿照顾。经过超声技能培训后的助产士还可为孕妇进行相应级别的超声检查。②计划生育工作：介绍不同避孕方法、开避孕药处方、为妇女放置或取出宫内节育器等。③妇科保健：提供妇科体检，指导如何自我检查乳房和处理更年期问题等。④其他相关服务：如为青少年提供性健康教育等。

新西兰具有较为完善的助产教育体系及独立的助产管理体系。助产理念推崇怀孕和分娩是正常和自然的过程。助产士给予孕产妇支持，以促进自然分娩，识别母婴疾病，及时救治及转诊。助产士的责任不仅是保证母婴安康，同时也承担家庭和社区安康的责任。助产士除在医疗机构工作外，还可以做独立助产士，即可以开一间诊所，孕妇可以定期去诊所做检查，当孕产妇分娩时，可随其一同去医院，由这位助产士来接生。

（二）我国助产士的职业生涯发展

1. 助产专业教育体系逐渐完善 由于历史原因，我国高等助产教育改革开放后才逐步恢复，为培养我国高质量的助产人才，相关政府部门已提出构建助产专业学科，2017 年教育部正式批准在我国高校设置助产本科专业，助产学首次以独立专业的形式出现，逐步将助产专业发展专科、本科、研究生教育的完整的多层次教育体系。目前医疗机构中的助产士大部分是以大、中专毕业的护士为主，在接受助产临床培训后成为助产士，对其临床实践和规范化培训机制尚需进一步完善。

2. 助产士注册体系 在助产士角色发展的过程中，当代助产士角色已体现出专业化、科学化、现代化的特点，助产士已成为能够在各级各类医疗卫生、计划生育和社区卫生服务机构从事临床助产、护理、母婴保健等工作的高素质劳动者和技术应用型专门人才。但目前我国助产士职业注册体系还需完善，助产专业仍从属于护理专业，不能独立注册，因此助产专业毕业生，就业时先要考取“护士执业资格证”，然后考取“母婴保健技术资格证”，才能从事母婴保健工作。伴随助产士职业注册体系的不断完善，探索建立助产士独立的职称晋升序列，会使助产士职业生涯发展规划更加清晰。

3. 在职继续教育 临床助产士的继续教育体系虽然是与临床护士相同，但是近年来随着我国专科护士的发展，助产士不仅可选择护理方面的相关课程进行学习，还可以参加以提升助产士核心胜任力为导向的助产士规范化培训、助产专科培训等，实现助产士职业生涯发展规划的路径。

(1) 助产士规范化培训：为提升我国助产士核心胜任力，培养具备扎实的助产技术和全面的母婴保健知识的高素质助产技术人才队伍，在国家卫生健康委员会妇幼健康司的领导下，中国妇幼保健协

Note:

会在国内通过评审，认证了 10 家培训基地，开展助产士规范化培训项目。培训的主要对象为在产房工作 3~5 年的助产士，取得护士职业资格证和母婴保健技术合格证后，可申请参加全国助产士规范化培训。助产士规范化培训学员通过 3 个月的培训后(1 个月理论培训，2 个月临床实践培训)，参加由国家医学考试中心和中国妇幼保健协会共同开展的助产士规范化培训考核，包括理论考试和实践技能多站考，考试合格者获得助产士规范化培训合格证书。助产士规范化培训为在职教育的重要阶段，提高和扩展助产士工作胜任力，为拓宽助产士职业发展路径奠定了基础。

(2) 助产专科培训：专科护士是指在某一专科护理领域，能够非常熟练地掌握和应用该专科领域内专业知识和技术的专门人员，从而为个人、家庭和社区提供高水平的护理服务，并在护理实践中，对其他护理人员给予指导，且通过相关护理委员会的资格认证，获得相关专科证书的注册护士。中华护理学会产科护理专业委员会在中华护理学会的带领下，开展助产专科培训项目已有 10 余年，已经在国内培养了近千名的专科助产士。其培训对象为从事产房助产工作 5 年以上的助产士，重点在于对助产士核心胜任力进行培训，目标为：具备国际助产士联盟界定的核心胜任力的助产士。

4. 助产士执业地点 国内助产士的工作职责多局限于产房中，从事的工作也大多为产房接产和执行医嘱。作为助产专业的延伸发展，经过专科培训后的助产士可以在助产士门诊发挥围产期健康教育与指导的作用，进一步拓宽国内助产士的执业地点与工作职责，使助产士在母婴保健中的作用更加清晰，达到强化助产士地位与功能的作用，也为助产士职业发展规划路径的建立提供研究实践。

(三) 助产士职业生涯管理

助产士职业生涯管理包括自我评估、内外环境分析、职业发展路径选择、制订个人职业生涯目标、实施计划与措施、评估与调整等主要活动。

1. 自我评估 是个人对在职业发展方面的相关因素进行全面、深入、客观地认识和分析的过程。评估个人的职业价值观、兴趣特长、性格特点、思维方式、分析自己掌握的专业知识与技能等多方面的相关因素。了解自己职业发展的优势和局限，以形成自己的职业发展定位，对职业生涯目标如专科助产士、助产临床教学、助产管理等做出适合自己的抉择。

2. 内外环境分析 助产士在进行职业生涯管理时要分析的环境因素，包括环境的特点、环境的发展变化、个人职业与环境的关系、个人在环境中的地位、环境对个人的要求、环境对自己职业发展的利弊因素等。

3. 选择职业发展路径 是以个人评估和环境评估的结果为决策依据设计职业发展的路线和方向，对自己职业定位进行调整。确定职业定位，首先可依据自己的价值、理想、成就动机、目标取向等因素，确定个人希望发展的路径；其次依据自己的性格、特长、学历、经历等要素，确定自己的能力取向，确定适合发展的路径；最后可依据自身所处的环境，确定自己的机会取向，确定个人能够发展的途径。

4. 设置个人职业生涯目标 目标设置要符合个人自身特点，符合组织和社会需求；目标的高低幅度要适当；目标要具体；同一时期不要设定过多的目标。助产士制订个人事业发展目标时，要以实际环境和条件为基础，每个人的背景不同，则设置的目标也应有所区别。就整个助产职业生涯而言，有针对性地制订阶段目标更为切实可行。因此，目标设定应该是多层次分阶段的，长期目标、中期目标和短期目标相结合。

5. 行动计划与措施 职业目标的实现依赖于个人积极的具体行动与有效的策略和措施。助产士实现目标的行为，不仅包括个人在助产工作中的表现与业绩，还包括现实助产工作以外的个人发展的前瞻性准备，如业余时间的学习提高、岗位轮转、学历提升、参与社会公益活动等。在实施过程中还应该兼顾职业发展目标、生活和家庭的平衡，以保证职业生涯的可持续发展。

6. 评估与调整 在实现职业生涯发展目标的过程中，由于内外环境等诸多因素的变化，可对目标的达成带来不同程度的阻碍，这就需要个人根据实际情况，针对面临的问题和困难进行分析和总结，及时调整自我认识和对职业目标的重新界定。

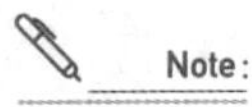

随着我国“二孩”“三孩”政策的出台，孕产妇及家庭对分娩要求的提高，以助产士为主导的助产模式，提供全程连续的人性化服务的开展，对提高自然分娩的积极作用，使得业内人士开始重新认识助产士的价值。深入推进助产专业学科的构建、建立助产专业在职继续教育体系、完善助产士从业标准与操作规范、明确助产士的定位与职责以及权利和义务，建立配套的技术职称评定体系，对于助产工作内涵深化和外延拓展，可起到积极作用。从而达到引导助产士建立职业周期规划的意识，构建可持续发展的助产士职业生涯规划的实现路径。

知识拓展

什么是职业认同

职业认同是社会认同的一种形式，是指个体对于所从事职业的目标、社会价值及其他因素的看法与社会对该职业评价及期望的一致性。助产士职业认同对助产士的发展起激励作用，直接影响着其职业生涯发展规划，较强的职业认同感对专业技能、专业情感等的发展有积极的促进作用。一旦对助产士职业认同逐渐降低，就会表现出职业兴趣逐渐丧失，职业成就追求逐渐淡化，对自己所从事职业的价值、意义产生怀疑，从而出现职业倦怠现象。

（宋丽莉）

思考题

1. 如何利用职业锚理论进行助产士职业定位？
2. 助产士在职继续教育的形式有哪些？
3. 简述助产士职业生涯管理。

Note:

URSING

中英文名词对照索引

G

H

J

K

参考文献

[1] 姜小鹰，刘俊荣. 护理伦理学[M]. 2版. 北京：人民卫生出版社，2017.
[2] 李小妹. 护理学导论[M]. 4版. 北京：人民卫生出版社，2017.
[3] 姜安丽，段志光. 护理教育学[M]. 北京：人民卫生出版社，2018.
[4] 余艳红，陈叙. 助产学[M]. 北京：人民卫生出版社，2017.
[5] 闻德亮. 临床医学导论[M]. 5版. 北京：高等教育出版社，2019.
[6] 丁焱，李笑天. 实用助产学[M]. 北京：人民卫生出版社，2018.
[7] 史瑞芬，刘义兰. 护士人文修养[M]. 2版，北京：人民卫生出版社，2017.
[8] 高晓阳，王彦. 助产导论[M]. 北京：人民卫生出版社，2018.
[9] 吴欣娟，王艳梅. 护理管理学[M]. 4版. 北京：人民卫生出版社.2017
[10] 陆虹，安力彬. 妇产科护理学实践与学习指导[M]. 北京：人民卫生出版社，2017.
[11] 孙宏玉，范秀珍. 护理教育理论与实践[M]. 2版. 北京：人民卫生出版社，2018.
[12] 崔香淑，李强. 护理教育学[M]. 北京：科学出版社，2018.
[13] 陈琦，刘德儒. 当代教育心理学[M]. 3版. 北京：北京师范大学出版社，2019.
[14] 李峥，刘宇. 护理学研究方法[M]. 2版. 北京：人民卫生出版社，2018.
[15] 傅树京. 高等教育学[M]. 北京：首都师范大学出版社，2019.
[16] 曹世华，邓向伟. 护理信息技术应用[M]. 北京：高等教育出版社.2019.
[17] 蔡文智. 助产学[M]. 北京：人民卫生出版社，2019.
[18] 全国卫生专业技术资格考试用书编写专家委员会. 护理学(师)[M]. 北京：人民卫生出版社，2019.
[19] 全国护士职业资格考试用书编写专家委员会. 全国护士职业资格考试指导[M]. 北京：人民卫生出版社，2019.